Ihr Zugang zum Elsevier-Portal!
Mit Ihrer persönlichen PIN-Nummer haben Sie entsprechend den Angaben auf der Buchrückseite:
- mindestens 3 Monate kostenlosen Online-Zugriff auf den Buchinhalt
- mindestens 12 Monate kostenlosen Online-Zugriff auf die Abbildungen
- ggf. Zugriff auf exklusive Zusatzinhalte

Bitte beachten Sie, dass das Buch nicht mehr zurückgegeben werden kann, sobald die PIN-Nummer einmal eingegeben wurde. Weitere Informationen finden Sie im Hilfebereich unter www.elsevier.de/service.

Ihr Zugang zum Online-Angebot für dieses Buch auf www.elsevier.de:
1. Sie finden oben Ihre individuelle PIN-Nummer.
2. Gehen Sie im Internet auf www.elsevier.de, dort können Sie sich registrieren.
3. Schalten Sie anschließend mit der PIN-Nummer das Online-Angebot frei.
4. Der Zugang zu den Online-Inhalten zum Buch wird ab Eingabe der zugehörigen PIN-Nummer nach Maßgabe der Nutzungsbedingungen gewährt. Alle Informationen und Nutzungsbedingungen können bei der Registrierung eingesehen werden. Um Zugang zum Elsevier-Online-Angebot zu erhalten, müssen Sie den Nutzungsbedingungen zustimmen.

Wichtige Hinweise:
Zugang zu allen Online-Inhalten und -Materialien erhält der Käufer ausschließlich für den eigenen, privaten Gebrauch. Nutzung durch Bibliotheken, Institute und Lehreinrichtungen ist nicht erlaubt. Der Zugang darf nicht gemeinsam genutzt, verkauft oder anderweitig weitergegeben werden. Bitte beachten Sie, dass der Austausch von Passwörtern nicht gestattet ist. Bei Missbrauch wird der Zugang sofort und ohne weitere Ankündigung gesperrt. Das Angebot ist freibleibend.

Christa Olbrich (Hrsg.)
Modelle der Pflegedidaktik

Christa Olbrich (Hrsg.)

Modelle der Pflegedidaktik

Mit Beiträgen von Ingrid Darmann-Finck und Sabine Muths, Ulrike Greb, Uta Oelke und Ingo Scheller, Renate Schwarz-Govaers, Karin Wittneben

Zuschriften und Kritik an:
Elsevier GmbH, Urban & Fischer Verlag, Karlstraße 45, 80333 München

Wichtiger Hinweis für den Benutzer
Die Erkenntnisse in der Medizin und der Pflege unterliegen laufendem Wandel durch Forschung und klinische Erfahrungen. Herausgeber und Autoren dieses Werkes haben große Sorgfalt darauf verwendet, dass die in diesem Werk gemachten therapeutischen Angaben (insbesondere hinsichtlich Indikation, Dosierung und unerwünschten Wirkungen) dem derzeitigen Wissensstand entsprechen. Das entbindet den Nutzer dieses Werkes aber nicht von der Verpflichtung, anhand weiterer schriftlicher Informationsquellen zu überprüfen, ob die dort gemachten Angaben von denen in diesem Buch abweichen und seine Verordnung in eigener Verantwortung zu treffen.

Bibliografische Information der Deutschen Nationalbibliothek
Die Deutsche Nationalbibliothek verzeichnet diese Publikation in der Deutschen Nationalbibliografie; detaillierte bibliografische Daten sind im Internet über http://dnb.d-nb.de abrufbar.

Wenn im Text bei Patienten und Berufsbezeichnungen die grammatikalisch maskuline Form gewählt wurde, sind selbstverständlich immer Frauen und Männer gemeint.

Planung: Martina Lauster, München
Lektorat: Cornelia Fichtl, München
Herstellung: Erika Baier, München
Satz: abavo GmbH, Buchloe; TnQ, Chennai/Indien
Druck und Bindung: L.E.G.O. S.p.A., in Lavis (TN)
Umschlaggestaltung: Spieszdesign, Büro für Gestaltung, Neu-Ulm

ISBN 978-3-437-28490-8

Aktuelle Informationen finden Sie im Internet unter **www.elsevier.de** und **www.elsevier.com**

Einleitung

Mit der Entwicklung der Pflegewissenschaft vor nahezu 20 Jahren begann auch eine Theorie- und Konzeptentwicklung zur Fachdidaktik im Berufsfeld der Pflege. In dieser Didaktik als Wissenschaft des Lehrens und Lernens kristallisierten sich verschiedene pflegerelevante Perspektiven heraus. Das spezifische daran ist, dass der Mensch als der „Gegenstand" des Lernens in seinem Gesundheits- und Krankheitskontinuum und zugleich auch in seinem gesellschaftlichen Kontext zu sehen ist. Das bedingt andere Lehr- und Lernerfordernisse als in der allgemeinen Didaktik, die beispielsweise eine Sprache, Geschichte oder Mathematik im Fokus hat. Diese spezifische Berufsrelevanz richtet den Blick auf das berufliche Handeln, das immer in komplexen und einmaligen Situationen zu definieren ist.

Wenn erstmals ein Buch zu Modellen der Pflegedidaktik vor uns liegt, so ist das ein Meilenstein für die Pflege in ihrer Bildung für Theorie und Praxis. Den Pflegedidaktikerinnen im deutschsprachigen Raum ist es gelungen, ihre je eigenen „Werke" in einer komprimierten Fassung zu einer Gesamtübersicht zusammenzufügen, die durch Forschung, Erprobung und Weiterentwicklung gefestigt ist.

Die pflegedidaktischen Modelle stellen sich hier im Fachbezug der sich in ihren Handlungsfeldern mittlerweile sehr differenzierenden Pflegeberufe dar. Somit haben wir hier eine Fachdidaktik der Pflege. Wird in diesem Verständnis die „Pflege" nur als Fach, das zu unterrichten ist, gesehen, so ist dieser Begriff zu reduzieren. Eine Fachdidaktik Pflege im Fachbereich der Pflege wäre im wissenschaftlichen Diskurs von Pädagogik und Didaktik angemessen, jedoch zu spröde. So haben wir uns für den Begriff der „Pflegedidaktik", wie er in der geschichtlichen Tradition des pflegerischen Bildungsverständnisses gewachsen ist, im Titel unseres Buches entschieden.

Modelle als Theorieansätze haben den Anspruch, Phänomene der Wirklichkeit zu erklären, zu begründen und Vorhersagen zu ermöglichen. In diesem Verständnis zeigen die Modelle der Pflegedidaktik ihre Leistungen. Sie sind gereift durch forschende, analysierende, beschreibende, begründende, erklärende und evaluierende Prozesse im Rahmen von Aus-, Fort-, Weiter- und Hochschulbildung in der Pflege, einschließlich der Praxis.

Um Ihnen, liebe Leserinnen und Leser, einen Einblick in die Werke der Autorinnen zu geben, möchte ich jeweils einige Aspekte hervorheben.

Interaktionistische Pflegedidaktik. Ingrid Darmann-Finck (Sabine Muths), Lehre und Forschung an der Universität Bremen. Die Kernelemente ihres Modells sind das Konzept der beruflichen Schlüsselprobleme, die pflegedidaktische Heuristik und das Konzept der Entwicklung von situationsorientierten Lernfeldern.

Ein konstellatives Modell der Pflegedidaktik. Ulrike Greb, Lehre und Forschung an der Universität Hamburg. Im Zentrum ihrer Kernelemente steht das Strukturgitter. Dieses kann betrachtet werden wie eine zweidimensionale Matrix aus horizontalen Zeilenkategorien und vertikalen Spaltenkategorien. Zentrale inhaltliche Kategorien sind das Individuum, das Krankheitserleben, die Interaktion und das Helfen.

Szenisches Spiel in der Pflege. Uta Oelke (Ingo Scheller), Lehre und Forschung an der Fachhochschule Hannover. Kernelemente des szenischen Lernens sind die wesentlichen Spielverfahren, wie z. B. Übungen, Rollen, Standbilder oder Improvisationen. Zentrale Intentionen sind: Einfühlen und Reflektieren, Erkunden und Erforschen.

Kompetenztheoretisches Modell der Pflegedidaktik. Christa Olbrich, Lehrgebiet der Pflegewissenschaft und Pflegepädagogik an der Katholischen Fachhochschule Mainz. Die Kernelemente sind die Handlungsdimensionen der Pflege, davon abgeleitet die Pflegekompetenz, Lernebenen, lebenslanges Lernen, Lehren und Lernen im systemisch-konstruktivistischen Denken.

Fachdidaktikmodell Pflege. Renate Schwarz-Govaers war 25 Jahre am Weiterbildungszentrum für Gesundheitsberufe (WE'G) Aarau (Schweiz) tätig, sie ist heute Lehrbeauftragte an Hochschulen und selbständige Beraterin für Pflegepädagogik. Die Kernelemente des Modells sind die drei Ebenen: Optiken; Haltung, Planung, Handlung; sowie die Unterrichts- und Curriculumgestaltung.

Leitlinien einer kritisch- konstruktiven Pflege-lernfelddidaktik. Karin Wittneben hatte bis 2000 eine Professur für Erziehungswissenschaft an der Universität Hamburg inne. Ihre Kernelemente sind die multidimensionale Patientenorientierung, darunter zugeordnet u.a. Verrichtungsorientierung, Symptomorientierung, Verhaltensorientierung, Handlungsorientierung, Verständigungsorientierung. Auf der bildungstheoretischen Seite wird die Ontogenese von Kompetenz entfaltet.

Kompetenzorientierte Praxisanleitung. Christa Olbrich. Kernelemente sind die Dimensionen des pflegerischen Handelns: regelgeleitet, situativ-beurteilend, reflektierend und aktiv-ethisch. Die Struktur der Anleitung setzt sich aus Bedingungsfaktoren, Anleitungssetting und Strukturelementen zusammen.

Allen Modellen liegt, und damit entsprechen sie im hohen Maße den wissenschaftlichen Anforderungen, eine explizite Theoriefundierung zugrunde. Gleichzeitig weisen sie durch den Situationsbezug eine gute Praxisrelevanz aus. Die beispielhaften Pflegesituationen werden zu Lernsituationen und ermöglichen so, Lehren und Lernen konkret, anschaulich und praxisnah zu gestalten.

So werden die Modelle der Pflegedidaktik einen breiten Leserkreis erreichen.

Die in den Praxiseinrichtungen anleitenden Personen erhalten Unterstützung, Lernende in ihrer Entwicklung hin zu beruflichem, reflektiertem und autonomem Handeln zu begleiten.

Für Lehrende und Studierende an den Hochschulen bietet dieses Buch ein Fundament für den wissenschaftlichen Diskurs, denn jeder Theorieansatz birgt in sich andere Perspektiven mit je hoher Aktualität. Werden angehende Lehrende in den Pflege- und Gesundheitsberufen mit dieser didaktischen Vielfalt vertraut, so können sie durch ihre Lehrkompetenz der Pflege in ihrer Komplexität gerecht werden und

die Professionalisierung der Pflegeberufe weiter vorantreiben.

Den Lehrenden in den Schulen, Fort- und Weiterbildungseinrichtungen bietet sich ein breites Spektrum an Möglichkeiten, ihre je eigene Unterrichtsplanung neu auszurichten. Der konkrete Unterricht lässt sich systematisieren oder mit neuen Planungselementen erweitern. Die pädagogische Grundausrichtung kann den neuen Anforderungen an eigenverantwortliches Lernen, im Sinne des Paradigmenwechsels in der Pädagogik, angepasst werden. Ein Modell der Pflegedidaktik oder eine Kombination von Kernelementen mehrerer Modelle kann für die Schulentwicklung oder für ein Weiterbildungscurriculum grundgelegt werden. Auch für Lehrende an staatlichen Berufsfachschulen können die Modelle der Pflegedidaktik eine gute Grundlage sein. Denn zunehmend mit der Bedeutung der Pflege, man denke an die demographische Entwicklung der pflegebedürftigen alten Menschen, etablieren sich dort, sowohl verstärkt die Fächer von Gesundheit und Pflege, als auch neue Berufsfelder auf einer vorberuflichen Qualifikationsstufe. Der Deutsche Bildungsrat hat die Pflegeassistentin in der Sekundarstufe I verortet. Letztlich kann ein Schulteam in gemeinsamer Gestaltung sein pädagogisches Verständnis neu und wissenschaftlich verorten.

Danken möchte ich Marie-Luise Schumann und Christian Scheler für Unterstützung und Korrekturen. Besonderer Dank gilt den beiden Lektorinnen des Elsevier Verlages, Martina Lauster und Cornelia Fichtl, sie haben durch ihr Engagement die Veröffentlichung dieses Buches ermöglicht.

Sie, liebe Leserinnen und Leser lade ich ein, mit diesem Buch „vertraut zu werden", denn was mir vertraut ist, kann ich auch schätzen.

Mainz, November 2008
Christa Olbrich

Inhaltsverzeichnis

KAPITEL

1

Ingrid Darmann-Finck (unter Mitarbeit von Sabine Muths)

Interaktionistische Pflegedidaktik

1.1 Zur Autorin

Krankenpflegeausbildung, Studium Lehramt an beruflichen Schulen mit den Fächern Gesundheit und Deutsch, Promotion zum Thema „Förderung kommunikativer Kompetenz in der Pflegeausbildung"; wiss. Mitarbeiterin und wiss. Assistentin am Institut für Berufs- und Wirtschaftspädagogik der Universität Hamburg im Arbeitsbereich Berufspädagogik mit dem Schwerpunkt Didaktik der beruflichen Fachrichtung Gesundheit. Seit 2003 Professorin an der Universität Bremen im Studiengang Pflegewissenschaft mit dem Schwerpunkt „Pflegetherapeutische Grundlagen und ihre didaktische Vermittlung", Direktoriumsmitglied des Instituts für Public Health und Pflegeforschung, Sprecherin der Abteilung Qualifikations- und Curriculumforschung. Forschungs- und Arbeitsschwerpunkte liegen in der Weiterentwicklung der Didaktik der beruflichen Fachrichtungen Pflege und Gesundheit, der praxisnahen Curriculumentwicklung, der empirischen Unterrichtsforschung, der Unterstützung von Schulen bei der Implementierung und Evaluation von curricularen Reformen und der Qualifikationsforschung.

1.2 Entwicklung des Modells

Die Dissertation „Kommunikative Kompetenz in der Pflege" (Darmann 2000) enthält erste Ansätze der Interaktionistischen Pflegedidaktik. Darin wird am Beispiel der Kommunikation zwischen Pflegenden und zu Pflegenden der situationsorientierte Ansatz der Curriculumentwicklung (Robinsohn 1969) auf die Pflegeausbildung angewandt.

Ausgangspunkt war die Feststellung, dass die Anforderungen der pflegerischen Berufswirklichkeit in den zu dem Zeitpunkt vorliegenden pflegedidaktischen Konzepten nicht oder nicht genügend berücksichtigt wurden (ebd., S. 16 ff.). Um zu Curricula zu gelangen, in denen sich die Anforderungen der Berufswirklichkeit auch tatsächlich widerspiegeln, sollen Robinsohn (1969) zufolge zunächst (Lebens-)Situationen empirisch ermittelt werden. Aus ihnen werden dann die geforderten Funktionen sowie Qualifikationen ermittelt und die Bildungsinhalte, anhand derer diese Qualifikationen erworben werden können, abgeleitet. Dem Robinsohnschen Ansatz kann vorgeworfen werden, den Bildungsanspruch zugunsten von Qualifikationen zu vernachlässigen und dadurch Verwertungsinteressen Vorschub zu leisten (Blankertz 1975, 204). In der Dissertation wird daher der situationsorientierte Ansatz von Robinsohn mit dem Konzept der Schlüsselprobleme von Klafki (1993) verknüpft.

Ziel der Arbeit war es, am Beispiel des Themas „Kommunikation zwischen Pflegenden und zu Pflegenden im Krankenhaus" berufliche Schlüsselprobleme empirisch zu bestimmen. Im Rahmen der Dissertation blieb die Frage ungelöst, anhand welcher Kriterien sich der Bildungsgehalt von beruflichen Situationen überprüfen lässt. Einen solchen bildungstheoretischen Reflexionsrahmen stellen pflegedidaktische Modelle dar. Das Ziel der weiteren pflegedidaktischen Forschungsarbeit bestand in der Entwicklung einer pflegedidaktischen Heuristik. Da davon ausgegangen werden kann, dass sich in der Unterrichtspraxis verschüttete pflegespezifische Bildungsansätze auffinden lassen, die als Grundlage für ein transferfähiges pflegedidaktisches Modell verwendet werden können, bildete eine empirische Studie zur Pflegeunterrichtswirklichkeit die Grundlage für das Modell der Interaktionistischen Pflegedidaktik. Hierfür wurden während des Pflegeunterrichts stattfindende Lehrer-Schüler-Interaktionen auf Tonband aufgezeichnet, transkribiert und gesprächsanalytisch ausgewertet. Das Anliegen der Studie war es,

alltägliche Deutungs- und Handlungsmuster im Pflegeunterricht sowie die in ihnen enthaltenen lernförderlichen Potenziale, aber auch die Restriktionen zu ermitteln. Im Ergebnis konnten drei Bildungskonzepte der Lehrer identifiziert werden:
- „Regelorientierung"
- „Fallorientierung"
- „Meinungsorientierung" (Darmann-Finck 2006).

Um auf der Grundlage der empirisch identifizierten Bildungskonzepte zu Bildungs- und Zieldimensionen der Pflegeausbildung zu gelangen, wurden sie mit anderen Befunden und Theorien, insbesondere mit Habermas Erkenntnisinteressen (Habermas 1968/1973; 1965) in Beziehung gesetzt und mit den Perspektiven der an einer Pflegesituation beteiligten Personen und Institutionen verknüpft. Mit der pflegedidaktischen Heuristik steht ein Reflexionsrahmen zur Verfügung, mit dem pflegerische Handlungssituationen oder Handlungsfelder im Hinblick auf Bildungsziele und -inhalte ausgelegt und zu Lernsituationen bzw. Lernfeldern transformiert werden können (➤ Kap. 1.4.2).

Seit 2002 berate und unterstütze ich gemeinsam mit meinen Mitarbeiter/innen Bildungseinrichtungen bei der Implementierung und Evaluation von curricularen Reformen. Die Schulen des Gesundheitswesens sind aufgefordert, ihre Curricula situations- bzw. lernfeldorientiert zu gestalten. Grundlage dafür sind die Berufsgesetze, die veränderten Ausbildungs- und Prüfungsverordnungen aus den Jahren 2003 und 2004 sowie die 1996 erstmals veröffentlichten und seitdem fortlaufend aktualisierten Handreichungen der KMK (Kultusministerkonferenz), wonach sich die Strukturierung der Rahmenlehrpläne für anerkannte Ausbildungsberufe an beruflichen „Aufgabenstellungen und Handlungsabläufen" und „Arbeits- und Geschäftsprozessen" orientieren soll. Bezugspunkt für die curriculare Einheit eines „Lernfeldes" sind der Theorie zufolge berufliche Handlungsfelder. Handlungsfelder wiederum repräsentieren mehrdimensionale zusammengehörige Aufgabenkomplexe, die aus beruflichen, gesellschaftlichen und individuellen Problemstellungen und Handlungssituationen resultieren" (Dubs 2000, 16). Tatsächlich spiegeln die vorliegenden „lernfeldorientierten" Lehrpläne die Komplexität beruflicher Situationen oder Handlungsfelder aber kaum wieder. Daher habe ich gemeinsam mit Sabine Muths

ein Konzept zur Entwicklung von situationsorientierten Lernfeldern entwickelt (➤ Kap. 1.4.3).

1.3 Theoretische Grundlagen

Die Interaktionistische Pflegedidaktik schließt sich der Kritisch-konstruktiven Didaktik Klafkis (1993) an. Sie hebt durch Aufbau eines mehrperspektivischen, gesellschafts- und ideologiekritischen Selbst- und Weltverständnisses auf die kritisch-reflexive Identitätsbildung ab. Im Sinne der kategorialen Bildung bedingen sich methodische und inhaltliche Zugänge zur Welt. Erst durch Anerkennung und Beachtung des dialektischen Bezuges von formaler und materialer Bildung lässt sich das Ziel der kritisch-reflexiven Identitätsbildung anbahnen. In lehr-/lerntheoretischer Hinsicht nimmt die Interaktionistische Pflegedidaktik Bezug auf das interaktionistische Lehr-/Lernverständnis, wonach Bildungsprozesse als Prozesse der Aushandlung von Bedeutungen konzipiert werden (Naujok/Brandt/Krummheuer 2008).

In der Berufsausbildung ereignen sich allgemeine Bildungsprozesse „im Medium des Berufs" (Blankertz 1982). Für die Pflege ist konstitutiv, dass sie in Interaktionen mit anderen Menschen eingebettet ist. In diesen Interaktionen sind die Pflegenden nicht nur in ihrer Rolle als Pflegende, sondern zugleich als ganze Person - körperlich wie leiblich, kognitiv wie affektiv involviert. Die pflegerische Versorgung selbst, aber auch das Gesundheitssystem als Ganzes sind durch ein hohes Maß an Macht und Herrschaft geprägt, wobei die restriktiven Beziehungsstrukturen gegenwärtig durch Tendenzen der Ökonomisierung noch verstärkt werden. Die Pflege befindet sich in einem Prozess der Professionalisierung, der eine zunehmende Verwissenschaftlichung der pflegerischen Wissensbasis sowie Standardisierung und Objektivierung pflegerischer Arbeitsprozesse zur Folge hat. Da die Entwicklungen des Berufsfelds durch gesellschaftliche Interessen geprägt sind, müssen pflegedidaktische Modelle ideologiekritische Kategorien bereitstellen, anhand derer Zwänge aufgedeckt und Emanzipationsprozesse eingeleitet werden können (Lenzen/Meyer 1975). Ein Pflegeunterricht, der ohne eine solche Analyse konzipiert wird, verbleibt häufig auf der Ebene der Anpassung an aktuelle, eher kurzfristige Anforderungen und funktional verstandene Aufgabenstellungen. Den Anspruch der Ideologiekritik löst die Interaktionistische Pflegedidaktik durch Rückgriff auf die Habermasschen Erkenntnisinteressen, insbesondere das emanzipatorische Erkenntnisinteresse, ein (Habermas 1968/1973). Als pflege- bzw. bezugswissenschaftliche Grundlage der pflegedidaktischen Reflexionen, integriert die Interaktionistische Pflegedidaktik damit empirisch-analytische, phänomenologisch-hermeneutische und ideologiekritische Ansätze.

Die Pflegedidaktik muss zudem das sich bildende Subjekt in den Blick nehmen. In der Interaktionistischen Pflegedidaktik wird davon ausgegangen, dass Lehr-/Lernprozesse am Entwicklungsstand und dem biografisch geprägten Vorverständnis der Schüler ansetzen müssen. Eine Veränderung bzw. Erweiterung des Vorverständnisses kann nicht determiniert, sondern allenfalls durch Störung oder Perturbation angeregt werden, indem sich das Vorwissen in komplexen Lehr-/Lernsituationen nicht als brauchbar zum Verständnis und zur Lösung von (beruflichen) Problemsituationen erweist. Bildungsprozesse sind dabei als Selbstbildungsprozesse zu verstehen, bei denen die Lernenden selbst bestimmen, welche Aufgaben sie für sich als Bildungsanlässe interpretieren und bearbeiten und wie sie ihre vorhandenen Wirklichkeitskonstruktionen weiterentwickeln. In Abgrenzung vom systemtheoretischen Konzept der Autopoiesis werden in der Interaktionistischen Pflegedidaktik Prozesse der Persönlichkeitsbildung stärker in ihrer Wechselbeziehung zwischen Subjekt- und Umweltstrukturen analysiert (Krüger/Lersch 1993 im Anschluss an Piaget, Habermas, Oevermann, Mead, Kohlberg u. a.). Aufgabe der Lehrenden ist es, die Lernenden bei der eigenständigen Wissenserzeugung zu unterstützen, indem sie die Bildungsprozesse der Lernenden beobachten, Hindernisse bzw. „Krisen" auf dem Weg der Aneignung von Neuem ermitteln und für die Strukturgesetzlichkeit der jeweiligen Krise passende, die Autonomie der Lernenden stärkende Impulse finden (Oevermann 2002; 1996).

Aufgrund der Bedeutsamkeit von existenziellen Beziehungs- und Interaktionsprozessen in der Pflege und den damit einhergehenden innerpsychischen Verarbeitungsprozessen muss die Pflegeausbildung auch Aspekte biografischer Selbstreflexion systematisch einbeziehen. Um entsprechende Lernprozesse beschreiben und konzipieren zu können, nimmt die Interaktionistische Pflegedidaktik Bezug auf das psychoanalytische Persönlichkeitsmodell (Darmann 2000, 195 ff.; Lehmkuhl 2002).

1.4 Kernelemente des Modells

Im Folgenden werden drei Kernelemente des Modells erläutert: Das Konzept der beruflichen Schlüsselprobleme (➤ 1.4.1), die pflegedidaktische Heuristik (➤ 1.4.2) und das Konzept zur Entwicklung von situationsorientierten Lernfeldern (➤ 1.4.3).

1.4.1 Konzept der beruflichen Schlüsselprobleme

Den Ansatz der Schlüsselprobleme hat Klafki aus seiner Kritik am sogenannten Bildungskanon heraus entwickelt. Demnach lässt sich Bildung verstanden als der selbständig erarbeitete und personal verantwortete Zusammenhang von Selbstbestimmungs-, Mitbestimmungs- und Solidaritätsfähigkeit (Klafki 1993, 52) nicht durch Aneignung von tradierten Inhalten entwickeln, vielmehr müssen die Lerngegenstände so gestaltet sein, dass sie beim Lernenden eben diese komplexen Fähigkeiten hervorlocken.

Unter Schlüsselproblemen versteht Klafki (1993, 56 ff.) zentrale Probleme der Gegenwart und der Zukunft, etwa die Friedensfrage, die Umweltfrage oder die gesellschaftlich produzierte Ungleichheit. Er möchte Allgemeinbildung dadurch erzielen, dass sich Schüler der allgemeinbildenden Schulen mindestens zwei Unterrichtsstunden täglich mit ausgewählten Schlüsselproblemen beschäftigen. Aufgrund ihrer Komplexität und Multidimensionalität ermöglichen Schlüsselprobleme die Aneignung von unterschiedlichen Lösungen, deren ideologiekritische Bewertung, die Einsicht in die Mitverantwortlichkeit aller und die Multiperspektivität der Betrachtungsweisen, die Befähigung zur rationalen Argumentation mit Mitschülern oder anderen Gesprächspartnern als Bedingung für die Selbstbestimmungs-, Mitbestimmungs- und Solidaritätsfähigkeit.

Die Interaktionistische Pflegedidaktik greift auf diesen Ansatz zurück, indem sogenannte Lerninseln in das Curriculum integriert werden.

> Lerninseln basieren auf beruflichen Schlüsselproblemen, also interdisziplinär und multidimensional angelegten Berufssituationen, die typische, strukturell bedingte Problem-, Konflikt- oder Dilemmasituationen beinhalten.

Mit der pflegedidaktischen Heuristik (> 1.4.2) gesprochen, handelt es sich um berufliche Lernsituationen, die alle drei Zieldimensionen beinhalten. Pro Lernfeld (ca. 100 Unterrichtsstunden) empfehlen wir die Integration von 1–2 Lerninseln.

Im Anschluss an den situationsorientierten Ansatz werden die Schlüsselprobleme oder -Situationen empirisch ermittelt. In der curricularen Arbeit mit Schulen orientieren wir uns dabei an den Methoden der qualitativen Sozialforschung, wobei die Datenerhebung im Anschluss an Wittneben (2002) z.B. anhand von Berichten beruflich Pflegender zu selbst erlebten beruflichen Situationen in bestimmten Handlungsfeldern vorgenommen wird, die sie nachhaltig negativ beeindruckt haben. Befragt werden u.a. Lehrer, beruflich Pflegende, Praxisanleiter und Schüler. Außerdem werden je nach Handlungsfeld noch andere Daten herangezogen, beispielsweise Interviews mit Patienten oder Angehörigen.

Die so gesammelten Daten werden in einem gemeinsamen Auswertungsprozess mit den beteiligten Lehrern und Praxisanleitern systematisiert und geordnet und es werden solche Situationen gewonnen, die nach Ansicht der Beteiligten typisch sind und zentrale Strukturen, Konflikte und Widersprüche beinhalten. Dieser Prozess entspricht nicht den strengen Kriterien der empirischen Sozialforschung. Vielmehr fließen bei der Gewinnung von problemhaltigen Situationen bereits die didaktischen Wertentscheidungen der Beteiligten ein.

1.4.2 Pflegedidaktische Heuristik

Mit der pflegedidaktischen Heuristik steht ein didaktischer Kategoriensatz zur Verfügung, mit dessen Hilfe Bildungsziele und -inhalte für die Pflegeausbildung bestimmt, legitimiert und evaluiert sowie pflegedidaktische Entscheidungen vorbereitet

werden können. Die Heuristik verknüpft drei Zieldimensionen der Pflegeausbildung mit den Perspektiven derer, die in einer Pflegesituation oder einem Handlungsfeld handeln (> Tab. 1.2). Daraus entstehen in der Regel 12 pflegedidaktische Reflexionskategorien. Für die Entwicklung der horizontal angeordneten Zieldimensionen werden die empirisch identifizierten Bildungskonzepte „Regelorientierung", „Fallorientierung" und „Meinungsorientierung" mit anderen Befunden und Theorien in Beziehung gesetzt (> Tab. 1.1). Leitend ist insbesondere Habermas Erkenntnis und Interesse (Habermas 1968/1973). Die Habermasschen Erkenntnisinteressen beziehen sich auf unterschiedliche wissenschaftliche Positionen und gewährleisten dadurch wissenschaftstheoretische Vielfalt. Sie ermöglichen außerdem eine kritische Analyse der Pflegeberufswirklichkeit und liefern Anhaltspunkte für einen normativ gehaltvollen Pflegebegriff, auch wenn sie nicht immer hinreichend sind, um die Spezifikation des Pflegerischen zu erfassen. Daraus resultieren die folgenden Zieldimensionen:

Um neben den verschiedenen Erkenntnisebenen auch einen systematischen Perspektivwechsel vorbereiten und anbahnen zu können, werden die Zieldimensionen in der pflegedidaktischen Heuristik mit den Perspektiven der an der Pflegesituation beteiligten Personen und Institutionen verschränkt.

Tab. 1.1 Zuordnung Bildungskonzepte, Erkenntnisinteressen und Zieldimensionen

Bildungskonzepte der Pflegelehrer	Erkenntnisinteressen	Zieldimensionen
Regelorientierung	Technisches Erkenntnisinteresse	Wissenschaftsbasierte Erklärung und instrumentelle Lösung pflegerischer und gesundheitsbezogener Problemlagen
Fallorientierung	Praktisches Erkenntnisinteresse	Urteilsbildung und Verständigung in Pflegesituationen
Meinungsorientierung	Emanzipatorisches Erkenntnisinteresse	Kritische Reflexion der paradoxen und restriktiven gesellschaftlichen Strukturen der Pflege

Die Perspektiven sind dabei vertikal angelegt. Nach Olbrich (2001, 281) wird eine Pflegesituation durch folgende Faktoren bestimmt:

* Die **Pflegekraft** mit ihren personalen Ressourcen
* Den **Patienten** einschließlich seines Bezuges zur Pflegesituation
* Dem **institutionellen und gesellschaftlichen Kontext** mit seinen beeinflussenden und ursächlichen Bedingungen
* Die **pflegerischen Prozesse**, Strategien und Ergebnisse.

Die Perspektiven sollen in der pflegedidaktischen Heuristik an die jeweilige Situation angepasst werden, je nachdem, welche Personen daran beteiligt sind. Für die meisten Situationen sind dies die folgenden Perspektiven:

* **Pflegende** (hier ist ggf. zu differenzieren zwischen den Auszubildenden und examinierten Pflegenden oder unterschiedlichen examinierten Pflegenden)
* **Patienten/Angehörige**
* **Institution/Gesundheitssystem**
* **Pflegerisches Handeln**
  Bei Bedarf können etwa Spalten für Angehörige anderer Berufsgruppen z. B. Mediziner ergänzt werden.

Die pflegedidaktische Heuristik (> Tab. 1.2) gibt allgemeine Ziele an, die als Analysekategorien und Aufmerksamkeitsrichtungen an Lernfelder oder bei der Entwicklung von Lerninseln an für ein Handlungsfeld typische Problem-, Konflikt- und Dilemmasituationen herangetragen werden können und anhand derer gezielt nach Unterrichtsinhalten in Form von empirischen oder theoretischen Studien, Erfahrungsberichten, Filmen, und authentischem Datenmaterial aus der beruflichen Praxis gesucht werden kann. Im Folgenden werden die Zieldimensionen und Kategorien erläutert.

Wissenschaftsbasierte Erklärung und instrumentelle Lösung pflegerischer und gesundheitsbezogener Problemlagen

In dieser Zieldimension wird das theoretische und empirische (pflege- und gesundheitswissenschaftliche) Wissen ermittelt, das sich die Schüler anhand des ausgewählten beruflichen Schlüsselproblems aneignen können. Mit Hilfe dieses Wissens können in pflegerischen Situationen relevante Phänomene erklärt und untersucht werden. Es können unterschiedliche Lösungsalternativen gefunden und anhand ihrer Wirksamkeit im Hinblick auf ein definiertes Ziel bewertet werden. Im Unterschied zu Habermas (1965, 155), der beim technischen Er-

Tab. 1.2 Pflegedidaktische Heuristik

Zielebene:	Pflegende	Patient/ Angehörige	Institution/ Gesellschaft	pflegerisches Handeln
Technisches Erkenntnisinteresse	Erklären von Pflegendenverhalten und Ableiten von instrumentellen Lösungen für die Probleme/ "Krisen" der Pflegenden	Erklären des Patientenverhaltens und Ableiten von instrumentellen Lösungen für die (Selbst)Pflegeaufgaben von Patienten	Erklären und Ableiten von instrumentellen Lösungen für die Aufgaben der Institution und des Systems	Erklären und Ableiten von instrumentellen Lösungen im Hinblick auf die Unterstützung des Patienten bei seinen Selbstpflegeaufgaben
Praktisches Erkenntnisinteresse	Verstehen der und Verständigung über die eigenen biografisch geprägten Interessen, Gefühle, Motive und Werte	Verstehen der und Verständigung über die biografisch geprägten Interessen, Gefühle, Motive und Werte des Patienten	Verstehen der und Verständigung über die Interessen und Motive der Institution/ des Gesundheitswesens	Fallverstehen/ Urteilsbildung und Kommunikation
Emanzipatorisches Erkenntnisinteresse	Aufdecken von gesellschaftlich geprägten inneren Konflikten	Aufdecken von gesellschaftlich geprägten inneren Konflikten	Aufdecken von gesellschaftlichen Widersprüchen	Aufdecken von widersprüchlichen Struktur-gesetzlichkeiten pflegerischen Handelns

kenntnisinteresse in erster Linie auf die empirisch-analytischen Wissenschaften abhebt, werden hier alle empirischen oder theoretischen und damit auch hermeneutisch-interpretative Studien eingeschlossen, die den Anspruch erheben, generalisierbare Erkenntnisse zu Tage zu fördern und deren Ergebnisse technisch und strategisch verwertbar sind. Ob sogenannte qualitative oder quantitative Studiendesigns angebracht sind, ist von der jeweiligen Fragestellung abhängig zu machen. Die Zieldimension richtet sich auf Fähigkeiten zur Erzeugung externer Evidenz von pflegerischen Entscheidungen. Unter externer Evidenz verstehen Behrens/Langer (2006, 33) die wissenschaftlich erwiesene Wirksamkeit von Interventionen und diagnostischen Verfahren. Die daraus resultierenden Aussagen geben an, mit welcher Wahrscheinlichkeit bei einer bestimmten Intervention, die auf eine bestimmte Zielgruppe angewendet wird, welche Wirkung auftritt. In Lernzielen ausgedrückt handelt es sich um kognitive Lernziele auf allen Anspruchsniveaus (Wissen/Verstehen/Analyse/Synthese/Bewertung), einschließlich der Reflexion von Pflegesituationen aus dem Blickwinkel des fachwissenschaftlichen Regelwissens. Da auf wissenschaftliches und verallgemeinerbares Wissen sowie auf instrumentelle Problemlösungen Bezug genommen wird, kommen die Sinnzuschreibungen der konkreten Personen, die in einer bestimmten pflegerischen Situation involviert sind, oder interaktive Aushandlungsprozesse noch nicht in den Blick. Allein eine Beschränkung auf diese Zieldimension hätte somit eine Missachtung insbesondere der Patientenautonomie und somit patientenignorierende Standardhandlungen (➤ Kap. 6) zur Folge.

In der berufsfachschulischen Ausbildung ist es in erster Linie Aufgabe des Lehrers, das aktuelle Wissen (beispielsweise in Form von Forschungsberichten) zu einem Themenbereich zu recherchieren und zu bewerten, während die Studierenden im Rahmen einer akademischen oder doppelqualifizierenden Erstausbildung auch selbst die Fähigkeit dazu erwerben sollten. Über die Wissensaneignung hinaus soll in dieser Zieldimension eine skeptische Haltung der Güte jeglichen Wissens gegenüber aufgebaut werden. Dies kann gelingen, indem anhand von Beispielen nachvollzogen wird, welche Anforderungen an die Begründung und Überprüfung von Regeln zur Wirksamkeit von Pflegeinterventionen gestellt wer-

den müssen und indem die Schüler im Rahmen des Unterrichts zu einem Thema auch einen kurzen Einblick in den Forschungsstand und in die kontinuierliche Weiterentwicklung pflegewissenschaftlichen Wissens erhalten. Bezogen auf das Thema „Dekubitusprophylaxe" könnte dies beispielsweise bedeuten, dass die Schüler sich mit ausgewählten wissenschaftlichen Ansprüchen an die Validität, Objektivität und Reliabilität von Assessmentinstrumenten auseinandersetzen und vor dem Hintergrund dieser Kriterien zu einer kritischen Einschätzung der vorhandenen Instrumente gelangen. Bei diesem wie auch bei vielen anderen Themen resultiert aus dieser Auseinandersetzung die Erkenntnis, dass die (Pflege-)Wissenschaft zu vielen praxisrelevanten Fragen bislang noch keine befriedigende Antworten liefern kann. Da insbesondere Anfänger ein starkes Bedürfnis nach handlungsorientierenden Regeln haben und ein Verlust dieser Sicherheit auch schnell mit Widerstand beantwortet werden kann, muss dieser Lernprozess von den begleitenden Pädagogen mit sehr viel pädagogischer Sensibilität gestaltet werden. Verbunden mit der Einsicht in den wissenschaftlichen Fortschritt sollte zudem die Bereitschaft gefördert werden, das Handeln zu verändern, wenn sich herausstellen sollte, dass lange praktizierte Handlungsroutinen überholt sind. Der Transfer von neuen Forschungsergebnissen in die Praxis setzt allerdings eine akademische Ausbildung voraus und kann nicht von berufsfachschulisch ausgebildeten Pflegenden übernommen werden.

Aus den veränderten Zielen und Inhalten müssen methodische Konsequenzen gezogen werden. Eine Methode, die sich besonders gut eignet, um die Auszubildenden an das selbständige Recherchieren von Informationen, die kritische Bewertung von Quellen und das Hinterfragen tradierter Handlungspraktiken heranzuführen, ist das problemorientierte Lernen (zur Umsetzung Darmann-Finck/Boonen 2008; Darmann-Finck/Muths/Oestreich/Venhaus-Schreiber 2007).

Bezogen auf die Perspektiven der Matrix können in dieser Zieldimension folgende Ziele differenziert werden:

- **Perspektive Pflegende:** Die dieser Kategorie zuzuordnenden Ziele heben auf das Erklären und die instrumentelle Problemlösung von Problemen oder „Krisen" der Pflegenden ab. Die Gestaltung von Pflegesituationen verlangt den Pflegenden auch Fach-/Sachkompetenzen ab, die sich auf sie selbst beziehen, beispielsweise das rückenschonende Arbeiten, der Umgang mit eigenen belastenden Gefühlen oder Ansatzpunkte zur Prophylaxe eines Burnout auf der individuellen Ebene. Die dafür notwendigen Kenntnisse können aus der Pflegewissenschaft, aber auch etwa aus der Medizin, der Psychologie, der Rechtswissenschaft oder der Arbeitssoziologie stammen.

- **Perspektive Patienten/Angehörige:** Diese Kategorie beschreibt Fachkompetenzen, anhand derer Selbstpflegeprobleme der Patienten bzw. Fremdpflegeprobleme der Angehörigen oder andere pflegerelevante Phänomene erklärt und instrumentell gelöst werden können. In dieser Kategorie wird noch nicht die Perspektive des professionellen Handelns eingenommen, fokussiert werden vielmehr die dem Regelwissen zufolge durch den Patienten und sein soziales Netzwerk zu ergreifenden selbst- und fremdpflegebezogenen Handlungen. Dabei wird auf Wissen, beispielsweise aus der Medizin, der Psychologie oder Pflegewissenschaft Bezug genommen.
- **Perspektive Institution/Gesundheitssystem:** In allen Pflegesituationen, die im Rahmen professioneller Pflege stattfinden, werden institutionelle und gesundheitssystemische Aspekte berührt, sei es z. B. durch institutionell oder rechtlich vorgegebene Verfahrensregeln oder durch ökonomische Rahmenbedingungen. Die gegebenen Regeln können als instrumentelle Problemlösungen für Anforderungen auf der Meso- und der Makroebene interpretiert werden. Die in dieser Kategorie zu erwerbende Fachkompetenz bezieht sich vor allem auf betriebswirtschaftliche, arbeitsorganisatorische oder rechtliche Anforderungen.
- **Perspektive Pflegerisches Handeln:** Erst in dieser Kategorie wird die instrumentelle und strategische Kompetenz (> Kap. 4) ermittelt, die Pflegende benötigen, um Patienten bzw. Fremdpflegepersonen bei der Lösung ihrer in der Schlüsselsituation beschriebenen Selbstpflege- oder Fremdpflegeprobleme zu unterstützen. Die Unterstützung kann dabei von Beratung und Anleitung bis hin zu einer vollständigen Kompensation der Selbstpflege reichen. Diese Kategorie ist in erster Linie dem pflegerischen/pflegewissen-

schaftlichen Wissen im engeren Sinne vorbehalten.

Urteilsbildung und Verständigung in Pflegesituationen

Beim praktischen Erkenntnisinteresse erfolgt der Zugang zur Welt mittels Sinnverstehen (Habermas 1965, 155 ff.). Dieses Erkenntnisinteresse wird durch die historisch-hermeneutischen Wissenschaften repräsentiert. Wie die instrumentelle Problemlösung ist auch das Sinnverstehen nicht nur ein wissenschaftliches Erkenntnisziel, sondern, da wir stets auf der Grundlage von Bedeutungen handeln (Blumer 1973), auch eine täglich und in nahezu jeder Situation praktizierte Operation. Berufe, die, wie es Oevermann (1996) charakterisiert, auf Unterstützung von Laien bei der Bewältigung von Krisen unter dem Primat der Autonomie der Lebenspraxis spezialisiert sind, müssen sich dem Sinnverstehen im besonderen Maße bedienen, sowohl in Form von Selbst- als auch von Fremdverstehen. Ein zentraler Fokus dieser Zieldimension liegt freilich auf dem Verstehen des Klientenfalls in seiner Einzigartigkeit und dem Aushandeln von Handlungsmöglichkeiten. Dabei ist stets in Rechnung zu stellen, dass dem Verstehen des Anderen Grenzen gesetzt sind (Stemmer 2001, 268 ff.).

Im praktischen Erkenntnisinteresse stellt der Begriff der Verständigung einen normativen Orientierungspunkt dar. Habermas geht davon aus, dass das Sinnverstehen in sozialen Interaktionen stets auf Verständigung und Konsensbildung ausgerichtet ist und in sprachlicher Verständigung immer schon Mündigkeit und Herrschaftsfreiheit angelegt sind. Dies gilt auch, wenn in der Empirie Herrschaftsfreiheit nicht gegeben ist, denn im kommunikativen Handeln muss das Vorhandensein der „idealen Sprechsituation" grundsätzlich unterstellt werden. „Diese Unterstellung kann, sie muss nicht kontrafaktisch sein; aber auch wenn sie kontrafaktisch gemacht wird, ist sie eine im Kommunikationsvorgang operativ wirksame Fiktion" (Habermas 1972, 180). Das Habermassche Konzept des verständigungsorientierten bzw. kommunikativen Handelns bietet damit zum einen eine normative Orientierung, zum anderen aber auch einen kritischen Analysemaßstab insbesondere für ein instrumentelles, mechanistisches und objektivistisches Pflegeverständnis (Friesacher 2008, 281).

Ein spezifisches Kennzeichen des Sinnverstehens in pflegerischen Situationen besteht darin, dass der Zugang zum Anderen nicht nur über Sprache, sondern vielmehr zu großen Teilen in der body-to-body-Interaktion über leibliches Verstehen erfolgt (Friesacher 2008; Hülsken-Giesler 2008; Remmers 2000). Ein Konzept pflegerischer Verständigungsorientierung muss daher über den Habermasschen Ansatz, bei dem sich Verständigung im Medium der Sprache vollzieht, hinausgehen (anschlussfähig sind insbesondere die Erweiterungen von Friesacher 2008 und Hülsken-Giesler 2008). Außerdem erfolgen die bei den Pflegenden selbst stattfindenden Wahrnehmungs-, Verarbeitungs- und Entscheidungsprozesse überwiegend implizit (Neuweg 1999, 168 ff.). Die gefundenen fallspezifischen Urteile lassen sich somit als nicht sprachlich, präreflexiv, nicht-diskursiv und gestalthaft kennzeichnen (Friesacher 2008, 264). In Lernzielen ausgedrückt werden in dieser Zieldimension personale und soziale, einschließlich kommunikativer und moralischer Kompetenzen sowie reflexive Kompetenzen bezogen auf soziale Situationen angestrebt.

Verständigungsorientiertes Sinnverstehen kann nur erlernt werden, indem den Lernenden genau das abgefordert wird, was sie lernen sollen, nämlich verständigungsorientiertes Sinnverstehen in komplexen Pflegesituationen (Neuweg 2000, 210). Damit gewinnt das Lernen in der Praxis und die Einbindung in Expertenkulturen an Bedeutung. Um allerdings zu einer reflexiven Könnerschaft und einem elaborierten Urteil zu gelangen, müssen sich Prozesse der (impliziten) Urteilsbildung und der expliziten Analyse abwechseln (Neuweg 1999, 252 ff. und 351 ff.). Die Aufgabe des Lernortes Schule besteht dabei vor allem in der handlungsentlasteten Reflexion (Böhnke 2006), aber auch in der Simulation von Pflegesituationen. Methodisch kommen vielfältige Varianten des fallbezogenen Lernens, wie z. B. Fallbesprechungen (Gudjons 1995), fallrekonstruktives Lernen (Darmann-Finck/Böhnke/Straß 2008), Ansätze aus der Gestaltpädagogik, der ästhetischen Bildung (Brater/Büchele/Fucke/Herz 1999) oder das erfahrungsbezogene Lernen (Scheller 1993; Oelke/Scheller/Ruwe 2000) in Frage.

• **Perspektive der Pflegenden:** In dieser Kategorie rückt die Person der Pflegenden ins Blickfeld. Sie richtet sich auf das Bewusstwerden der Deutungen der Pflegenden sowie der damit verbundenen Gefühle und Impulse. Dieses Ziel ist deswegen von zentraler Bedeutung für die Pflegeausbildung, weil das innere Erleben die Interaktion mit anderen Menschen entscheidend prägt und zwar auch und gerade dann, wenn es den Handelnden selbst gar nicht bewusst ist (Darmann 2000, 195 ff.). So können beispielsweise Kommunikationsstörungen dadurch entstehen, dass Pflegende (und natürlich auch Patienten) durch unbewusste Psychodynamiken, wie Abwehrmechanismen, zu einer verzerrten Situationswahrnehmung gelangen (Darmann 2000). Die in dieser Zieldimension beabsichtigte Selbstreflexion hebt darauf ab, vor allem vorbewusste Vorstellungen bewusst zu machen, sie zu verbalisieren, sich darüber auszutauschen und sie zunächst als sinnhaft und begründet zu akzeptieren. Dies gilt beispielsweise für eigene destruktive, aggressive oder sadistische Phantasien. Ein akzeptierender Umgang mit diesen Phantasien ist gerade in der Pflege notwendig, um der Gefahr von Machtmissbrauch und Gewalt vorzubeugen (Schmidbauer 1992).

• **Perspektive der zu Pflegenden/Angehörigen:** In dieser Kategorie stehen Kompetenzen des reflektierten klientenorientierten Fallverstehens und die Rekonstruktion der Gefühle, Interessen und Motive der Patienten oder deren Angehöriger im Mittelpunkt. Da am Lernort Schule nicht das Verstehen eines Patienten selbst angeeignet werden kann, geht es in erster Linie um eine Reflexion von gefundenen Urteilen bzw. von authentischen oder konstruierten Fallsituationen. Bei der Deutung des Patientenverhaltens hat das Vorverständnis der Schüler eine erkenntnisfördernde Funktion. Das Vorverständnis kann angereichert werden, indem sich die Schüler mit Selbstdeutungen und Selbstthematisierungen von Patienten auseinandersetzen. Dabei können Ergebnisse von empirischen Studien zu diesen Themen bearbeitet werden oder aber die Lernenden analysieren selbst Daten beispielsweise in Form von Tagebüchern, literarischer Verarbeitung von Krankheitserfahrungen, schriftlichen oder mündlichen Erfahrungsberichten, Filmen oder narrativ-biografischen Interviews.

- **Institution/Gesundheitssystem:** Diese Kategorie hebt auf die normativen Maßstäbe, auf die Motive und Interessen ab, die das institutionelle Handeln bzw. das Handeln von Entscheidungsträgern in Institutionen oder Politikern leiten. Zunächst steht deren Beschreibung im Mittelpunkt und noch nicht die Bewertung. Dabei können auch die divergierenden Ziele von unterschiedlichen Interessengruppen innerhalb einer Institution herausgearbeitet und ggf. anhand von Organisationsaufstellungen veranschaulicht werden.
- **Pflegerisches Handeln:** In dieser Kategorie fließen, zumindest aus Sicht der Pflegepraxis gedacht, alle anderen Kategorien zusammen. Die Ergebnisse des instrumentellen Regelwissens, des Sinnverstehens und der kritischen Analyse der gesellschaftlichen Widersprüche werden in die auf Verständigung ausgerichtete Kommunikation mit dem zu Pflegenden (oder mit anderen Personen) eingebracht. Damit soll selbstverständlich nicht ausgesagt werden, dass auch das pflegerische Handeln in dieser Weise analytisch zu konzipieren ist. Vielmehr fallen in der Pflegepraxis Wahrnehmen und Handeln i. d. R. zusammen. Verständigungsprozesse erfolgen sowohl im Medium der Sprache als auch in den Medien von Berührung und Bewegung.

Kritische Reflexion der paradoxen und restriktiven gesellschaftlichen Strukturen der Pflege

Das emanzipatorische Erkenntnisinteresse hat einen vom technischen und praktischen Erkenntnisinteresse abgeleiteten Status und hebt auf die Erkenntnis und Veränderung systematisch verzerrter Kommunikation ab (Habermas 1968/1973, 400). Mit dieser Kategorie ist eine Reflexion angesprochen, in der über den Einzelfall hinausgehende Erkenntnisse in Hinblick auf die das pflegerische Handeln beeinflussenden gesellschaftlich geprägten Strukturgesetzlichkeiten angeeignet werden. Strukturgesetzlichkeiten sind die „hinter den Erscheinungen operierenden Gesetzmäßigkeiten" (Oevermann, 2002, 1) bzw. die dem menschlichen Handeln zugrunde liegenden

Bedeutung generierenden Regeln (Oevermann, 2002, 2), die unabhängig von der Einschätzung der handelnden Subjekte objektiv gelten. Habermas (1965) geht davon aus, dass das soziale Handeln von „ideologisch festgefrorene(n), im Prinzip aber veränderlichen Abhängigkeitsverhältnisse(n)" geprägt ist. Durch Reflexion könnten diese „zwar nicht außer Geltung, aber außer Anwendung" gesetzt werden. In dieser Zieldimension wird die Erkenntnis und Reflexion der Abhängigkeiten und ihrer widersprüchlichen Struktur angestrebt. Die Widersprüche stellen sich für die in der Heuristik angesprochenen Perspektiven folgendermaßen dar:

- **Perspektive der Pflegenden:** Im Hinblick auf die Individuen (Pflegende und Patient) lässt sich mit Blick auf das Instanzenmodell der Psychoanalyse ein Konflikt zwischen den Triebansprüchen (Es) und gesellschaftlichen Zwängen (Über-Ich) konstatieren. Im Verlauf der Sozialisation lernt der Mensch, die Bedürfnisse des Es immer weiter zurück zu stellen und sich an die gesellschaftlichen Anforderungen anzupassen, was ungünstige Folgen für die psychische und physische Gesundheit haben kann, weil die verdrängten Bedürfnisse im Unbewussten weiter existieren, sich dort unkontrolliert weiter entwickeln und die Denk- und Handlungsfähigkeit beeinträchtigen. Die Erkenntnis dieser Konflikte hat somit emanzipatorische Funktion, sie kann dazu führen, dass die Lernenden ihren Wünschen und Phantasien zukünftig stärkere Geltung verschaffen (Darmann 2000, 219 ff.). In dieser Kategorie sollen solche Konflikte zwischen Es und Über-Ich ermittelt werden, die sich aus der Pflegesituation herauslesen lassen bzw. die für ein bestimmtes Handlungsfeld typisch sind.

  Ziel des Pflegeunterrichts ist es in diesem Kontext, die inneren Konflikte bewusst zu machen und durch deren Reflexion beispielsweise eine Abschwächung von starren Über-Ich-Vorstellungen oder auch ein kritisches Verhältnis gegenüber von anderen gesetzten feststehenden Regeln zu erreichen. Häufig werden in der Pflegeausbildung unrealistische Ideale, wie Geduld, Hingabe, psychische Belastbarkeit, Selbstlosigkeit und Freundlichkeit vermittelt. Die Identifikation mit diesen Normen kann starre und intolerante Über-Ich-Positionen bewirken, die die Verdrängung solcher Wünsche, Bedürfnisse und Impulse, zur Folge haben, die sich mit den Über-Ich-Erwartungen nicht vereinbaren lassen, wie z. B. Ekel und Lustlosigkeit (Darmann 2000, 218 f.).

- **Perspektive der zu Pflegenden**: Pflegebedürftige Menschen, die alt, krank und behindert sind, können beispielsweise einen Konflikt mit dem eigenen Über-Ich haben, indem sie zu dem Verhalten, das von einem erwachsenen Menschen erwartet wird, nämlich seine Ausscheidungen kontrollieren, sich selbst waschen, eigenständig auf Toilette gehen zu können usw., nicht mehr in der Lage sind (Gröning 2003). Situationen, in denen Menschen mit eigener Schwäche konfrontiert werden, führen zu dem Gefühl der Scham (Gröning 1998, 48). In dieser Kategorie werden innere Konflikte der Patienten mit dem Ziel ermittelt, dass Pflegelernende sich die bei der psychischen Verarbeitung von Pflegebedürftigkeit und Krankheit wirksamen gesellschaftlichen Normen bewusst machen und sie nicht noch zusätzlich beispielsweise durch unsensible Kommunikation verstärken.

- **Perspektive Institution**: Zur Bestimmung von institutionellen Widersprüchen können Anleihen bei verschiedenen gesellschaftskritischen pflegewissenschaftlichen Arbeiten gemacht werden, beispielsweise bei Friesachers Analyse der Ökonomisierung des Pflegerischen mittels Foucaults Konzept der Gouvernementalität (Friesacher 2008, 93ff.) oder bei Grebs dialektisch-kritischer Betrachtung auf der Grundlage der Kritischen Theorie Adornos (Greb 2003). Greb konstatiert für die Pflege den zentralen und unaufhebbaren objektiven Widerspruch zwischen Pflege und Markt (die Pflege soll sowohl dem hilfsbedürftigen Menschen dienen als auch dem Markt) bzw. zwischen Professionalisierung und mangelnder Berücksichtigung der Individualität des Patienten. Akademisierung und Verwissenschaftlichung der Pflege, die auf der einen Seite die Qualität der Pflege anheben sollen, führen auf der anderen Seite dazu, dass die Individualität der Beteiligten und die sozialen Beziehungen in den Hintergrund treten. Weitere Widersprüche, die sich unter diese Perspektive einordnen lassen sind: Bedürfnis und Verwaltung, Humanisierung und Sozialtechnologie, Marktliberalität und soziale Gerechtigkeit (Greb 2003, 69).

- **Pflegerisches Handeln**: Das pflegerische Handeln ist neben den innerpsychischen Konflikten der Akteure und den institutionellen Widersprüchen auch noch durch eine eigene, ihm inhärente Widersprüchlichkeit geprägt, die mit dieser Kategorie aufgedeckt werden soll. Mit Oevermann (1996) lässt sich argumentieren, dass jeglicher Lebenspraxis der Widerspruch von Entscheidungszwang und Begründungsverpflichtung zugrunde liegt. Dieser Widerspruch resultiert daraus, dass zu jeder Zeit verschiedene Handlungsoptionen bestehen, aus denen eine Auswahl getroffen werden muss, und zwar auch dann, wenn die Folgen und Nebenfolgen der zur Wahl stehenden Handlungsalternativen (noch) nicht bekannt sind. Gleichwohl soll die Entscheidung, um überleben zu können, vernünftig und begründet sein. Diese von Oevermann so bezeichnete potenzielle Krisenhaftigkeit der Lebenspraxis spitzt sich in beruflichen bzw. professionalisierten Zusammenhängen noch zu, da von den Professionellen erwartet wird, dass sie einerseits ihre Entscheidungen auf ein gesichertes und nachprüfbares Begründungswissen stützen und andererseits die Entscheidung so treffen, dass die Autonomie der Klienten weitestgehend wiederhergestellt oder erhalten wird. Aus dieser Konstellation leitet Oevermann (1996) ein antinomisches Theorie-Praxis-Verhältnis und weitere für professionelles Handeln konstitutive und nicht aufhebbare antinomische Figuren ab. Helsper (2000, 37) unterscheidet bei den konstitutiven, nicht aufhebbaren Antinomien zwischen Antinomien, die sich dem Widerspruch von Fallverstehen und Regelwissen und solchen die sich dem Widerspruch von universalistisch-distanzierten, spezifisch-rollenförmigen und diffusen, affektiven Beziehungen zuordnen lassen. In Bezug auf das Lehrerhandeln nennt er beispielsweise die Begründungsantinomie, die Praxisantinomie, die Subsummtionsantinomie, die Ungewissheitsantinomie und die Symmetrie- und Machtantinomie.

1.4.3 Konstruktion von situationsorientierten Lernfeldern

Um sicherzustellen, dass sich im Curriculum relevante Handlungsstrukturen der Berufswirklichkeit widerspiegeln, vertritt Wittneben (2002) die Position, dass Handlungsfelder in einem systematischen Forschungsprozess auf der Grundlage von empirischem Datenmaterial identifiziert werden müssen und nicht von Lehrplankonstrukteuren erfunden werden dürfen. Gegen eine empirische Vorgehensweise bei der Gewinnung von Handlungs- bzw. Lernfeldern spricht jedoch, dass Handlungsfelder in der Empirie nicht logisch geordnet vorkommen – zumindest nicht in einem auf Interaktion mit unterschiedlichsten Menschen beruhenden Beruf. Eine sich auf empirische Daten stützende Systematisierung von Situationen würde stets eine Reduktion der Handlungen zur einen oder anderen Seite nach sich ziehen, die nicht gewollt ist. Daher sind wir dazu übergegangen, für die schulinternen Curricula Lernfelder „künstlich" zu generieren. Gemeinsam mit Sabine Muths habe ich ein Konzept entwickelt, für das die Prinzipien der Situationsorientierung und derb Exemplarität handlungsleitend sind. Nach Kaiser (1985) sind für Situationen folgende Merkmale konstitutiv:
- Die Rollenstruktur
- Die Situationsausstattung
- Den Situationszweck
- Die Handlungsmuster.

Die Ausbildungsinhalte, die durch eine möglichst sorgfältige Berufsfeldanalyse gegenwärtiger und zukünftiger Aufgaben der Pflege gewonnen werden, werden einem dieser Merkmale zugeordnet. Aus diesem oft sehr umfangreichen Material werden in einem interaktiven Teamprozess situationsorientierte Lernfelder gebildet. Exemplarisch werden dabei jeweils
- die handelnden Personen (Professionelle und Zielgruppen der Pflege)
- das Setting und die damit verbundenen Rahmenbedingungen
- die die Pflege bedingenden Pflegephänomene und Erkrankungen
- die pflegerischen Handlungen und die diese begründenden Konzepte

in einer der Berufswirklichkeit entsprechenden sinnvollen Kombination zusammengestellt. Dieses Procedere lässt verschiedene Möglichkeiten zu, durch die sich auch die jeweils verschiedenen Bedingungen der Ausbildungseinrichtungen mit abbilden lassen, ist aber gleichzeitig nicht beliebig und gewährleistet vor allem, dass die Lernfelder tatsächlich fächerintegrativ strukturiert sind (Muths 2004; ähnlich auch Knigge-Demal 1999).

1.5 Situationsbezug
Sabine Muths

Im Folgenden werden zwei Beispiele für bildungshaltige Lerninseln vorgestellt, die an der Bremer Krankenpflegeschule für das Lernfeld „Patienten im Stationsalltag bei der Mobilisation und Körperpflege unterstützen" entwickelt wurden. An der Erarbeitung waren die Koleginnen Doris Frederichs, Jens Oestreich und Margitta Wülpern Klauck beteiligt. Dieses Lernfeld steht am Beginn der Ausbildung (1. und 2. Theorie-Block), wobei die beiden Lerninseln im 2. Block unterrichtet werden.

1.5.1 Vorgehen bei der Entwicklung des Lernfeldes

Zunächst wurden für das Lernfeld typische problemhaltige Praxissituationen ermittelt, indem im Kollegium Erlebnisse aus der Praxis in Form von Narrativen gesammelt wurden. Diese Narrative – die natürlich nur eine geringe empirische Datenbasis bilden – wurden nach Gemeinsamkeiten systematisiert, um so zu beruflichen Schlüsselproblemen zu gelangen:
- Probleme im Umgang mit Scham, Sexualität/Erotik, Nähe und Distanz,
- Konflikte mit den Vorgaben in den Institutionen, vor allem mit Zeitdruck,
- Ekel und Empfinden von Abwehrgefühlen gegenüber Patienten,
- Versorgung von sozial schwach gestellten und/ oder verwahrlosten Patienten.

Die beiden erstgenannten Schlüsselprobleme wurden für die Bearbeitung im Lernfeld mit folgenden Begründungen ausgewählt: Der Umgang mit Scham und

grenzüberschreitender Berührung erschien den Beteiligten als besonders typisch für das Handlungsfeld
Körperpflege. Der ökonomisch verursachten Problematik von Arbeitsverdichtung und engen Zeittakten
begegnen die Schüler in der Regel von Beginn der
praktischen Ausbildung an, daher sollen sie möglichst
frühzeitig Gelegenheit zu deren Reflexion erhalten.
Die so ausgewählten Narrative bildeten die Grundlage
für Fallsituationen zu den beiden Lerninseln.

Die Bildungsziele und -inhalte der Lerninseln
wurden also ausgehend von den empirisch ermittel-
ten Schlüsselproblemen bestimmt. Im zweiten
Schritt wurden weitere Kenntnisse und Fertigkeiten,
die in dem Lernfeld erworben werden sollen, deduk-
tiv aufgefüllt. Dadurch entstand ein Lernfeld im
Umfang von ca. 100 Stunden, wovon 28 Stunden
durch die beiden Lerninseln abgedeckt werden.
Weitere curriculare Elemente sind z. B. fachsyste-
matisch strukturierte sowie erfahrungs- und hand-
lungsorientierte Lehr-/Lernsituationen, die nur auf
die Zieldimensionen des technischen oder praktischen Erkenntnisinteresses abzielen. Die Lerninseln
wurden bewusst in erster Linie auf emanzipatorische
Zielsetzungen ausgerichtet.

1.5.2 Lerninsel 1 zur Schlüsselproble-matik von Scham, Sexualität und Erotik

FALLBEISPIEL

Hand anlegen

Sonja, 18 Jahre alt, 1. Ausbildungsjahr (1. Semester) bekommt von der Schichtleitung den Auftrag, die Körperpflege bei Herrn Frey vorzunehmen. Herr Frey, 81J., beim An-
streichen seines Hauses vom Gerüst gefallen, hat eine Beckenringfraktur. Ihm wurde absolute Bettruhe verordnet.
Sonja geht mit allen Materialien ausgerüstet in das
4-Bett-Zimmer und informiert Herrn Frey über ihre Absicht. Er schlägt sofort die Bettdecke zurück, legt sich
(soweit wie möglich) bequem und entspannt hin und
sagt: „Schön, dann legen Sie mal Hand an!"

Bildungsziele und -inhalte

➤ Tab. 1.3 zeigt die Bildungsziele und Bildungsinhalte auf, die sich aus der Analyse der Fallsituation
ergeben.

Mittels der heuristischen Matrix wurden mögliche Bildungsziele ermittelt, die anhand der Fallsituation „Hand anlegen" angeeignet werden können.
Im nächsten Schritt wurden die gefundenen Ziele
mit Blick auf den Ausbildungsstand der Schüler reduziert und zu Sinneinheiten zusammengeführt.
Dabei wurden zwei Schwerpunkte gebildet:
- Die Beckenringfraktur und die sich daraus entwickelnden technischen Pflegeprobleme und
  -aufgaben bei der Körperpflege
- Der Umgang mit Scham und Sexualität im Zusammenhang mit der Intimpflege, zunächst aus
  der subjektiven Sicht der beteiligten Personen.

Die Lerninsel zielt auf folgende Kompetenzbereiche:
- **Technisches Erkenntnisinteresse**: Methodische
  bzw. fachliche Kompetenz im Rezipieren von
  Fachliteratur und Ableiten instrumenteller pflegerischer Handlungen – Schüler sollen sich, ihr
  bisheriges Vorwissen ergänzend, selbständig
  Wissen über ein medizinisch-pflegerisches Problem erarbeiten und Lösungen für die Lagerung
  und den Transfer des Patienten entwickeln.
- **Praktisches Erkenntnisinteresse**: Personale und
  soziale Kompetenz bzw. Deutungskompetenz –
  die Schüler sollen sich mit ihren Mitschülern
  über die Deutung der Situation austauschen und
  unterschiedliche biografisch geprägte Verhaltens-
  und Reaktionsweisen nachvollziehen und entwerfen.
- **Emanzipatorisches Erkenntnisinteresse**: Als
  Widerspruch in der Strukturlogik professionellen
  Pflegehandelns ist in der Fallsituation der von
  Oevermann (1996) beschriebene Konflikt zwischen dem Handeln in einer spezifisch rollenför-
  migen Sozialbeziehung (Rolle der Pflegenden /
  Rolle des Patienten) und der Begegnung in einer
  diffusen Sozialbeziehung, in der beide Akteure als
  ganze Personen agieren (junge Frau / älterer
  Mann), erkennbar. Die intime Situation der Körperpflege betont diesen Konflikt in besonderer
  Form: Der Patient hat die Möglichkeit, sich diffus
  zu verhalten und z.B. anzügliche Bemerkungen
  zu machen. Sein Verhalten trifft die Pflegende
  zwangsläufig als ganze Person. Professionell reagiert sie dann, wenn sie in der spezifischen Rol-
  lenbeziehung verbleibt, dabei ihre subjektive Be-
  troffenheit aber sehr wohl wahr nimmt und nicht
  achtlos übergeht bzw. verdrängt, also eine Fähig-

Tab. 1.3 Analyse der Fallsituation „Hand anlegen" mit Hilfe der heuristischen Matrix

Zielebene:	Pflegende	Patient / Angehörige	Institution / Gesellschaft	pflegerisches Handeln
Technisches Erkenntnisinteresse (Schüler nennen / erklären z.B....)	Regeln zu Rücken gerechter Arbeitsweise allgemeine Theorien zum Entstehen von Gefühlen wie Scham und Peinlichkeit Entlastungsmöglichkeiten in belastenden beruflichen Situationen Techniken der Abgrenzung gegen Patientenansprüche	Formen der Beckenringfraktur und Folgen in Hinblick auf Mobilität (v.a. in Bezug auf Möglichkeiten selbständiger Intimpflege	*die Verantwortung von Arbeitgebern, Mitarbeiter vor sexuellen Übergriffen zu schützen* *institutionelle Regelungen zum privaten Kontakt zwischen Pflegenden und Patienten*	die Lagerung und den Transfer bei Patienten mit Beckeningfraktur Regeln zum Umgang mit Patienten bei der Pflege des Intimbereichs verschiedene Ebenen der Kommunikation (z.B. n. Schulz von Thun) → Wiederholung
Praktisches Erkenntnisinteresse (Schüler nehmen wahr /verstehen / verständigen sich z.B. über …)	eigene Scham- und Peinlichkeitsgefühle persönliche Grenzen im Umgang mit Sexualität und Intimität	unterschiedliche Deutungsmöglichkeiten der Äußerung von Herrn Frey mögliche Hintergründe für sein Verhalten	*Gründe der Tabuisierung von Sexualität in Pflegeeinrichtungen*	die Deutung der Interaktion zwischen Sonja und Herrn Frey die Möglichkeit, eine Wahl zu treffen zwischen eigenen Schamgefühlen, Pflegeaufgaben und Patienteninteressen Möglichkeiten, den Patienten bei der selbständigen Intimpflege anzuleiten und dabei mit Scham umzugehen
Emanzipatorisches Erkenntnisinteresse (Schüler reflektieren z.B. den Widerspruch zwischen...)	dem Anspruch, Pflegeaufgaben souverän zu meistern und dem Empfinden von Scham / Peinlichkeit der Norm patientenorientiert handeln zu wollen und dem Bedürfnis nach Abgrenzung dem Gefühl, in der eigenen Geschlechterrolle beachtet zu werden und dem Verständnis von einer sexuell neutralen Rolle als Pflegende	dem Bedürfnis des Patienten, als Mann die Kontrolle über die Situation zu behalten und dem Gefühl von einer jungen Schülerin abhängig zu sein dem Wunsch nach Erfüllung sexueller Bedürfnisse und der Einschätzung, in der Patientenrolle als sexuelles Neutrum zu gelten	*Kundenorientierung und der Aufgabe, Mitarbeiter vor Übergriffen durch Patienten zu schützen*	professioneller Rollenbeziehung (Pflegende / Patient) und diffuser Beziehung zwischen einer jungen Frau und einem älteren Mann

Anmerkung: Die kursiv gedruckten Inhalte werden für die weitere Bearbeitung nicht ausgewählt.

keit zur Selbstachtsamkeit entwickelt, mit der sie dem professionellen Rollenkonflikt begegnen kann (Oevermann 1996; Stemmer 2001). Die Gestaltung dieser widersprüchlichen Anforderungen, exemplarisch für zahlreiche andere schambesetzte Situationen in der Pflege, stellt erhebliche Herausforderungen an die personalen und sozialen Kompetenzen der Lernenden. Diese können nicht normativ vermittelt werden, sondern erfordern von Pflegenden zunächst einen wahrnehmenden und verstehenden Zugang zu den eigenen Emotionen und Affekten (praktisches Erkenntnisinteresse). Zudem ist die Kompetenz erforderlich, dass Pflegende die diffusen Äußerungen der Patienten nicht vorschnell eindeutig auslegen, sondern sich unterschiedliche Deutungsmöglichkeiten vor Augen führen. In diesem frühen Stadium der Ausbildung liegt der Schwerpunkt zunächst auf diesen Prozessen des Selbst- und Fremdverstehens, eine kritische Reflexion der Widersprüchlichkeit der Handlungsanforderungen wird hier noch nicht intendiert (➤ Abb. 1.1).

Planung und Durchführung des Unterrichts

Der Unterricht in der Lerninsel gliedert sich in fünf Abschnitte:

Im Unterrichtseinstieg werden zunächst erste Eindrücke zum Fall gesammelt und die Schüler formulieren Lernfragen (Frageimpuls: „Was muss Sonja wissen und können, um in dieser Situation gut handeln zu können?"), die anschließend den Lernsequenzen zugeordnet werden, um so den Aufbau der Lerninsel zu verdeutlichen:

Die **Lernsequenz A** thematisiert den medizinisch-pflegerischen Aspekt der Mobilisation nach Beckenringfraktur – erfahrungsgemäß liegt hier auch zunächst das hauptsächliche Lerninteresse der Schüler. Zu einem Arbeitsblatt, das über verschiedene Frakturformen des Beckenrings und jeweils mögliche Komplikationen informiert, legen die Schüler in Gruppenarbeit nach Klärung unklarer Begriffe begründet fest, welche Frakturform für Herrn Frey wahrscheinlich ist, um dann seine Bewegungsmög-

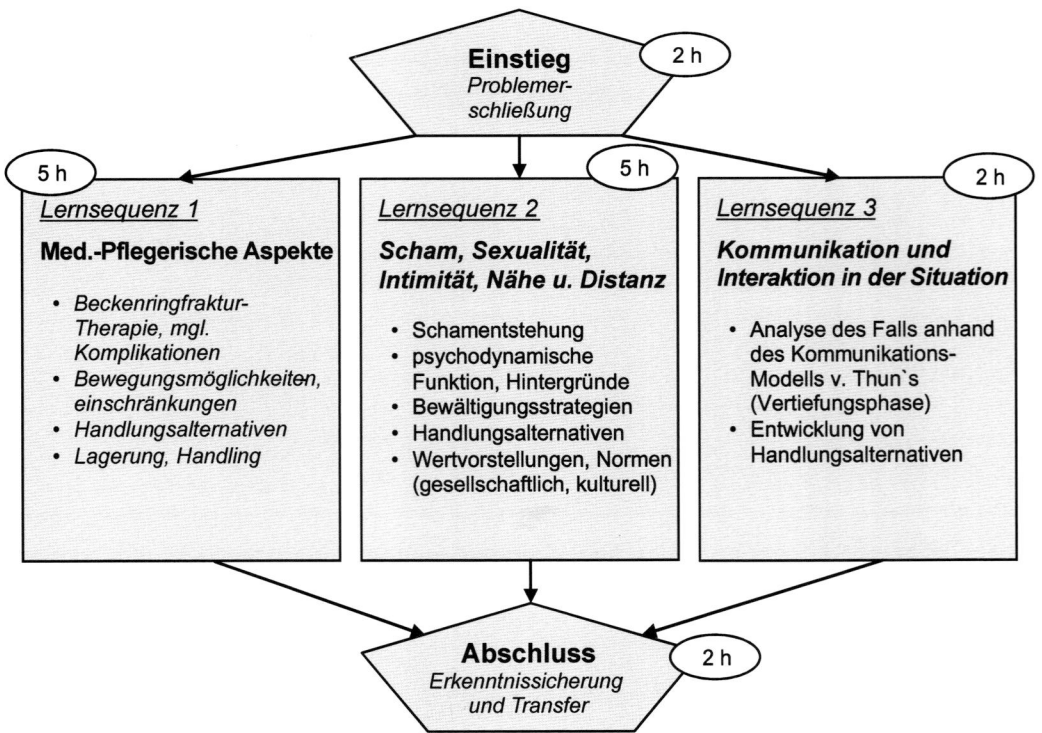

Abb. 1.1 Struktur der Lerninsel 1 „Hand anlegen"

lichkeiten bei der Körperpflege einzuschätzen. Sie entwickeln Wege für das Vorgehen bei aktiver und passiver Mobilisation des Patienten und diskutieren ihre Ergebnisse im Anschluss mit der Lehrkraft. Dabei muss deutlich werden, dass es keine verbindliche Standardlösung gibt, Patientengefährdung jedoch unbedingt zu vermeiden ist.

In der **Lernsequenz B**, die parallel zur praktischen Demonstration der Lernsequenz A beginnt, wird die Thematik des Umgangs mit Scham, Peinlichkeit, Sexualität und Intimität sowie mit Nähe und Distanz aufgenommen. Die Schüler verbleiben in den 5 Kleingruppen und bearbeiten unterschiedliche Texte, die sich aus verschiedenen Perspektiven auf die Problematik beziehen, mit dem Auftrag, die Aussagen der jeweiligen Autoren mit ihren eigenen Erfahrungen zu vergleichen, sich zunächst in der Kleingruppe darüber auszutauschen und dann ihre Erkenntnisse auf die Interaktion zwischen Herrn Frey und Sonja zu beziehen. Für die Diskussion im Plenum werden die Ergebnisse kurz zusammengefasst und provokante Thesen oder Fragestellungen als Impulsgeber formuliert. Der Einstieg in das Thema über theoretisches Textmaterial und Kleingruppenarbeit wurde gewählt, um den Schülern Schutzräume für ihre Auseinandersetzung mit Erfahrungen zum Thema zu bieten und sie ihr eigenes Tempo für die Auseinandersetzung mit sehr persönlichen Fragestellungen bestimmen zu lassen.

In **Lernsequenz C** wird die Fallsituation nochmals gemeinsam analysiert, um dann zu konkreten Handlungsmöglichkeiten zu gelangen: Mit dem aus vorangegangenem Unterricht bekannten Kommunikationsmodell von Schulz von Thun wird der Satz von Herrn Frey zunächst gedeutet, um dann verschiedene Antwort- und Interaktionsmöglichkeiten für die Pflegende zu entwerfen und diese wiederum mit Hilfe des Modells auf ihre Wirkung hin zu überprüfen. Die unterrichtenden Kollegen greifen nicht immer auf diese eher analytische Lernsequenz zurück. Die Entscheidung ist sehr vom Verlauf der vorangegangenen Plenumsdiskussion und der Interaktionsstruktur der Lerngruppe abhängig. In einigen Lerngruppen bzw. für einige Schüler trägt sie dazu bei, eine Distanz und damit eine Stabilisierung in der Berufsrolle aufzubauen, in anderen Lerngruppen wirkt sie eher kontraproduktiv für die Entwicklung des sozialen Lernklimas und die Auseinanderset-

zung mit eigenen und fremden Gefühlen. Hier sind die pädagogische Deutungskompetenz und das Urteilsvermögen der begleitenden Lehrkräfte gefragt.

Die **Abschlusssequenz** bietet den Lernenden die Möglichkeit, anhand der eingangs formulierten Lernfragen zu überprüfen, ob die selbst gesteckten Lernziele erreicht wurden. Weiterhin formulieren sie für sich (z.B. in einem Lerntagebuch), welche Konsequenzen sie für zukünftige Praxiseinsätze ziehen.

1.5.3 Lerninsel 2 – Ressourcenorientierte Pflege und der Zeitdruck in der Institution

FALLBEISPIEL

Morgenpflege bei Frau Wilhelm

Schüler Bert, Auszubildender in der Probezeit, arbeitet auf einer internistischen Station und wird von der Bereichsleitung (Sr. Klara) zu Frau Wilhelm ins Zimmer geschickt, um ihr bei der morgendlichen Körperpflege zu helfen.

Frau Wilhelm ist 80 Jahre alt, hat eine Körpergröße von 154 cm und ein Gewicht von 83 kg. Es ist der erste postoperative Tag nach einer kleineren Bauch-OP (mikroinvasive Gallenblasenentfernung wegen Gallensteinen). Frau Wilhelm hat außerdem einen Diabetes mellitus Typ II, der mit antidiabetischen Medikamenten und einer zuckerfreien Kost erfolgreich behandelt wird. Seit einigen Jahren leidet Frau Wilhelm unter einer Stressharninkontinenz, so dass sie nachts auf eine große Inkontinenzvorlage angewiesen ist, am Tage aber eine kleine ausreicht. Weil Frau Wilhelm darüber klagt, dass ihr nach dem Aufstehen „häufig schwindelig" sei, bringt Bert sie mit dem Gehbock ans Waschbecken. Das Gangbild der Patientin wirkt sehr unsicher und sie können sich gemeinsam nur sehr langsam in Richtung Waschecke bewegen. Am Waschbecken angekommen gestaltet sich der Transfer auf den Hocker vor dem Waschbecken als sehr schwierig. Frau Wilhelm klammert sich ans Waschbecken und wirkt sehr verängstigt. Auf Nachfrage äußert sie weiterhin ein leichtes Schwindelgefühl.

Bert führt die Körperpflege unter Wahrung der Bedürfnisse und unter Einsatz der Patientenressourcen durch, wobei er sehr laut sprechen muss, weil Frau Wilhelm ihn nur sehr schwer versteht und ihr Hörgerät offensichtlich nicht funktioniert. Bei der Körperpflege stellt Bert fest, dass die Patientin ungepflegt wirkt. Sie gibt an, dass sie zu Hause „alle 2 Wochen" von ihrer Tochter gebadet würde und sich ansonsten „mehr schlecht als recht" selber helfen könne. Während der Körperpflege kommt Schwester Klara mit dem Frühstückstablett für Frau Wilhelm in das Zimmer und sagt in gereiztem Tonfall: „Mensch, Bert, bist du immer noch nicht fertig?!"

Bildungsziele und -inhalte

➤ Tab. 1.4 zeigt die Bildungsziele und Bildungsinhalte, die sich aus der Analyse des Fallbeispiels ergeben.

Auf der Grundlage der didaktischen Analyse anhand der pflegedidaktischen Heuristik wurden die Ziele ausgewählt, die in dieser Situation das zentrale berufliche Schlüsselproblem, nämlich den Widerspruch zwischen Patientenorientierung und ökonomischer Effizienz, berühren. Die medizinisch-pflegerischen Probleme der Patientin wurden bewusst ausgeschlossen, da sie die Lerninsel überfrachten würden. Schüler begegnen Patienten mit Pflegeproblemen und Erkrankungen, wie dem Diabetes mellitus, der Adipositas, der Inkontinenz oder der Vernachlässigung der Körperpflege, in der Ausbildungsrealität ihrer praktischen Einsätze häufig, ohne dass sie bereits über ein fundiertes Fachwissen zu diesen Themen verfügen. Eine ausführliche Schilderung der Situation der Patientin war jedoch notwendig, um den Pflegeaufwand für eine aktivierende Pflege zu verdeutlichen. Die möglichen, aber nicht ausgewählten Inhalte werden in ➤ Tab. 1.4 kursiv gekennzeichnet.

Schüler begegnen dem Konflikt zwischen Pflege und Markt (Greb 2003) zumeist schon während des ersten Praxiseinsatzes, wobei er sich im Verlauf der Ausbildung zunehmend verschärft. Vielfach bilden sich in den Köpfen der Schüler zwei gegensätzliche Pflegerealitäten heraus: die Realität der Schule – eine ideale, gute Pflege für Prüfungssituationen und klinischen Unterricht – und die „wirkliche" Realität der Praxis – die im Pflegealltag gelebt und u.a. mit ökonomischen Sachzwängen begründet wird. Schüler lösen diesen Konflikt für sich, indem sie lernen, sich an beide Welten anzupassen und jeweils das erforderliche Handlungsmuster anzuwenden. Diese Überlebensstrategie, in der Regel unreflektiert entwickelt, ergibt sich aus den Handlungszwängen in den jeweiligen Situationen, wird in das spätere Berufsleben überführt und mündet vielfach in die Ent-

wicklung von Symptomen des Burnout-Syndroms oder in eine Spielart des „Cool-out", des „Sich-kaltmachen(s)" gegenüber den widersprüchlichen Anforderungen, um handlungsfähig zu bleiben (Kersting 2002).

Dieser zentrale Widerspruch lässt sich nicht auflösen, die Pflegeausbildung kann aber zu einem reflektierten Umgang damit beitragen – um so – möglicherweise auch als Ausweg aus der „Kälte-Ellipse" – eine über die „reflektierte Hinnahme" hinausweisende berufspolitische Position zu entwickeln (Kersting 2002, 190 ff.). Dafür ist es notwendig, dass Fragen der Ökonomie und der politischen Strukturen des Gesundheitssystems nicht in den rechtskundlichen oder sozialkundlichen Unterricht ausgelagert werden, sondern in den Kontexten verbleiben, in denen sie sich stellen.

Die Lerninsel zum Konflikt zwischen dem Pflegeschüler Bert und seiner Vorgesetzten steht am Anfang der Auseinandersetzung mit der Thematik. Sie wird eine Vielzahl von Aspekten – aus dem Sozial- und Arbeitsrecht, aus Pflegemanagement, Pflegeökonomie, Pflegewissenschaft und Pflegeethik streifen, nicht in der Absicht, sie bereits ausreichend zu bearbeiten, sondern um Argumentationspfade aufzuzeigen, die im Verlauf der Ausbildung ausgebaut werden müssen (➤ Abb. 1.2).

Zur Planung und Durchführung des Unterrichts

Unterrichtseinstieg: Der Zielrichtung folgend wird der Einstieg in die Lerninsel nicht über das Sammeln von Lernfragen gewählt, sondern sofort der Konflikt zwischen Bert und Klara thematisiert. Die Schüler äußern sich zunächst in einem 5-Ecken-Gespräch auf Wandzeitungen zu folgenden Fragen:
1. Wie würden Sie sich an Berts Stelle fühlen?
2. Wie würden Sie an Berts Stelle reagieren?
3. Was würden Sie an Berts Stelle tun, wenn Sie könnten, wie Sie wollten?
4. Wie erlebt Frau Wilhelm die Situation? Was denkt Sie?
5. Warum reagiert Klara so gereizt?
In der sich anschließenden Auswertung dieser Sammlung wird in der Regel eine emotionale Aneignung der Situation spürbar, wobei Schüler erfah-

Tab. 1.4 Analyse der Fallsituation „Morgenpflege bei Frau Wilhelm" mit Hilfe der heuristischen Matrix

Zielebene:	Pflegende	Patient/Angehörige	Institution/Gesellschaft	Pflegerisches Handeln
Technisches Erkenntnisinteresse (Schüler nennen / erklären z.B....)	die gesetzlichen Grundlagen für die Pflegeausbildung und das Pflegehandeln (KrpflG); Prinzipien argumentativer Auseinandersetzung; Formen des „Cool-out" – Modell der Kälteellipse (Kersting)	das Verhalten nach mikroinvasiven Eingriffen; Prinzipien gesunder Ernährung und die Wirkung von Gewichtsreduktion und Bewegung bei Diabestes mellitus (Typ II); das Entstehen und therapeutische Möglichkeiten bei Stressharninkontinenz; Einschränkung der Selbstpflegefähigkeit / Bedarf an pflegerischer Unterstützung bei der Morgenpflege	die gesetzlichen Grundlagen für Pflegeausbildung und Pflegehandeln (KrpflG); die Finanzierung der pflegerischen Versorgung im Krankenhaus und das Prinzip der DRG's; die Berechnung und Finanzierung erhöhten Pflegebedarfs bei multimorbiden, chronisch kranken Patienten	Regeln für eine ressourcenorientierte, aktivierende Pflege; die postoperative Versorgung älterer Menschen nach mikroinvasiven Eingriffen; die Versorgung mit Inkontinenzmaterial; die Techniken sicherer Mobilisierung bei Schwindel; die Kommunikation mit Schwerhörigen – Versorgung mit Hörgeräten
Praktisches Erkenntnisinteresse (Schüler nehmen wahr /verstehen / verständigen sich z.B. über ...)	ihre eigenen Interessen an der Durchführung patientenorientierter Pflege; ihre Gefühle bei ungerechtfertigter oder zum falschen Zeitpunkt geäußerter Kritik; persönliche Reaktionsformen in Momenten ungerechter Behandlung; Reaktionen auf Langsamkeit	den Wunsch nach Hilfe und Unterstützung; das Bedürfnis nach Erhalt der Selbstständigkeit; mögliche Gründe für fehlende Selbstpflege und beginnende Verwahrlosung; langsame und ängstliche Bewegungen und Handlungen	die Motive von Schwester Klara für ihre Rüge; den ökonomischen Druck in Pflegeeinrichtungen und eine zeitliche enge Taktung der Pflegeaufgaben für das Personal; pflegeethische Ansprüche an ein humanes Pflegeangebot	die Interaktion zwischen Klara und Bert; das Formulieren von Argumenten für eine konstruktive Diskussion mit Klara
Emanzipatorisches Erkenntnisinteresse (Schüler reflektieren z.B. den Widerspruch zwischen...)	zwischen dem Wunsch nach Erhalt des eigenen Arbeits-/Ausbildungsplatz und den Ansprüchen an die eigene Pflege; zwischen dem Bedürfnis nach Wahrung von Autonomie bzw. der Abwehr ungerechter Behandlung und dem Erleben von Abhängigkeit	im eigenen Zeitrhythmus aufstehen und leben wollen und den Pflegekräften nicht zur Last fallen wollen	zwischen Patientenorientierung und ökonomischer Effizienz	zwischen individueller, patientenorientierter Pflege der Einzelnen und der gleichmäßigen Versorgung aller Patienten

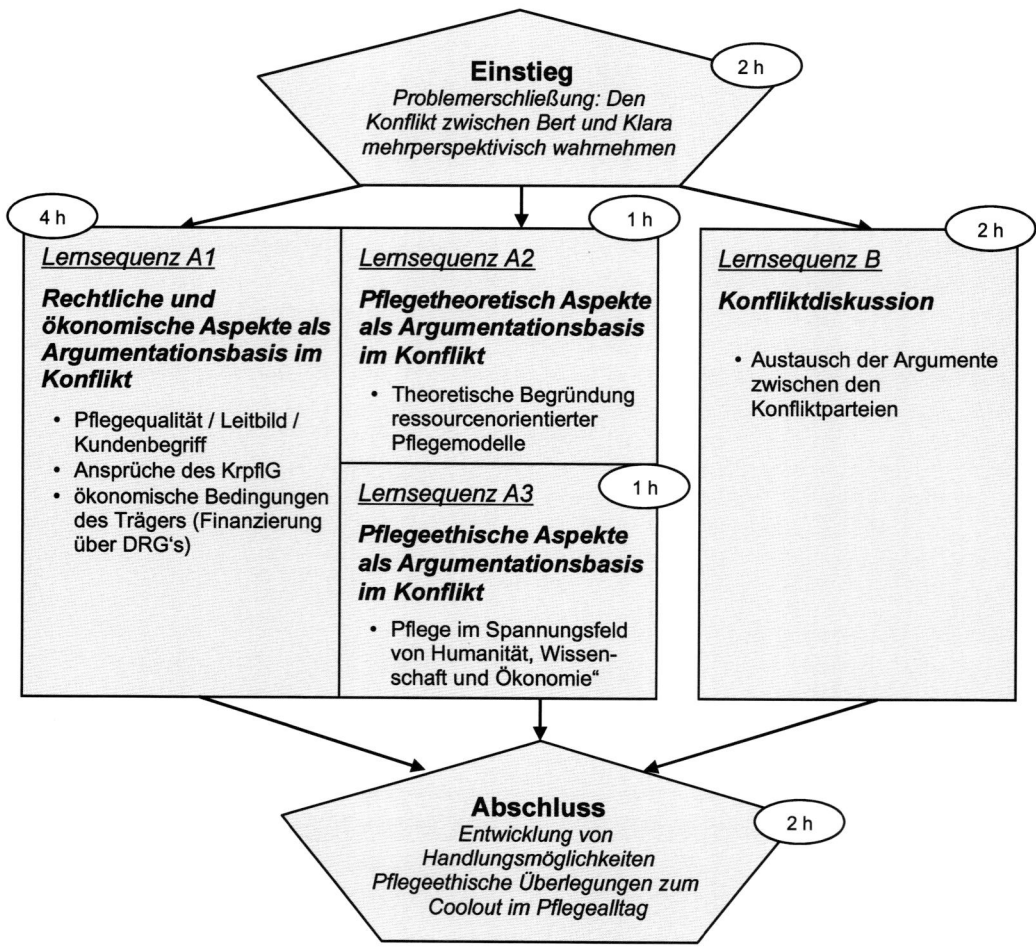

Abb. 1.2 Struktur der Lerninsel 2 „Ressourcenorientierte Pflege und der Zeitdruck in der Institution"

rungsgemäß am meisten verurteilen, dass Klara Bert vor der Patientin maßregelt. Häufig bringen sie eigene, vergleichbare Erfahrungen ein.

Um die für eine argumentative Auseinandersetzung erforderliche Distanz von der emotionalen Involvierung zu verdeutlichen, wird jetzt die sich anschließende Situation im Dienstzimmer angespielt: *Nach dem Frühstück trifft Klara Bert auf dem Flur. Sie bittet ihn in das Stationszimmer: „Kommst Du mal bitte mit? ... Setz Dich!" Als beide sitzen, sagt sie: „Also so geht das nicht, Bert. Ich dachte eigentlich, dass Du bis zum Frühstückverteilen mit Frau Wilhelm fertig bist ..."* Hierzu werden erste Ideen für Antworten von Bert gesammelt und überlegt, wo Bert und Klara Argumentationshilfen für ihre Posi-

tionen finden könnten, um so die Themen der anschließenden Lernstationen abzuleiten.

In der **Lernsituation A1-3** setzen sich die Schüler dann selbständig in verschiedenen Lernstationen mit Texten und Arbeitsaufträgen zu rechtlichen, ökonomischen, pflegeethischen und pflegetheoretischen Aspekten auseinander. Sie haben dabei vor allem den Auftrag, Argumente für beide Protagonisten zu sammeln.

In der **Lernsituation B** werden die Arbeitsergebnisse in einer argumentativen Konfliktdiskussion zwischen Klara und Bert zusammengeführt. Die Klasse wird in zwei Gruppen geteilt, eine „Bert-Gruppe", eine „Klara-Gruppe". Die beiden Gruppen tragen zunächst jede für sich nochmals die vorab gesammelten Argumente zusammen, um sie anschließend abwechselnd und aufeinander bezogen auszutauschen und gleichzeitig auf Wandzeitungen zu protokollieren. Über einen Vergleich mit den Wandzeitungen der Einstiegssequenz werden die jeweiligen Qualitäten und Effekte emotionaler und argumentativer Auseinandersetzungen erarbeitet.

Abschluss der Lerninsel: Die Studie von Kersting „Coolout in der Pflege – Vom Ausbrennen und Sich-Kalt-Machen" wird den Schülern in einer Kurzpräsentation vorgestellt. Die Lernenden werden aufgefordert, für sich zu überprüfen und zu notieren, wie sie auf die widersprüchlichen Anforderungen des Pflegealltags reagieren. Hierzu beschreiben sie eine selbst erlebte Situation. Die Narrative werden eingesammelt und anonym in der Klasse veröffentlicht, sie bilden ggf. das Ausgangsmaterial für zukünftigen Unterricht.

1.6 Resümee

Die Interaktionistische Pflegedidaktik hat eine hohe Praxisrelevanz. Auf dieser Grundlage unterstützen wir seit 2003 einzelne Schulen der Berufsfelder Pflege und Gesundheit sowie zwei Schul-Netzwerke bei der Curriculumentwicklung und -umsetzung. Dabei verfolgen wir das Konzept praxisnaher Curriculumentwicklung, d. h. das didaktische Modell bildet zwar den bildungstheoretischen Rahmen, die inhaltliche Ausgestaltung erfolgt aber ausgehend von den Sinnbezügen, Ressourcen und Entwicklungswünschen der beteiligten Lehrer. Wir gehen davon aus, dass die curricularen Reformen nur dann vom Team auch tatsächlich getragen und umgesetzt werden, wenn sie nicht von außen oder oben vorgegeben, sondern zwischen den Kollegen ausgehandelt werden. Durch externe Begleitung können sowohl Impulse für die Weiterentwicklung bisheriger Unterrichtskonzepte gesetzt als auch – gleichermaßen bedeutungsvoll – die Aushandlungsprozesse von einer neutralen Person moderiert werden, die den Grundsatz der Allparteilichkeit wahrt und Interessenkonflikte nicht tabuisiert, sondern thematisiert und offen legt. An den unterschiedlichen Schulen entstehen daher auch jeweils unterschiedliche Curricula. Eine zeitnahe Veröffentlichung von aus diesen Pro-

zessen bereits hervorgegangenen Lernfeldern und Lerninseln ist geplant. Neben der Arbeit mit Schulen wird das Modell in der Lehrerbildung im Rahmen von fachdidaktischen Seminaren für Lehramtsstudierende und in Fachseminaren für Referendare sowie in der Weiterbildung von Lehrern eingesetzt.

LITERATUR

Behrens, Johann; Langer, Gero (2006): Evidence-based Nursing and Caring., 2., vollständig überarbeitete und ergänzte Auflage, Bern et. al., Huber Verlag.

Blankertz, Herwig: Analyse von Lebenssituationen unter besonderer Berücksichtigung erziehungswissenschaftlich begründeter Modelle: Didaktische Strukturgitter. In: Frey, Karl (Hrsg.): Curriculum-Handbuch. Band II. München: Piper Verlag, S. 202-214.

Blankertz, Herwig (1982): Die Geschichte der Pädagogik. Wetzlar: Büchse der Pandora.

Blumer, Herbert (1973): Der methodologische Standpunkt des symbolischen Interaktionismus. In: Arbeitsgruppe Bielefelder Soziologen (Hrsg.): Alltagswissen, Interaktion und gesellschaftliche Wirklichkeit. Band 1. Reinbek: Rowohlt Verlag, S. 80-146.

Böhnke, Ulrike (2006): Reflexive Lehr-/Lernprozesse in der Pflegebildung als zentrale Voraussetzung für eine professionelle Pflegepraxis. In: Görres, Stefan; Krippner, Antje; Stöver, Martina; Bohns, Stefanie (Hrsg.): Pflegeausbildung von morgen – Zukunftslösungen heute. Lage: Jacobs-Verlag, S. 43-53.

Brater, Michael; Büchele, Ute; Fucke, Erhard; Herz, Gerhard (1999): Künstlerisch handeln. Die Förderung beruflicher Handlungskompetenz durch künstlerische Prozesse., 2. Auflage, Gräfelfing: RECOM Verlag

Combe, Arno; Buchen, Sylvia (1996): Belastung von Lehrerinnen und Lehrern. Weinheim: Juventa.Verlag.

Darmann, Ingrid (2000): Kommunikative Kompetenz in der Pflege. Stuttgart: Kohlhammer Verlag.

Darmann, Ingrid (2006): „Und es wird immer so empfohlen" – Bildungskonzepte und Pflegekompetenz. In: Pflege, 19(3) 188-196.

Darmann-Finck, Ingrid; Böhnke, Ulrike; Straß, Katharina (2008) (Hrsg.): Fallrekonstruktives Lernen in den Berufsfeldern Pflege und Gesundheit. Frankfurt/Main: Mabuse Verlag. Im Erscheinen.

Darmann-Finck, Ingrid; Boonen, Angela (2008) (Hrsg.): Problemorientiertes Lernen auf dem Prüfstand. Hannover: Schlütersche.

Darmann-Finck, Ingrid; Muths, Sabine; Oestreich, Jens; Venhaus-Schreiber, Barbara (2007): Beratung und formative Prozessevaluation an der Bremer Krankenpflegeschule (BKS) – Unveröffentlicher Abschlussbericht.

Dubs, Rolf (2000): Lernfeldorientierung: Löst dieser neue Ansatz die alten Probleme der Lehrpläne und des Unterrichts an Wirtschaftsschulen? In: Lipsmeier, Antonius; Pätzold, Günter (Hrsg.): Lernfeldorientierung in Theorie und Praxis. Stuttgart: Steiner Verlag, S. 15-31.

Friesacher, Heiner (2008): Theorie und Praxis pflegerischen Handelns. Begründung und Entwurf einer kritischen Theorie der Pflegewissenschaft. Göttingen: V&R unipress. 2003)

Gröning, Katharina (2003): Das zerbrochene Ideal – Über Ethik und Gewalt in der Pflege. In: Wiesemann, Claudia; Erichsen, Norbert; Behrendt, Heidrun; Biller-Andorno, Nicola; Frewer, Andreas (Hrsg.): Pflege und Ethik. Leitfaden für Wissenschaft und Praxis. Stuttgart: Kohlhammer, S. 139-152.

Gröning, Katharina (1998): Entweihung und Scham. Frankfurt/Main: Mabuse Verlag.

Gudjons, Herbert (1995): Spielbuch Interaktions-Erziehung. 6., überarb. Auflage, Bad Heilbrunn/Obb.: Klinkhardt Verlag.

Habermas, Jürgen (1987/1988): Theorie des kommunikativen Handelns. Band I und II. Frankfurt/Main: Suhrkamp Verlag, (folgt dem Text der 4. durchgesehenen Auflage).

Habermas, Jürgen (1972): Wahrheitstheorien. In: Ders.: Vorstudien und Ergänzungen zur Theorie des kommunikativen Handelns. Frankfurt/Main: Suhrkamp Verlag, S. 127-183.

Habermas, Jürgen (1971): Vorbereitende Bemerkungen zu einer Theorie der kommunikativen Kompetenz. In: Habermas, Jürgen; Luhmann, Niklas: Theorie der Gesellschaft oder Sozialtechnologie – Was leistet die Systemforschung? Frankfurt/Main: Suhrkamp Verlag, S. 101-141.

Habermas, Jürgen (1968/1973): Erkenntnis und Interesse. Frankfurt/Main: Suhrkamp Verlag.

Habermas, Jürgen(1965): Erkenntnis und Interesse. In: Müller, Armin (Hrsg.) (1983): Erkenntnis- und Wissenschaftstheorie. Münster: Aschendorffsche Verlagsbuchhandlung, 149-161.

Helsper, Werner (2000): Zur Bedeutung der Fallrekonstruktion und Fallarbeit in der LehrerInnenbildung. In: Beck, Christian; Helsper, Werner; Heuer, Bernhard; Stelmaszyk, Bernhard; Ullrich, Heiner: Fallarbeit in der universitären LehrerInnenbildung. Opladen: Leske+Budrich Verlag (2000) S. 13-50.

Hülsken-Giesler, Manfred (2008): Der Zugang zum Anderen. Zur theoretischen Rekonstruktion von Professionalisierungsstrategien pflegerischen Handelns im Spannungsfeld von Mimesis und Maschinenlogik. Göttingen: V&R unipress.

Kaiser, Arnim (1985): Sinn und Situation. Grundlinien einer Didaktik der Erwachsenenbildung. Bad Heilbrunn/Obb.: Klinkhardt Verlag.

Kersting, Karin (2002): Berufsbildung zwischen Anspruch und Wirklichkeit. Bern et. al.: Huber Verlag.

Klafki, Wolfgang (1993): Neue Studien zur Bildungstheorie und Didaktik. Weinheim und Basel, 3. Auflage: Beltz Verlag,

Knigge-Demal, Barbara (1999): Grundsätzliche Fragen an eine fächerübergreifende Didaktik der Pflegeberufe. In: Koch, Veronika (Hrsg.): Bildung und Pflege. 2. Europäisches Osnabrücker Kolloquium. Bern et. al.: Huber Verlag, S. 31-44.

Krüger, Heinz-Hermann; Lersch, Rainer (1993): Lernen und Erfahrung. Opladen: Leske+Budrich Verlag.

Lehmkuhl, Kirsten (2002): Unbewusstes bewusst machen. Selbstreflexive Kompetenz und neue Arbeitsorganisation. Hamburg: VSA-Verlag.

Lenzen, Dieter, Meyer, Hilbert (1975): Das didaktische Strukturgitter – Aufbau und Funktion in der Curriculumentwicklung. In: Lenzen, Dieter (Hrsg.): Curriculumentwicklung für die Kollegschule: Der obligatorische Lernbereich. Frankfurt/Main: Athänäum Fischer Taschenbuch Verlag, S. 185-251.

Müller, Andreas C.; Muths, Sabine (2005): Gesundheitspflege als Gegenstand der Pflegeausbildung – Entwicklung einer Unterrichtseinheit im Rahmen des Lernfeldkonzepts. In: Hasseler, Martina; Meyer, Martha (Hrsg.): Prävention und Gesundheit als originäre Aufgabe der Pflege. Hannover: Schlütersche, S. 161-185.

Muths, Sabine (2004) (unter Mitarbeit von Darmann, Ingrid; Frederichs, Doris; Oestreich, Jens; Venhaus-Schreiber, Barbara): Mit Lernfeldern und POL zu beruflicher Kompetenz – Praktische Umsetzung im schulischen Alltag. Unveröffentlichtes Manuskript.

Naujok, Natascha; Brandt, Birgit; Krummheuer, Götz (2008): Interaktion im Unterricht, In: Helsper, Werner Böhme, Jeanette (Hrsg.); Handbuch der Schulforschung. Wiesbaden: vs Verlag, S. 779-799.

Neuweg, Georg H. (2000): Mehr lernen, als man sagen kann. Konzepte und didaktische Perspektiven impliziten Lernens. In: Unterrichtswissenschaft, 28 (3) 197-217.

Neuweg, Georg H. (1999): Könnerschaft und implizites Wissen. Münster: Waxmann Verlag.

Oelke, Uta; Scheller, Ingo; Ruwe, Gisela (2000): Tabuthemen als Gegenstand szenischen Lernens in der Pflege. Bern et. al.: Huber Verlag.

Oevermann, Ulrich (2002): Klinische Soziologie auf der Basis der Methodologie der objektiven Hermeneutik – Manifest der objektiv hermeneutischen Sozialforschung. In: www.ihsk.de/ManifestWord.doc, 24.3.2004.

Oevermann, Ulrich (1996): Theoretische Skizze einer revidierten Theorie professionalisierten Handelns. In: Combe, Arno; Helsper, Werner (Hrsg.): Pädagogische Professionalität. Frankfurt/Main: Suhrkamp, S. 70-182.

Olbrich, Christa (2001): Kompetenz und Kompetenzentwicklung in der Pflege – Eine Theorie auf der Grundlage einer empirischen Studie. In: Kriesel, Petra; Krüger, Helga; Piechotta, Gudrun; Remmers, Hartmut; Taubert, Johanna (Hrsg.): Pflege lehren - Pflege managen. Frankfurt/Main: Mabuse, S. 271-287.

Olbrich, Christa (1999): Pflegekompetenz. Bern et. al.: Huber Verlag.

Remmers, Hartmut (2000): Pflegerisches Handeln. Wissenschafts- und Ethikdiskurse zur Konturierung der Pflegewissenschaft. Bern et. al: Huber Verlag.

Robinsohn, Saul B. (1969): Bildungsreform als Revision des Curriculum. Neuwied und Berlin: Luchterhand. Verlag

Scheller, Ingo (1993): Wir machen unsere Inszenierungen selbst (I). Szenische Interpretation von Dramentexten.

Oldenburg: Zentrum für pädagogische Berufspraxis der Carl-von-Ossietzky-Universität. 3. Auflage.

Schmidbauer, Wolfgang (1992) : Gewalt in der Pflege. Entstehung und Gegenmaßnahmen aus psychoanalytischer Sicht. In: Ders. (Hrsg.): Pflegenotstand – das Ende der Menschlichkeit. Reinbek bei Hamburg: Rowohlt Verlag, S. 108-118.

Schütze, Fritz (1992): Sozialarbeit als bescheidene Profession. In: Dewe, Bernd et al. (Hrsg.): Erziehen als Profession. Opladen: Leske+Budrich Verlag, S. 132-170.

Stemmer, Renate (2001): Grenzkonflikte in der Pflege. Frankfurt/Main: Mabuse Verlag.

Wittneben, Karin (1993): Perspektiven einer kritisch-konstruktiven Didaktik der Krankenpflege. In: Geldmacher, Vera; Neander, Klaus-Dieter; Oelke, Uta; Wallraven, Klaus-Peter (Hrsg.): Beiträge zum 1. Göttinger Symposium „Didaktik und Pflege". Basel: Recom Verlag, S. 78-86.

Wittneben, Karin (2002): Entdeckung von beruflichen Handlungsfeldern und didaktische Transformation von Handlungsfeldern zu Lernfelder – Ein empirischer Zugriff für Bildungsgänge in der Pflege. In: Darmann, Ingrid; Wittneben, Karin (Hrsg.): Gesundheit und Pflege. Bildungshaltigkeit von Lernfeldern. Wissensbestände und Wissenstransfer. Bielefeld: Bertelsmann, S. 19-36.

1

2

Ulrike Greb

Der Strukturgitteransatz in der Pflegedidaktik

2.1 Zur Autorin

Ulrike Greb, Prof. Dr. phil., MA Päd., Krankenschwester mit den Arbeitsschwerpunkten Psychiatrie und Psychosomatik, Weiterbildung für die Lehr- und Leitungstätigkeit, Ausbildung in Klientenzentrierter Gesprächsführung; Studium der Sozialpädagogik, Erziehungswissenschaft, Philosophie und Psychoanalyse mit den Schwerpunkten Bildungs- und Erkenntnistheorie, Psychoanalytische Pädagogik, Didaktik der Philosophie; Lehrbeauftragte in der Aus-, Fort- und Weiterbildung für Lehrende in Gesundheitsberufen; 1994-2003 Hochschuldozentin für Allgemeine Erziehungswissenschaft, Didaktik und Pflegedidaktik der KFH-Norddeutschland in Osnabrück; 2003 Promotion im Fachbereich Erziehungswissenschaft der Universität Osnabrück (Prof. Dr. Hildegard Müller-Kohlenberg): *Identitätskritik und Lehrerbildung. Ein hochschuldidaktisches Konzept für die Fachdidaktik Pflege.*

Professorin für Berufspädagogik mit dem Schwerpunkt Didaktik der beruflichen Fachrichtung Gesundheit der Universität Hamburg, am Institut für Berufs- und Wirtschaftspädagogik der Fakultät Erziehungswissenschaft, Psychologie und Bewegungswissenschaft; Arbeits- und Forschungsschwerpunkte: Lehrerbildung, Hochschuldidaktik, Studienverläufe und Bildungsforschung: Entwicklung fachdidaktischer Kriteriensätze im Strukturgitteransatz (*Dialektik, Deutung, Didaktik*), Bildung für eine nachhaltige Entwicklung (*GInE*).

2.2 Entwicklung des Modells

Das fachdidaktische Modell mit dem Strukturgitter für die Pflege entstand in seinen Grundzügen als Pro-

motionsprojekt im Kontext meiner Lehrtätigkeit im Studiengang LGW([1]) der Universität Osnabrück. Der in diesem Strukturgitter gewonnene Kriteriensatz wurde erstmals systematisch erprobt und weiterentwickelt im Studiengang Pflegepädagogik an der KFH-Norddeutschland in Osnabrück (1999)([2]). Dort bestand im fachdidaktischen Studienangebot die Möglichkeit, mit einer Gruppe von Studierenden eine Lehreinheit für die *Pflege in der Psychiatrie* zu entwickeln. Grundlage wurde das Basis-Strukturgitter (➤ Abb. 2.1). Im Krankheitserleben wurde das Selbstbestimmungsproblem fokussiert und die 2. Sachebene Helfen wurde in die Aspekte Beziehungsdynamik, Strukturierung und Zwang ausdifferenziert. In vier Feldern (1.I, 1.II, 2.I, 2.II) wurde das pflegerische Handeln für den Bereich Psychiatrie spezifisch gefasst und neu kategorisiert (➤ Abb. 2.2).

Das Projekt war sozialpsychiatrisch angelegt und an der kritischen Erziehungswissenschaft ausgerichtet. Didaktisch-methodisch stand die Entwicklung Hermeneutischer Einzelfallkompetenz mit der Besonderheit der Perspektivenbeweglichkeit und tiefenpsychologischen Aspekten der Beziehungsdynamik ([3]) im Mittelpunkt. Diese ersten Entwürfe liegen jetzt zehn bis fünfzehn Jahre zurück. Inzwischen wurde das Strukturgitter vielfach ausdifferenziert (Intensivpflege, Altenpflege, Palliativpflege, Podologie, Gesundheitsfachberufe, Gesundheitsförderung)

---

[1] Abkürzung für den berufsbegleitenden Weiterbildungsstudiengang für Lehrer an den Schulen des Gesundheitswesens

[2] Der inzwischen eingestellte Diplomstudiengang Pflegepädagogik der KFHN Osnabrück ermöglichte ein berufsintegrierendes Studium. Alle Studierenden waren während ihres Studiums entweder hauptamtlich oder in Teilzeit als Lehrende oder Schulleitungen, als Schulassistentinnen oder als Praktikantinnen lehrend tätig.

[3] Vgl. Fachdidaktik Pflege in der Psychiatrie: Greb 2002; 2004: 12-20; 133-146; Greb 1995 spezial: Psychiatrie. Zur Beziehungsdynamik Greb 2003: 176ff.; 2004: 166-171.

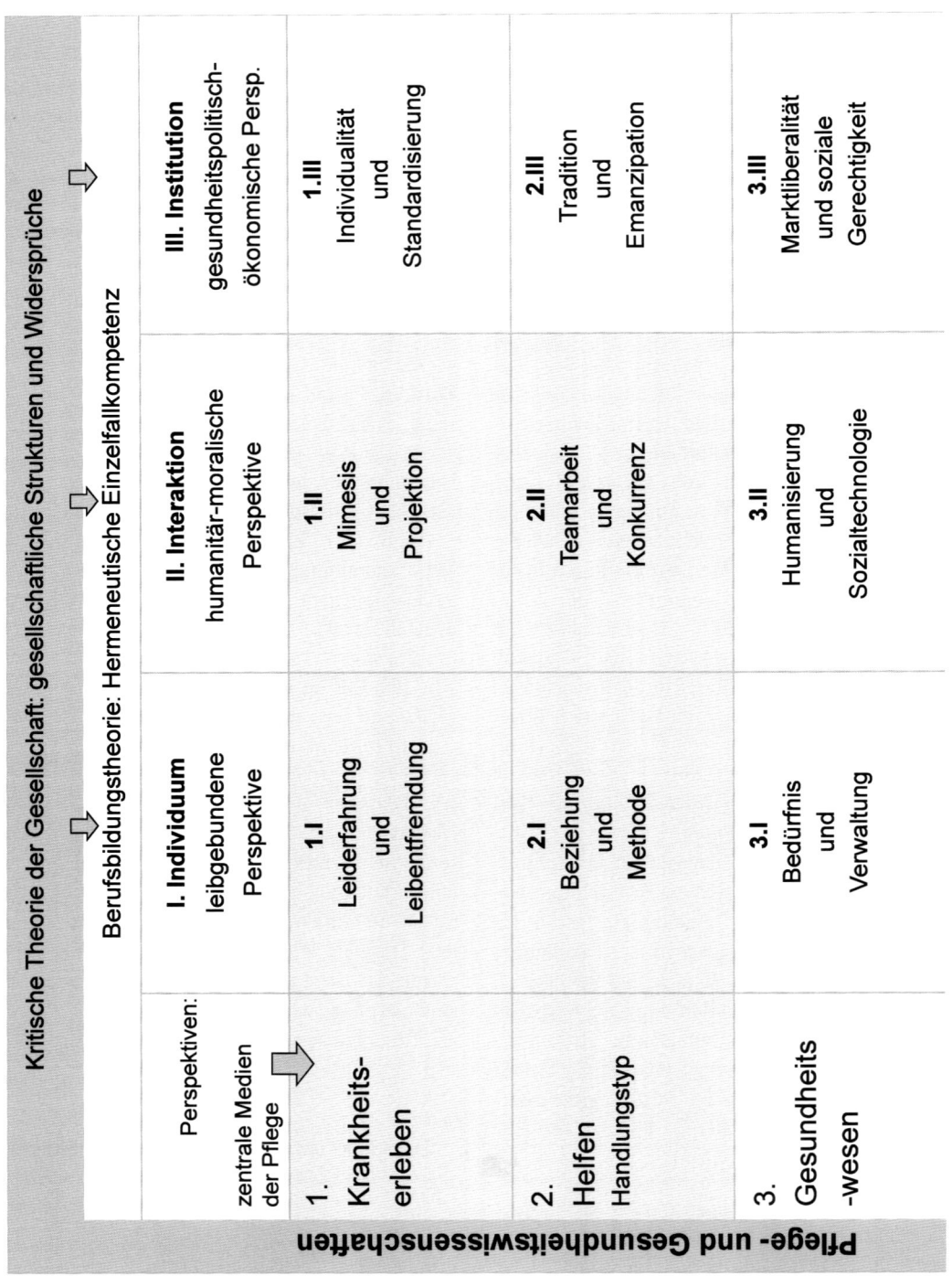

Abb. 2.1 Kriteriensatz des Basis-Strukturgitters für die Pflege.

Kritische Theorie der Gesellschaft mit dem Bezugsystem Tausch und Herrschaft

Fachdidaktik Pflege in der Psychiatrie: Hermeneutische Fallkompetenz

Perspektiven: zentrale Medien der Pflege:	I. Individuum — Menschen mit psychischen Störungen	II. Interaktion — humanitär-moralische Perspektive		III. Institution — politisch-ökonomische Perspektive
		II a Angehörige	II b Pflegende	
1 Selbstbestimmung	**Problem: Introspektion** — 1.I Selbsterhaltung und Selbstverlust	**Problem: Anerkennung** — 1.IIa Aufopferung und Rebellion	**Problem: Medikalisierung** — 1.IIb Kreativität und Misstrauen	**Problem: Kundensouveränität** — 1.III Individualität und Standardisierung
2 Beziehungsdynamik	**Problem: Asymmetrie** — 2.I Schutzbedürnis und Ausgeliefertsein	**Problem: Rolle und Person** — 2.IIa Unsicherheit und Zuwendungsfähigkeit	**Problem: Übertragung** — 2.IIb Selbstpflege und Fürsorge	**Problem: Professionalisierung der Pflege** — 2./3./4. III Tradition und Emanzipation
3 Strukturierung	**Problem: Orientierungsverlust** — 3.I Orientierung und Zwang	**Problem: Lebensqualität** — 3.IIa Kontinuität und Infantilisierung	**Problem: Patientenorientierung** — 3.IIb Hilfe zur Selbsthilfe und soziale Kontrolle	
4 Zwang	**Problem: Selbstgefährdung** — 4.I Entlastung und Vernichtung	**Problem: Angst** — 4.IIa (Selbst-)Fürsorge und Observation	**Problem: Rechtssicherheit** — 4.IIb Selbstschutz und Gewalt	
5 Gesundheitswesen	**Problem: Intransparenz** — 5.I Bedürfnis und Verwaltung		**Problem: Casemanagement** — 5.IIb Humanisierung und Pflegemanagement	**Problem: Vernetzung der Dienste** — 5.IIb Rentabilitätsanspruch und soziale Gerechtigkeit

Pflegewissenschaft und Sozialpsychiatrie

Abb. 2.2 Kriteriensatz des spezifizierten Strukturgitters „Pflege in der Psychiatrie".

und seine Versionen in der hochschuldidaktischen Reflexion erprobt

Um das Modell im Entwicklungsprozess darzustellen, kehre ich zu seinem Ausgangsproblem zurück: In den 1990er Jahren stellte sich die Pflegepädagogik in erster Linie als eine Suchbewegung dar. Die Pflegepädagogik suchte Anschlüsse an die etablierten erziehungswissenschaftlichen Theorien und Modelle. Gesucht wurden erprobte Pfade der Curriculumentwicklung sowie eine passende erkenntnistheoretische Grundlegung für die Pflegewissenschaft und ihre Didaktik (vgl. Greb 2003: 16-39, 75-93; 2008: 33-50). Nach vielen Jahren als Hochschuldozentin für Allgemeine Erziehungswissenschaft und Didaktik suchte ich zu diesem Zeitpunkt vor allem eine pflegespezifische Hochschuldidaktik für die Lehrerbildung. Deren Voraussetzung, eine umfassende Strukturanalyse des Unterrichtsgegenstandes „Pflege", stand seinerzeit noch aus.

Zum pflegewissenschaftlichen Ausgangspunkt meiner Untersuchung wurde schließlich das „Metaparadigma der Pflege", eine international eingeführte Strukturanalyse der Pflege. Das Metaparadigma avancierte im Zuge der deutschen Übersetzung von Jacqueline Fawcetts Monographie *Analysis and Evaluation of Conceptual Models of Nursing* zu einer „Basisphilosophie der Pflege". Es bestand aus den vier „Konzepten" (*concepts*) *Person, Gesundheit, Umwelt* und Pflege in einem vordefinierten Wechselverhältnis. Zwischen diesen vier Eckpfeilern wurde der Gegenstand „Pflege" in Theorie und Praxis strukturell entfaltet. Aus meiner Kritik des Metaparadigmas (Greb 1997) resultierten später die ersten didaktischen Kategorien des Strukturgitters: Individuum (Person), Krankheitserleben (Gesundheit und Umwelt), Interaktion und Helfen (als pflegerischer Handlungstypus). Das Wichtigste, „Pflege" selbst, wurde nicht mehr als *ein* Teil des Metaparadigmas definiert, sondern als *das Ganze*: Ein komplexes Handlungssystem, das weitgehend *durch* die drei anderen Begriffe: *Person, Gesundheit, Umwelt* konstituiert ist. Weil uns Pflege aber nur in einer gesellschaftlich vermittelten Form zugänglich ist, wurde der Referenzrahmen um das Gesundheitswesen erweitert.

Der so gewonnene *Referenzrahmen* half zunächst die grundlegend neuen Anforderungen in der Pflegebildung inhaltlich und methodisch anzugehen.

Die Studierenden verlangten z.B. nach fachspezifischen Kriterien für die pflegewissenschaftliche Textanalyse. Die Lehrenden vor Ort bedurften *curricularer Qualifikationen* zur pflegedidaktischen Umsetzung der neuen Curricula und für die schulnahe Lehrplangestaltung im Lernfeld, allen voran der Fähigkeit zur *kategorialen Erschließung* der Bildungsinhalte. Der komplexer gewordene berufliche Alltag erforderte eine ausgeprägte Kompetenz, sehr diffizile, widersprüchliche, fremdartige *Erfahrungsmomente in ihrer Verknüpfung* zu verstehen und angemessen zu verarbeiten. Dazu bedurfte es eines Instruments, das die wesentlichen Vermittlungslinien auffinden und darstellen konnte. In dieser Situation erwies sich die Systematik einer *didaktischen Matrix*, wie sie Herwig Blankertz für die Curriculumentwicklung in der beruflichen Bildung vorschlug, zunehmend als anpassungsfähiges Hilfsmittel in der Hochschuldidaktik: In der Matrix ließ sich die Struktur der Pflege weitaus differenzierter als im Metaparadigma aufspannen und vor allem bildungstheoretisch auswerten. Die vielschichtige innere Dynamik der Pflegeprobleme sowie *berufstypische Vermittlungslinien* konnten aufgespürt und dargestellt werden. Das fertige Strukturgitter schließlich unterstützte die *Analyse* struktureller Widersprüche und die geistige *Synthese* der vielfältigen *Einzelmomente* des Unterrichtsgegenstandes „Pflege".

Mit dem Strukturgitteransatz von Herwig Blankertz hatte ich eine Möglichkeit gefunden, die inhomogenen Einzelmomente meiner bisherigen Suche zu integrieren und den Bildungsbegriff als pädagogischen Maßstab für die Fachrichtung Pflege inhaltlich zu übersetzen. Auch zuvor hatte ich mich in der Lehrerbildung an einer bildungstheoretischen Didaktik orientiert, insbesondere an Wolfgang Klafkis Dissertation (1963) und seinen Neuen Studien zur Bildungstheorie und Didaktik (1985). Ausschlaggebend für diese Entscheidung war damals die Einführung in das hermeneutische Denken durch Klafkis Modell. Klafkis Fragenkatalog zur Didaktischen Analyse und Unterrichtsplanung wies deutliche Parallelen auf zur Aushandlungslogik im Pflegeprozess und entfaltete dadurch eine fachdidaktische Wirkung. Ich behalte diese Bezüge bei und verwende Klafkis Modell für die pflegedidaktische Planung von Lernsituationen (vgl. Greb/Hoops 2008, S. 117-144).

2.3 Theoretische Grundlagen

Didaktische Modelle sind ihrer Bestimmung nach erziehungswissenschaftliche *Theoriegebäude mit drei Strukturebenen*: einer paradigmatischen, legitimatorischen und pragmatischen. In der Regel wird nur die *pragmatische Dimension* beachtet (➤ 2.3.3, ➤ 2.4, ➤ 2.6). Sie beinhaltet die konkreten Analyse- und Planungshilfen im pädagogischen Alltag. Deshalb wird am Konstellativen Modell vorwiegend die „Matrix" zur Kenntnis genommen. Ihre fachgerechte Verwendung als „Strukturgitter" bedarf gleichwohl einer erziehungswissenschaftlichen *Legitimation*, einer Anleitung zu *pädagogisch gerechtfertigtem Handeln* (➤ 2.3.2). Das geschieht im Konstellativen Modell mit dem Versuch, das didaktische Handeln durch den Bildungsbegriff der Kritischen Erziehungswissenschaft zu legitimieren. Schließlich werden noch in einer paradigmatischen Struktur die erkenntnis- und wissenschaftstheoretischen Wurzeln der pädagogischen Theorie des Modells ausgewiesen (➤ 2.3.1). Hier geht es (sehr abstrakt) um die Rechtfertigung von Normen und wissenschaftlichem Wahrheitsanspruch. Meine Erläuterung der theoretischen Grundlagen nimmt hier ihren Ausgang.

2.3.1 Paradigmatische Struktur des Modells

Das „Konstellative Modell der Pflegedidaktik" hat seine wissenschaftstheoretischen Wurzeln in der *Kritischen Theorie der Frankfurter Schule* (Adorno, Horkheimer). Die „Kritische Theorie" bezeichnet sich als *kritisch* gegenüber der „Traditionellen Theorie" (Horkheimer 1968): Traditionelle Theorie übernehme unkritisch naturwissenschaftlich-mathematische Konzepte für sozialwissenschaftliche Fragestellungen und setze ideologisch *Wertfreiheit* voraus. Demgegenüber erklären kritische Theoretiker die Entstehung und Verwendung wissenschaftlicher Theorien als *interessengeleitete* Momente des gesellschaftlichen Produktionsprozesses. Die Wissenschaften sind also nicht kontextunabhängig, sondern sinnvoll nur im gesellschaftlichen Bezugsystem von *Tausch und Herrschaft* zu verstehen, folglich kritisch

zu prüfen. Eine Grundannahme von Adorno und Horkheimer ist, dass gesellschaftliche Formen der Herrschaft die objektive Welt und die Welt der Sprache prägen. Deshalb versucht die Kritische Theorie ihre eigenen historisch-ökonomischen Bedingungen zu erkennen und die *gesellschaftlichen Einflüsse* auf Themenwahl, Fragestellung, Methodologie und vor allem auf die Frage nach der Verwendung ihrer Ergebnisse in die selbstkritische Reflexion aufzunehmen.

Auf der *paradigmatischen Ebene* des didaktischen Modells werden also Wahrheits- und Geltungsansprüche der zugrunde liegenden Theorie geprüft. Die Argumentation umfasst Kritik *und* Rechtfertigung. Das Konstellative Modell qualifiziert seine Überlegungen *materialistisch-dialektisch*. Ich lege im Folgenden zwei sozialphilosophische Begriffe meiner Argumentation dar, Identitätskritik und Konstellation, und gebe einen Hinweis auf die Lesart des Subjektbegriffs (Greb 2003, S. 40-74; 2005: 70ff.).

Identitätskritik

Theodor W. Adorno, Mitbegründer der Kritischen Theorie der *Frankfurter Schule*, kritisiert das „identifizierende Denken", das im Streben nach ordnender Definition und wissenschaftlicher Verallgemeinerung, die Qualität des Singulären und Besonderen gering schätzt oder gar ignoriert. Der Begriff „Identitätskritik" entstammt dem Hauptwerk Adornos, der Negativen Dialektik, und enthält sozusagen ein Gegenprogramm: Anliegen der Identitäts-Kritik ist die Beachtung der „Kluft" zwischen dem Begriff und seinem Gegenstand. Das kann eine beliebige Sache, eine Person oder die pflegerische Beziehung sein. Vornehmlich geht es darum, die *Originalität oder Singularität* des sprachlich gefassten Gegenstandes im Denken und im Sprechen zu bewahren, d.h., das Einzigartige in seiner Kostbarkeit und Verletzlichkeit im Diskurs wissenschaftlicher Verallgemeinerung zu schützen. In der Achtung und Anerkennung des Besonderen, des Fremden oder Anderen drückt sich die ethische und politische Dimension in Adornos Erkenntniskritik aus.

Adorno sieht im dominierenden wissenschaftlichen Typus des logisch-rationalen Denkens eine *gesellschaftliche Gewalt* am Werk, im Grunde die Abwehr einer tiefsitzenden Angst vor allem Unkontrollierbaren. Das Unbegriffene soll im sprachlichen System *begriffen* und unter Kontrolle gebracht werden. Das sind in erster Linie die *nichtsprachlichen* materialen Gehalte: Leiblichkeit, Lust, Schmerz, Trauer. Sie werden auch in der Pflege all zu rasch wissenschaftlichen Ordnungssystemen untergeordnet, etwa in der Subsumtionslogik diagnostischer Schemata. Dann wird persönliches Leid mit abstrakten Definitionen belegt und in der Terminologie dieser Schemata verhandelt. Ein Beispiel ist das Sprechen über pflegebedürftige Menschen in medizinischen Begriffen, wie „der Infarkt" oder „die Psychose in Zimmer 8". Die *Qualität* der Sprache von Lehrenden oder Pflegenden lässt sich also daran messen, wie gut sie der *lebendigen Erfahrung*, dem Besonderen und Widerständigen zu einem *authentischen Ausdruck* verhilft[4].

Aus diesem Grunde enthält die *Negative Dialektik* das Programm einer *Sprachkritik*. An der verwendeten Sprache lassen sich nämlich gesellschaftliche Herrschaftsstrukturen ablesen, rekonstruieren und beurteilen. Die Sprachkritik Adornos ist zugleich eine Gesellschaftskritik. Grob umrissen lässt sich sagen: Das erkenntnistheoretische Problem ist die *gesellschaftliche Zurichtung unseres Erkenntnisvermögens*, die instrumentell gewordene Vernunft. Die Vernunft selbst, unser normativ-kritisches Instrument, wird in der Moderne stumpf. Sie kann sich ihrer gesellschaftlichen Verhaftung nicht entledigen und lässt sich als instrumentelle Vernunft nicht mehr von der bloßen Verstandestätigkeit unterscheiden. Als *rationales Kalkül* verstellt sie uns sogar den kritischen Weg zur Mündigkeit. Bildungsprozesse zielen deshalb auf Gesellschafts- und Wissenschaftskritik, auf die Ausbildung einer kritischen Vernunft, die sich selbst kritisiert und an ihrem eigenen Maßstab misst.[5] Ein bildungstheoretischer Ausweg ist der Versuch, *in Konstellationen zu denken*. Schritte dahin sind die *mimetische Regression* ([6]) , die Gestaltwahrnehmung, die Anerkennung des Individuellen, die Ausbildung sprachlicher Differenziertheit und die disziplinierte Kontrolle der Wissenschaftslogiken.

Konstellation

Auch dem kritischen Denkansatz steht keine andere Sprache zur Verfügung, als die von ihm kritisierte. Darum wird der Versuch unternommen, die Sprache anders zu verwenden und rein verwertungsorientierte subsumtionslogische Strukturen zu meiden. Das erfordert vom Denken, *gegen* seine eigenen Strukturen anzudenken: begriffliche Definitionen immer wieder aufzulösen und den begrifflichen Bedeutungshof immer wieder sprachlich zu überschreiten. Das meint nichts weniger als „die Anstrengung, über den Begriff durch den Begriff hinauszugelangen" (Adorno 1970, GS 6: 26).

In einer *Konstellation* werden Gegensätze unter dem Aspekt ihrer *Wandlungsfähigkeit* betrachtet, Statik und Dynamik begrifflich einbezogen. Dieter Birnbacher beschreibt dieses Verfahren, in dem immer wieder eine Reihe von Themen umkreist und aus wechselnden Perspektiven ausgeleuchtet wird:

> „Nicht der logische Zwang systematisch hintereinandergeschalteter Argumente soll dem Gedanken zur Evidenz verhelfen, sondern die Konfiguration der Momente in ihrem Zusammenhang" (Birnbacher 1992: 337). Es sollen *Gestalten* sichtbar werden: *Konfigurationen der Einzelmomente* in ihrer Eigengesetzlichkeit. Deshalb ist ein etwaiges Resultat nur in dem Maße aussagekräftig wie die Überlegungen, die zu ihm hingeführt haben. Um in Konstellationen zu denken, bedarf es einer konzentriert verweilenden Gestaltwahrnehmung, einer *kontemplativ-passiven Haltung* des erkennenden Subjekts gegenüber der Sache nicht des schnellen Definierens ([7]).

---

[4] „Der Ausdruck wird durchs Denken, an dem er sich abmüht wie Denken an ihm, seiner Zufälligkeit enthoben. Denken wird erst als Ausgedrücktes, durch sprachliche Darstellung, bündig; das lax Gesagte ist schlecht gedacht" (Adorno 1970, GS Bd. 6: 29).
[5] Weiterführende Literatur: Schäfer, Alfred (2004): Theodor W. Adorno. Ein pädagogisches Porträt, Weinheim u.a.: Beltz; Adorno, Theodor W. GS Bd.3, Dialektik der Aufklärung, Ffm: Suhrkamp.

[6] Zur Bedeutung der Mimesis vgl. Greb 2003, S. 55-65, 156, 188, 121-128, insbesondere 196-199; Manfred Hülsken-Giesler, (2008): Der Zugang zum Anderen, Göttingen: V&R unipress, insbesondere Teil I, S. 39-158.
[7] Birnbacher, Dieter (1992): Theodor W. Adorno: Negative Dialektik. In: Interpretationen. Hauptwerke der Philosophie. 20. Jahrhundert, Stuttgart: Reclam, S. 335-362.

Didaktische Konsequenz: Die Konsequenz dieser paradigmatischen Auseinandersetzungen liegt in der besonderen Beachtung der ideologisch verschleierten *Verflechtung von Erkenntnisvermögen und Gesellschaft.* Diesen Zusammenhang zwischen der Vernunft- und Herrschaftsstruktur beschreibt Adorno als „Verblendungszusammenhang". In seiner *Theorie der Halbbildung* (Adorno 1980, GS Bd. 8, S. 93-121) diagnostiziert er pädagogisch, wie sich das Bewusstsein unter dem Anpassungsdruck des gesellschaftlichen Existenzkampfes so sehr zurückgebildet hat, dass ihm die Kraft fehlt, diesen Verblendungszusammenhang zu durchdringen. Der pflegedidaktische Kriteriensatz zielt darauf ab, den ideologischen Schleier transparenter zu machen. Das Strukturgitter ist ein didaktischer Versuch, den Unterrichtsgegenstand „Pflege" als Konstellation zu erschließen. Auf diese Weise soll die historisch-gesellschaftliche Dynamik der Pflege mit ihren inneren Widersprüchen begrifflich lebendig bleiben und in Gestalt dialektischer Kategorien auch *darstellbar* werden. In der *pragmatischen* Struktur (➤ 2.3.3) des pflegedidaktischen Modells wird mit Hilfe des Strukturgitters versucht, Pflege als Figur bzw. *als Konstellation* sichtbar zu machen.

Subjekt

Anders als in der Berufspädagogik, wo überwiegend ein leistungsstarkes, aufgeklärtes, selbstgesteuertes und flexibles Subjekt als gegeben oder als Möglichkeit vorausgesetzt wird, geht Adorno von einem schwachen *narzisstisch beschädigten* Individuum aus, aufgerieben durch die kapitalistisch-globalinvasive Produktionsweise. Im Rückbezug auf Freuds Theorie des Narzissmus erklärt Adorno, wie sich das moderne Subjekt unter dem Zwang und der existentiellen Unsicherheit der Verhältnisse nur noch durch die *übermäßige narzisstische Besetzung der eigenen Person* retten kann. Dieser quasi gesellschaftlich *erzwungene Egoismus* geht wiederum zu Lasten des Sozialen. Denn als unvermeidbare Nebenwirkung der selbstsüchtigen Schutzhaltung wird das fremde Leid zugunsten der eigenen Selbsterhaltung ausgeblendet. Es entsteht ein Klima der „sozialen Kälte", in dem auch *Pflege* langfristig einfriert. Im Subjekt-

begriff Adornos steht deshalb das *empirische Subjekt* mit seiner realen Erfahrungs(un)fähigkeit im Mittelpunkt. Betont wird besonders die *leibliche Qualität* der Erfahrung im Erkenntnisprozess bzw. das, was uns die lebendigen Erfahrungen verstellt (vgl. Greb/ Hoops 2008, S. 60-63).

Pflegepädagogisch stehen wir mit der Annahme eines narzisstisch beschädigten Subjekts unter Hochspannung: Notwendigkeit und Möglichkeit sozial verantwortlichen Handelns klaffen weit auseinander. Wie kann die pflegeberufliche Sozialisation *solidaritätsfähiger Personen* in einem Klima „sozialer Kälte" gelingen? Wie entwickeln sich *mündige Menschen* in gesellschaftlichen Verhältnissen, die der Mündigkeit widerstreiten? Was legitimiert eine Bildung zum Widerspruch, wenn Existenzangst vorherrscht? Die pädagogische Antwort Adornos, ebenso wie die des Bildungstheoretikers Heinz Joachim Heydorn, zielt nach wie vor auf den mündigen Einzelnen und deshalb auf die *Lehrerbildung.* Von aufgeklärten Lehrern erhoffen sie sich eine günstige Beeinflussung dieses „kulturellen Klimas" .Das probate Mittel dazu ist die *demokratische Erziehung.* In den schulischen Bildungsprozessen, die selbst eine Quelle von Unmündigkeit sind, soll exemplarisch die gesellschaftliche Zerreißprobe bestanden werden; d.h., in konkreten schulischen Konflikten die dialektische Spannung aushalten und die kulturellen *Mechanismen* der psychischen Beschädigung vor Ort reflektieren, so dass sich die Stärke zum Widerspruch entwickeln kann. Wenn wir also in der Pflegebildung die Erkenntnis der gesellschaftlichen Lebensbedingungen stärker einbeziehen, ist das Bildungsziel „kritische Selbstreflexion" mit einer „gesellschaftstheoretischen Anstrengung" zu verbinden. Beide Ziele werden in Theorien der *Kritischen Erziehungswissenschaft* aufgenommen.

2.3.2 Legitimatorische Struktur

In der legitimatorischen Struktur geht es um die *erziehungswissenschaftliche Rechtfertigung* didaktischen Handelns. Der pädagogische Maßstab meines Modells ist der *Bildungsbegriff* im Forschungskontext der Kritischen Erziehungswissenschaft. Ich referiere in diesem Rahmen ausschließlich die Position von Herwig Blankertz, um in erster Linie das Strukturgitter zu erläutern. Blankertz schloss sich Ende der 60er Jahre der Kritischen Theorie der Frankfurter Schule an und rezipierte insbesondere Adornos Bildungskritik (*Theorie der Halbbildung*). Sein Ziel war die Entwicklung einer *beruflichen Bildungstheorie in der technisch-wissenschaftlichen Zivilisation*. Drei Begriffe sind für das Verständnis entscheidend:

- *Bildung* (synonym zur Allgemeinbildung)
- *Verwissenschaftlichung* (und ihre Kritik) und
- *Partizipation* (Demokratisierung).

Bildung

Allgemeinbildung kann nur im Medium des Berufs zum Abschluss gebracht werden. So lautet die *Hauptthese* von Herwig Blankertz, die den pädagogischen Maßstab beruflicher Curriculumentwicklung anzeigt. Die These ist eine Antwort auf die Frage nach dem Verhältnis von *Arbeit und Bildung*. Blankertz kritisiert die rein an ihrer *Nützlichkeit* ausgerichtete Berufsbildung, denn berufliche Praxis kann nur dann bildend sein, wenn sie *reflektiert* vollzogen wird. Sein Ziel ist folglich die *Integration von beruflicher und allgemeiner Bildung* und die Suche nach einem *überzeitlichen*, für alle Bildungsprozesse *verpflichtenden Prinzip*. Blankertz fand dieses Prinzip in der Individualität („individuelle Werthaltung"), bzw. im Begriff des „Individuums" bei Humboldt. Humboldts Prinzip der allgemeinen Menschenbildung, die *höchste und proportionierlichste Bildung der Kräfte zu einem Ganzen*, wurde damals ausschließlich für die gymnasiale Allgemeinbildung reklamiert. Und genau deshalb zeigt sich in ihm der moderne Widerspruch zwischen der beruflichen (Spezial)Bildung und den allseitigen Bildungs*möglichkeiten* eines jeden Einzelnen.

Schon bei Humboldt war Bildung auf den Zweck des *modernen* Individuums ausgerichtet, das seine permanente Unbestimmtheit und Imperfektheit auszuhalten hat und dennoch leistungs- und sozialfähig sein muss. Ein jeder Mensch muss in der Lage sein, das Spannungsverhältnis zwischen der Originalität (Identität), die er für sich selbst erreichen könnte, und der Heterogenität der beruflichen Anforderungen auszuhalten. Aus diesem Grund zielt Blankertz' Bildungsbegriff auf die individuelle Entfaltung des Subjekts in seiner disparaten Lebenssitu-

ation: auf die Möglichkeit und Fähigkeit zum Widerspruch gegen die Kuratel gesellschaftlicher *Verwertungszusammenhänge* (Humankapital). Deutlicher als in jeder anderen beruflichen Bildungstheorie steht für Blankertz die Entwicklung der *individuellen Urteilskraft* in Selbstreflexion und Handlungskompetenz in allen Bereichen menschlicher Praxis im Vordergrund.

In seinen historisch-systematischen Analysen hatte Blankertz das Verhältnis zwischen Theorie und Praxis der Bildung untersucht[8]. Seine Studie offenbarte eine didaktisch kaum zu überwindende Diskrepanz zwischen der Bildungsidee einer Epoche und ihrer staatlichen Institutionalisierung. Insbesondere für die *Umsetzung* der kritischen Bildungsidee gibt es keine richtigen Bräuche. Adorno pointiert die Crux institutionalisierter „Bildungsprozesse" in seinem Aufsatz *Philosophie und Lehrer*:

> Bildung „ist zu erwerben nur durch spontane Anstrengung und Interesse, nicht garantiert allein durch Kurse, und wären es auch solche vom Typus des Studium generale. Ja, in Wahrheit fällt sie nicht einmal Anstrengungen zu, sondern der Aufgeschlossenheit, der Fähigkeit, überhaupt etwas Geistiges an sich herankommen zu lassen und es produktiv ins eigene Bewußtsein aufzunehmen, anstatt, wie ein unerträgliches Cliché lautet, damit, bloß lernend, sich auseinanderzusetzen. Fürchtete ich nicht das Mißverständnis der Sentimentalität, so würde ich sagen, zur Bildung bedürfe es der Liebe" (Adorno 1977, GS Bd. 10.2: 485).

Die Liebe zur Sache, die Aufgeschlossenheit für Geistiges werden in der gegenwärtigen Berufsbildung tatsächlich nicht thematisiert. Aktuell sind wir im Kontext von PISA und dem Europäischen Qualifikationsrahmen eher damit befasst, die Überreste der großen pädagogischen Entwürfe aus der Tradition

---

8 Im Kollegschulkonzept (1972) zog Blankertz die berufsdidaktischen Konsequenzen. Dort wurde die bildungstheoretisch begründete Integration allgemeiner und beruflicher Bildung schulorganisatorisch umgesetzt. D.h. die gymnasialen und beruflichen Bildungsgänge der Sekundarstufe II wurden zu Schulen mit unterschiedlichen fachlichen Schwerpunkten zusammengeführt, so dass in NRW und Hessen neue Bildungsgänge mit doppeltqualifizierendem Abschluss entstanden (beruflicher Abschluss und Abitur).

des Bildungsdenkens kritisch zu sichten und ihre Relikte zu retten. Das leistet in einer Fortschreibung der Theorie der Halbbildung zum Beispiel Konrad Paul Liessmann in seiner *Theorie der Unbildung* (2006). Für Vertreter einer bildungstheoretischen Didaktik heißt das, gerade dann, wenn sich die Uneingelöstheit der Bildungsidee in der Bildungspraxis zeigt, „Bildung" wieder zum Thema zu machen. Den Bildungsgedanken erneut theoretisch zu reflektieren, statt ihn der gängigen Bildungspraxis einfach unterzuordnen, ihn nicht aufzugeben oder durch vermeintlich leichter handhabbarer Teilaspekte wie Qualifikation oder Kompetenz zu ersetzen.

Verwissenschaftlichung

In die Forderung nach der *Verwissenschaftlichung des Berufs* übersetzt Blankertz den Humboldt'schen Grundsatz von „der höchsten und proportionierlichsten Bildung der Kräfte zu einem Ganzen". Für die Allgemeinbildung ist wissenschaftliches Wissen heutzutage unerlässlich, muss aber der Ideologiekritik unterzogen werden. Denn in der Moderne gestaltet die Wissenschaft bereits unsere *allumfassende Lebenssituation*. Unser Arbeitsleben, Freizeit und Konsum, unser Denken und Fühlen sind tief von wissenschaftlichem Wissen durchdrungen ein Umstand, der in der Regel weder bedacht, noch hinterfragt wird. Doch aufgrund ihrer zentralen Stellung übernehmen Wissenschaften heute eine *gesellschaftliche Vermittlungsfunktion* und sie fungieren in dieser Rolle als Überträger von Herrschaftsstrukturen. Deshalb fasst Blankertz die Notwendigkeit der Wissenschaftsorientierung in der beruflichen Ausbildung mit der Herrschaftskritik zusammen. Wir unterziehen also auch die fachwissenschaftlichen Grundlagen einer *ideologiekritischen* Prüfung und übersetzen sie erst dann in didaktische Kriterien (vgl. Blankertz 1975: 178; 1975a: 203). In der Konzeption beruflicher Curricula, die sich heute stark an der Lebenssituation der Auszubildenden orientiert, erhält das „Wissenschaftsprinzip" eine hohe Relevanz und insbesondere die Akademisierung der Pflege macht dies für den beruflichen Part deutlich.

Weil die Herrschaftskritik am Kriterium der Mündigkeit ausgerichtet ist, werden die *fachwissenschaftlichen* Inhalte im Pflegeunterricht stets mit ihren gesellschaftlichen Voraussetzungen und Konsequenzen gelehrt, um den Lernenden auch hier Ansatzpunkte des Widerspruchs gegen bildungsökonomische Zwänge aufzuzeigen. Ich mache auf diese Forderung im Referenzrahmen des Strukturgitters aufmerksam (vgl. gesellschafts- und erkenntniskritische Perspektive, ➤ Abb. 2.3)

Partizipation

Die genannten Eckpunkte, Bildung und *Wissenschaftskritik*, verweisen schon auf die *normative Dimension* in der Curriculumentwicklung. Sie erinnern uns daran, dass Curricula oder Lehrpläne immer auch *politische Instrumente* sind. Deshalb liegt im Prozess der schulnahen Curriculumentwicklung die große Chance für die Verankerung des *demokratischen Grundsatzes der Partizipation*. Blankertz forderte schon in den 70er Jahren eine partizipationsorientierte Curriculumentwicklung durch die Lehrenden vor Ort unter Beteiligung aller vom Resultat eines Curriculum Betroffenen.

Diese Forderung erhebt seit 1996 mit dem *Lernfeldansatz* auch die Kultusministerkonferenz (KMK). Sie fordert die curriculare Ausarbeitung von Lernfeldern in *Teams* von Fachlehrern unter Beteiligung von Lehrbeauftragten, Schülern und anderen Betroffenen. In der Fachrichtung Pflege also: Pflegeexperten und nach Möglichkeit auch Pflegebedürftige oder Angehörige. Das Instrument, das die Umsetzung dieser demokratischen Forderung anleiten kann, ist das Strukturgitter. Möglichst schon in der Entwicklung eines *Strukturgitters* sollten „die Beteiligten ihre Interessen am Veränderungsprozeß artikulieren und ihre Kompetenz als Votum einbringen" können (Blankertz 1975: 182). Strukturgitter sind in diesem Sinne *demokratische Instrumente* der Curriculumsentwicklung. Sie stellen ein fachdidaktisches Fundament für die theoretische Kategorialanalyse bereit (Greb 2009), um die erkenntnis- und bildungstheoretischen Grundlagen in schulischen Bildungsprozessen zu verankern. An dieser Stelle verzahnt sich die legitimatorische Struktur mit der pragmatischen.

2.3.3 Pragmatische Struktur

In der *pragmatischen* Dimension des Didaktischen Modells steht die Frage im Zentrum, wie sich die Ziel- und Inhaltsangaben der Rahmenlehrpläne mit dem bildungstheoretischen und pflegedidaktischen Anspruch verknüpfen lassen. Dahinter steht die Frage, wie denn überhaupt aus pflegerischen Sachverhalten *Bildungsinhalte* werden. Wie lassen sich z.B. allgemeinbildende Gehalte im pflegerischen Material auffinden? Planende Lehrer stehen vor der Aufgabe, Pflegewirklichkeit und Pflegetheorie in Bildungsgegenstände zu verwandeln und diese *Übersetzungsleistung* pädagogisch zu begründen. In solchen Arbeitsprozessen ist das *Strukturgitter* eine Unterstützung. Es fungiert wie eine Grammatik zur Übersetzung fachlicher Inhalte in *Bildung*sinhalte und bietet für diese Transformation pflegedidaktische Kategorien an. Das erklärt den Sprachgebrauch: Strukturgitter werden auch als *curriculare Transformationsgrammatik* beschrieben.

Strukturgitter besitzen demnach eine *strukturale Qualität*. Sie setzen, wie es Blankertz formuliert, „die leitenden pädagogischen und politischen Intentionen im Medium fachspezifischer Sachverhalte in regulative Kriterien um" (Blankertz 1975: 178f.). Eine *pädagogische* Zielsetzung kommt also nicht *nachträglich* zu den Inhalten hinzu, sondern geht direkt in sie ein. Mit Hilfe des Strukturgitters entstehen *Bildung*sinhalte. Dazu einmal Blankertz' originale Definition der Strukturgitter:

„Es handelt sich um Kriterienkomplexe, mit deren Hilfe vorgegebene, inhaltlich bestimmte Zumutungen zu Lerngegenständen, zu Unterrichtsinhalten strukturiert und qualifiziert werden, weiterhin auch vorliegende komplexe Unterrichtsinhalte (Unterricht, Lehrbücher, Richtlinien usw.) beurteilt und mit Bestimmtheit kritisiert werden können. Strukturgitter leisten also das, was früher ein einziges, in seinen Aspekten schwer durchschaubares Auswahl- und Konstitutionskriterium, nämlich ›Bildung‹ leisten sollte. Ihm gegenüber haben Strukturgitter jedoch zwei Vorzüge: Einerseits sind sie auf den jeweiligen Unterrichtsbereich hin differenziert und implizieren die jeweilige wissenschaftsdidaktische Fachstruktur, andererseits legen sie ihre normativen Voraussetzungen ausdrücklich offen (…). Didaktische Strukturgitter sind also weder Lerninhalte noch Lernziele, sondern Kriterien für deren Beurteilung in analytischer oder konstruktiver Absicht" (Blankertz 1974: 19f.).

Im Strukturgitter für die Pflege, dessen Kernelemente im nächsten Abschnitt erläutert werden (➤ Abb. 2.4), habe ich typische Strukturen empirischer und theoretischer Pflegeprobleme in fachdidaktische Probleme transformiert und gesellschaftliche Widersprüche der Pflegepraxis begrifflich in didaktische Reflexionskategorien gefasst. Der so entstandene Kriteriensatz repräsentiert Tiefendimensionen der Pflege und Pflegepädagogik zur Generierung von curricularen Konstrukten. Im folgenden Abschnitt werden die Kernelemente eines Strukturgitters entlang einer Benutzeroberfläche (➤ Abb. 2.3) erläutert.

2.4 Kernelemente des Strukturgitters

Für diese Erläuterung verwende ich das Strukturgitter für die *Pflege in der* Psychiatrie (➤ Abb. 2.2). Dazu wurden die vier Felder des Basis-Strukturgitters 1.I, 1.II., 2.I und 2.II für den psychiatrischen Bereich ausdifferenziert, die Kategorien zum Gesundheitswesen verändern sich nicht. Rein äußerlich betrachtet erscheint das Strukturgitter wie eine *zweidimensionale Matrix aus horizontalen Zeilenkategorien und vertikalen Spaltenkategorien*.

2.4.1 Horizontale Zeilenkategorien

Die horizontalen Zeilenkategorien beziehen sich auf den *Systemzusammenhang* pflegerischen Handelns. Als *zentrale Medien* bewähren sich derzeit 1. das Erleben psychischer Störungen als Problem der Selbstbestimmung, 2. die Psychodynamik in pflegerischen und familiären Beziehungen, 3. die Entwicklung einer Tagesstruktur als Stütze innerer Orientierung und des Sozialtrainings, 4. Zwangsmaßnahmen, die die Psychiatrie als gesellschaftliche Einrichtung auszuüben vermag und 5. das Gesundheitswesen, der konstitutive Rahmen psychiatrischer Pflege, die gesellschaftliche Institution. Diese Systematik pflegerischen Handelns im psychiatrischen Bereich: *Selbstbestimmung*, Beziehungsdynamik, Strukturierung, Zwang und Gesundheitswesen wird im Sinne von Sach-, Fach-, Orientierungs-, Handlungs- und Reflexionswissen auf den *fünf Sachebenen* jeweils thematisch begründet ausgearbeitet (➤ Abb. 2.4). Als akademische Wissensbasis bildet sie den inhaltlichen Part der Urteilsfähigkeit im Kontext des hermeneutischen Fallverstehens.

2.4.2 Vertikale Spaltenkategorien

Die vertikalen Spaltenkategorien beinhalten die *Subjektperspektive* mit dem Bildungsanspruch und dem pädagogischen Auftrag. Die Subjektperspektive ist in diesem Strukturgitter durch unterschiedliche Theorie-Ebenen gefiltert:

A) Die obere Leiste repräsentiert eine *übergeordnete gesellschafts- und bildungstheoretische* Perspektive auf die Pflegepraxis und ihre Bezugswissenschaften (Pflegewissenschaft, Sozialpsychiatrie). Den theoretischen Begründungsrahmen bildet die Kritische Theorie der Frankfurter Schule (➤ 2.3.1) und der *bildungstheoretische Diskurs* (➤ 2.3.2). Von beruflichen Sozialisationsprozessen im Bereich der Psychiatrie erwartet *man* ein kalkulierbar-rationales Verhalten mit der Fähigkeit, sich und seinen Alltag „im Griff" zu haben. Wir befassen uns hier besonders mit den sozialen Ordnungsvorstellungen unserer Gesellschaft und mit dem *Ausgrenzungs-Diskurs*. Im Kontext der Leistungsgesellschaft sind es ja in erster Linie die ökonomischen Standards, die eine soziale Ordnung prägen und spezifische Verhaltensanforderungen an den Einzelnen stellen. Insofern entwickeln sich die Formen der gesellschaftlichen Ausgrenzung von Menschen mit abweichendem Verhalten (*Devianz*) durch Selektionsprozesse des freien Marktes und *mit Hilfe wissenschaftlich begründeter Konzepte*. Dem kann sich auch die Pflege nicht entziehen, besonders nicht im Prozess ihrer Verwissenschaftlichung[9].

B) Die Perspektive der *professionellen Pflege in der Psychiatrie* ist mit Anforderungen an die hermeneu-

tische Einzelfallkompetenz verbunden, die sich im Laufe der Ausbildung herausbilden soll. Die Besonderheiten dieser neuen professionellen Interaktionsform bezeichnet Ursula Rabe-Kleberg mit dem Handlungstyp Helfen:

> „Personale Dienstleistungsarbeit ist in mehrfacher Hinsicht von Ungewißheit gekennzeichnet. Als Arbeit von geringer Standardisierung und unstetiger Belastung, als eine Arbeit, für die ein Überschuß an Qualifikationen in Reserve gehalten werden muß, für die stetig neue Kompetenzen generiert werden müssen, ist sie angemessen nur unter den Bedingungen professioneller Arbeit zu leisten. (…) Nun findet professionelles Handeln aber nicht im gesellschaftsfreien Raum statt. Es ist in unterschiedliche Bezüge und Strukturen eingebunden: es ist als soziales dem Handlungstyp Helfen zugeordnet und als berufliches der Frage nach der Kontrolle des Handelns ausgesetzt" (Rabe-Kleberg 1996, 296f.).

Hermeneutische Fallkompetenz ist an den Anspruch geknüpft, die *Subjektbezogenheit* eines jeden Wahrnehmens und Wahrhabens *methodisch zu beachten*. Die Realität des Wahrgenommenen kann also Unterschiedliches bedeuten, insbesondere im Bereich der psychiatrischen Pflege. Wir alle wissen um die Existenz so genannter *Nebenrealitäten*, wie das Weltverhältnis im Traum oder im Durchgangssyndrom nach einer OP und (vor allem für Kinder) in so genannten „Übergangsobjekten". Die im Strukturgitter angelegte Interpretation der Realität aus verschiedenen Perspektiven (*Mehrperspektivität*) ist ein didaktischer Versuch, diesen Anspruch der Subjektbezogenheit einzulösen. Wenngleich die „Realitätsprüfung"[10] so komplex ist, dass es für ihr Gelingen streng genommen gar keine Kriterien geben kann. Uns selbst sind wir nämlich durch die Schranken zum Unbewussten verborgen und dem

---

[9] Ernst von Kardorff (1978) analysiert die Folgen der Institutionalisierung wissenschaftlicher Modellvorstellungen über psychische Störungen und zeigt, wie sie den Ausgrenzungs-Diskurs und die berufliche Praxis der beteiligten Professionen prägen. In: Keupp, H.; Zaumseil, M. (Hrsg.): Die gesellschaftliche Organisierung psychischen Leidens: zum Arbeitsfeld klinischer Psychologen, Ffm: Suhrkamp, S. 539-589

[10] Die Realitätsprüfung (Freud) vereinigt zwei recht unterschiedliche Funktionen: „eine grundlegende, deren Aufgabe es ist, das nur Vorgestellte von dem Wahrgenommenen zu unterscheiden und so die Differenzierung der Innenwelt von der Außenwelt herzustellen, die andere, die darin besteht, das objektiv Wahrgenommene mit dem Vorgestellten zu vergleichen und dessen eventuelle Entstellungen zu berichtigen" (Laplanche, Jean/Pontalis, Jean-Bertrand (1982): Das Vokabular der Psychoanalyse, 5. Aufl., Ffm: Suhrkamp, S. 434f.; Vgl. auch Greb 2004, S. 139-146).

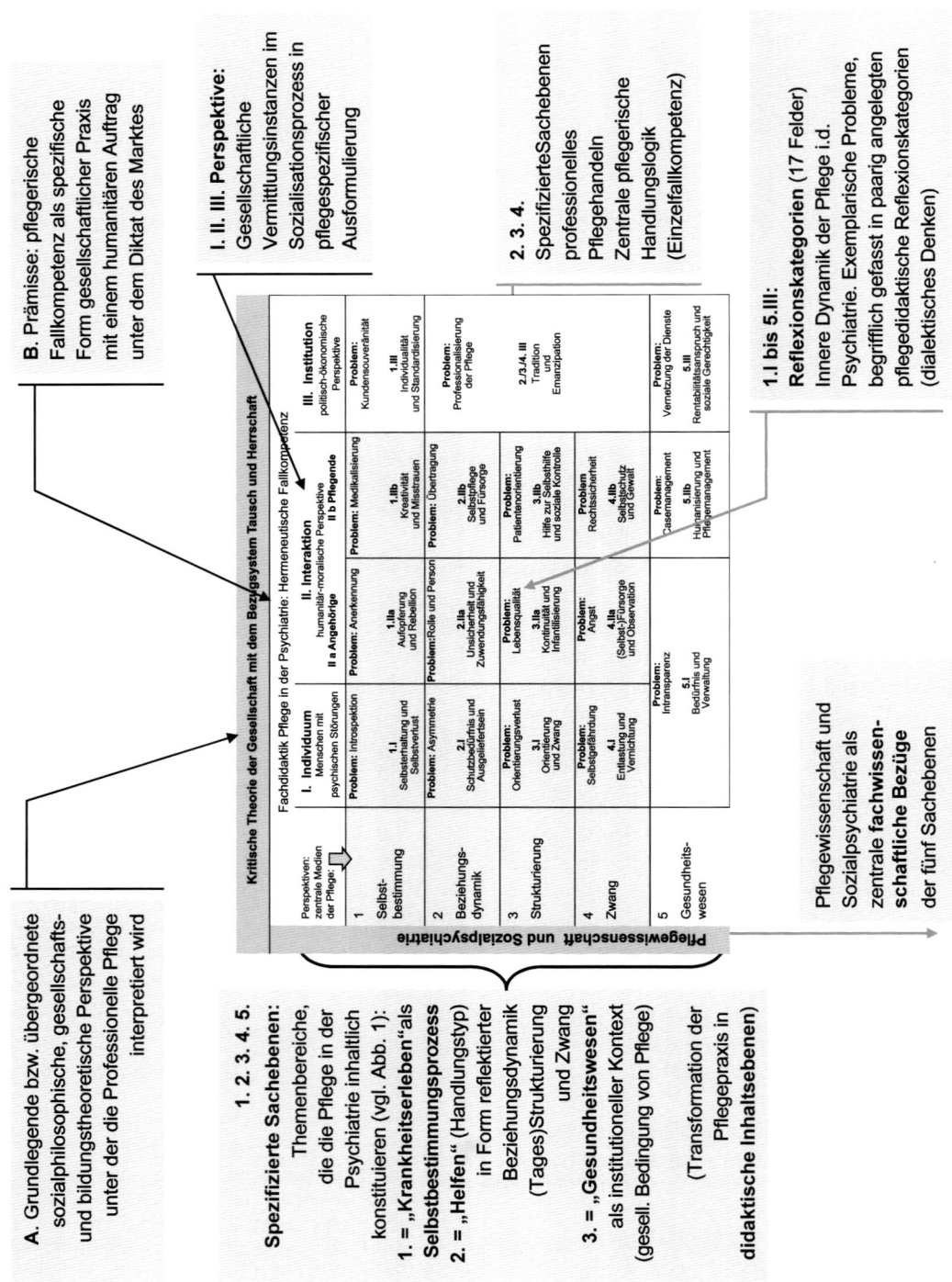

Abb. 2.3 Kernelemente des Strukturgitters am Beispiel Pflege in der Psychiatrie

KRITISCHE THEORIE und BILDUNGSTHEORIE

Fachdidaktik Pflege in der Psychiatrie: Hermeneutische Fallkompetenz (Jürgen Steinhoff, 57 Jahre)

Pflegewissenschaften und Sozialpsychiatrie: Depression

zentrale Medien der Pflege	Person mit psychischer Störung	Angehörige	Pflegende	Institution
1. Selbstbestimmung	Welche Inhalte müssen Gegenstand des Unterrichts werden, um sich mit dem depressiven Krankheitserleben fachlich auseinandersetzen zu können? *Was ist eine Depression?* Welche Formen der Depression können unterschieden werden? Warum kann in Folge einer Herz-OP eine Depression auftreten? In welcher Form schränken Depressionen die Selbstbestimmung eines Menschen ein? Hegerl, Ulrich (2006): *Depressiv? Zwei Fachleute und ein Betroffener beantworten die 111 wichtigsten Fragen;* Hegerl, Ulrich (2005): *Das Rätsel Depression. Eine Krankheit wird entschlüsselt;* Standards: ExpertenkreisDepressiondes Dt. Leitlinien-Clearingverfahrens http://www.leitlinien.de/clearingverfahren/clearingberichte/depression/7depression/view Richtziel: Prozesse der Selbstreflexion und Selbstbestimmung in psychischen Störungen vorsichtig stützend fördern und begleiten			
2. Beziehungsdynamik	Selbst-und Fremdwahrnehmung, Balintgruppe Asymmetrie in pflegerischen Beziehungen: Wie lassen sich pflegetherapeutische Abhängigkeitsverhältnisse steuern? Woran lässt sich die Tiefe einer Regression graduell messen? Übertragung und Gegenübertragung, in: Laplanche, J./Pontalis, J.-B. (1982): *Das Vokabular der Psychoanalyse*zur Problematik von Literaturvorschläge: Klaus Dörner/Ursula Plog, Irren ist menschlich: Der sich und andere niederschlagende Mensch Richtziel: Der Beziehungsdynamik nachspüren, sie beobachten, analysieren und gestalten; Übertragungsphänomene wahrnehmen und im Team reflektieren.			
3. Strukturierung	Relevanz der Orientierung für kulturelle und soziale Arrangements im Zusammenleben und die anthropologische Dimension der Orientierung für die Identitätsbildung und geistige Strukturiertheit. Allgemeine Kenntnisse: Präventionskonzepte, Milieutherapie, Case-Management, prozedurales Wissen: Rehabilitation Richtziel: Individuelles Aushandeln und angemessene Gestaltung der Tagesstruktur			
4. Zwang	Juristisches Grundlagenwissen; prozedurales Wissen (Handlungsstrategien, Krisenintervention, Deeskalation) Richtziel: Verantwortlicher Umgang mit unvermeidbaren Zwangsmaßnahmen in Situationen der Selbst- oder Fremdgefährdung			
5. Gesundheitswesen Strukturen Einrichtungen Finanzierung	Das „Nürnberger Bündnis gegen Depression" **www.buendnis-depression.de.** Welche Einrichtungen bieten Behandlungen von Depressionen an? Wie häufig sind Depressionen? Welche volkswirtschaftlichen Kosten verursacht die Volkskrankheit Depression? DRG U63: Schwere Gefühlsstörungen (= Depression oder Manie); Schwere affektive Störungen (www.kliniken.de) Disease-Management-Programm (DMP)-Depression? (Überprüfung, Akkreditierung der DMP-Verträge Bundesversicherungsamt (BVA) Richtziel: In Formen des Care-und Casemanagementsund in der Netzwerkarbeit für die Transparenz und individuelle Abstimmung der Leistungsbemessung Sorge tragen.			

Abb. 2.4 Tabelle zur Ermittlung der Lerninhalte auf den fünf Sachebenen

Anderen durch den Schleier sinnlicher Wahrnehmung (Greb 2004: 12).

C) Die vertikalen Spaltenkategorien auf dieser Ebene repräsentieren die Perspektiven *der Akteure*: der Betroffenen (Menschen mit einem Pflegebedarf), der Angehörigen, der Pflegenden und der Gesellschaft. In der Analyse, Planung und Umsetzung von pflegerischen Lernfeldern sind zumindest drei Perspektiven jeweils einzunehmen: die leibgebundene Perspektive des Individuums, die humanitär-moralische Perspektive in der beruflichen Interaktion und die gesundheitspolitisch-ökonomische Perspektive der gesellschaftlichen Institutionen im Bereich der Psychiatrie sind auch die Angehörigen im Sinne des *Trialogs* fest in das Pflegearrangement eingebunden.

Aus dem pflegerischen Handlungszusammenhang ergeben sich zwingend *vier Perspektiven*. In der beruflichen Sozialisation sind sie die *Kanäle* gesellschaftlicher Vermittlungsprozesse. Sie wirken erfahrungsbildend. Im curricularen Prozess können darüber hinaus themenspezifisch weitere Perspektiven einbezogen werden, z.B. psychologische, neurologische, psychosomatische, sozialpädagogische oder Perspektiven anderer Berufsgruppen des multiprofessionellen Teams. In der Auseinandersetzung mit möglichst vielen Sichtweisen und Aspekten wird den Lernenden die Eigenart und *Widerständigkeit der Sache* erfahrbar. Es entsteht ein Gefühl dafür, dass die Wirklichkeit sich kaum kontrollieren lässt, dass sie sich entzieht oder gar nicht zugänglich ist. Diese Erfahrung stellt das Selbstverständnis der Lernenden in Frage und relativiert jeglichen Verfügungsanspruch über die fremde Sache.

Um *pflegedidaktische Kategorien* zu gewinnen, werden die fünf Sachebenen aus diesen vier Perspektiven reflektiert. Aus jeder Perspektive stellen sich die Inhalte der Sachebenen unterschiedlich dar. Indem sich die Perspektiven vertikal über die horizontal angeordneten Sachebenen legen, entsteht eine Art Gitternetz, eine ordnende Vernetzung inhaltlicher Aspekte. Auf diesem Weg werden *Subjekt- und Systembezug* verknüpft. d.h., im Vollzug der vier Perspektiven werden an den Schnittstellen zu den fünf Sachebenen charakteristische Knotenpunkte deutlich.

Weil es sich bei den Perspektiven um *sachimmanente* Sichtweisen handelt, stellen sich an den Schnittpunkten typische (allgemeinbildende) Konflikte und Handlungssituationen der Pflege in der Psychiatrie dar. Sie sind der Form nach Antinomien der Moderne, reale Widersprüche der pflegerischen Praxis und Theoriebildung, die sich nicht auflösen lassen, sondern jeweils situativ singuläre Entscheidungen erfordern. Indem ich diese Widersprüche begrifflich verdichte, gewinne ich, „durch die Brille" der Kritischen Theorie betrachtet, *dialektische Kategorien* für die pflegedidaktische Reflexion. In ihrer Verwendung ist deshalb zu beachten, dass die in der Matrix eruierten Probleme, exemplarischen Dilemmata und Reflexionskategorien erst in der *Summe* die Komplexität der Pflege als Figur oder Konstellation *fachdidaktisch* einholen können.

Der Kriteriensatz ist ein Versuch, den *kritischen* Bildungs*begriff* für die Pflege zu übersetzen. Alle Kategorien, die im Strukturgitter gewonnen wurden, haben *allgemeinbildenden Charakter* und sind auf die Stärkung von Urteilskraft und interpretatorischer Fähigkeit hin ausgelegt. Sie werden am Beispiel des Situationsbezugs zum Thema *Volkskrankheit* Depression im Abschnitt 2.6 *Praxisbezug* auszugsweise erläutert.

2.5 Situationsbezug: Curriculumentwicklung

Der curriculare Situationsbezug ist gewöhnlich ein Lernfeld, das von Lehrern, Schülern und anderen Beteiligten gemeinsam erschlossen wird. In diesem Prozess ist es entscheidend, exemplarische bzw. *allgemeinbildende* Gehalte im pflegerischen Material aufzufinden. Dabei ist der Kriteriensatz als ein *dynamisches Ganzes* aufzufassen, dessen Inhalte und Kategorien nur zu Lehr- und Lernzwecken analytisch getrennt werden, um ausgewählte Probleme der Pflege diskursiv zu vertiefen. Deshalb wird für die Bearbeitung eines Lernfeldes idealerweise der gesamte Kriteriensatz herangezogen, um die Zusammenschau und Vernetzung der wichtigsten Gesichtspunkte einer beruflichen Handlungssituation zu bearbeiten.

Um die curriculare Planung von Handlungssituationen pflegedidaktisch und bildungstheoretisch durchzuführen, sind unterschiedliche Vorgehensweisen denkbar. Nach der lernfeldbezogenen Bedingungsanalyse gehen wir häufig so vor, dass im ersten Schritt *ein für das Lernfeld-Thema typischer Einzelfall* herangezogen wird. Hier können Schüler, eingeladene Pflegepraktiker, Pflegebedürftige oder Angehörige als Fallbringer aktiv werden. Es bietet sich grundsätzlich jede Form eines Narrativs an, ebenfalls Dokumentarfilme, Leserbriefe oder aussagekräftige Artikel aus öffentlichen Medien, wie z.B. ZEIT-Dossiers oder themenrelevante Berichte in Tageszeitungen[11]. Aus diesem Quellenmaterial gewinnen wir praxisnahe *Aufgabenstellungen mit beruflichem, privatem und gesellschaftlichem Bezug*. Wir analysieren das Material gemeinsam mit den Schülern anhand des fachdidaktischen Kriteriensatzes und gleichen die Ergebnisse mit den Zielen und Inhalten des Lernfeldes ab, so dass das Lernfeld bildungstheoretisch ergänzt oder revidiert werden kann. In jedem Falle nehmen wir die bürokratischen Anforderungen handlungsorientierter Bildungspläne nicht ohne eine pflegedidaktische, klientenzentrierte und praxisnahe Reflexion in das Curriculum auf.

An dieser Stelle verzichte ich jedoch auf ein konkretes Lernfeld und wähle mit dem Thema *Volkskrankheit* Depression ein übergeordnetes Thema, das sich gleichermaßen in Lernfeldern aus dem psychiatrischen oder chirurgischen Bereich sowie wie in Lernfeldern aus der Altenpflege oder Kinderkrankenpflege heranziehen lässt ([12]). Unter einer be-

---

[11] Das verwendete Narrativ von Jürgen Steinhoff stammt aus der Illustrierten Stern. Den vollständigen Text von Jürgen Holzenleuchter finden Sie unter Stern.de (2004): Blick in die Seele, Teil 3: Depression.
URL: http://www.stern.de/wissenschaft/gesund_leben/:-Depression/507840.html?&s=3)

[12] Ich orientiere mich an der Handlungssituation: Menschen mit psychischen Störungen pflegen gemäß der Ziele des Zentralmoduls 16 im Hamburger Modell der FREIEN® – generalisierte Pflegeausbildung mit Schwerpunkten: Die Schülerinnen und Schüler reflektieren ihr eigenes psychisches Befinden in Abhängigkeit unterschiedlicher Rahmenbedingungen; gehen reflektiert und kritisch mit eigenen und gesellschaftlichen Einstellungen zu psychischen Störungen um; erkennen Verhaltensauffälligkeiten und geben ihre Beobachtungen weiter; setzen sich mit Sucht und Suchtgefährdung auseinander; pflegen Menschen mit Verhaltensauffälligkeiten / psychischen Störungen und begleiten deren Bezugspersonen; schätzen Gefährdung und Selbstgefährdung ein und reagieren adäquat darauf; balancieren bewusst Nähe- und Distanzbedürfnisse aus und erkennen Anzeichen von Überforderung; entwickeln für sich Strategien für den Umgang mit belastenden Situationen; tragen zur gesellschaftlichen Integration von psychisch kranken Menschen bei.

handlungswürdigen Depression leiden ungefähr fünf Prozent der Deutschen. Pflegende begegnen dieser Volkskrankheit in allen Arbeitsbereichen.

FALLBEISPIEL

Jürgen Steinhoff (57): „Zum Irrenarzt? Ich? Niemals!"

„Vor 15 Jahren habe ich eine Herzoperation über mich ergehen lassen müssen. Auf meiner Herzklappe hatte sich ein bohnengroßer Tumor gebildet. Am Nachmittag vor der Operation musste ich eine Einverständniserklärung über die möglichen Nebenwirkungen unterschreiben. Eine war »Depression«. Um sie habe ich mir die geringsten Sorgen gemacht. Niedergeschlagen ist schließlich jeder mal im Leben.

Die Operation war ein voller Erfolg. Ich war nach zwei Wochen wieder auf den Beinen und nach vier Wochen zu Hause. Aber seelisch ging es mir schlecht. Ich wachte nachts schweißnass auf, fiel dafür morgens in bleiernen Schlaf, fühlte mich danach wie gerädert, hatte keinen Appetit, auf nichts Lust. Am liebsten blieb ich bei zugezogenen Vorhängen im Bett und war froh, wenn meine Frau mir unseren damals sechs Jahre alten Sohn vom Halse hielt: Lärm ging mir durch Mark und Bein. Auch Licht konnte ich vor allem morgens kaum ertragen.

In die Redaktion kam ich fast immer zu spät. Ich konnte mich nicht konzentrieren. Ich bekam Angst, dass meine Chefs etwas von mir wollten. Woche um Woche saß ich an meinem Schreibtisch, antriebslos, lustlos, ideenlos, immer müde und immer in Angst. Mittags ging ich, wenn überhaupt, allein in die Kantine, um nicht in Gespräche verwickelt zu werden.

In mir wuchs die Überzeugung, nie mehr einen Artikel schreiben zu können, schon weil ich Schwierigkeiten hatte, die richtigen Worte zu finden. Ich würde meinen Beruf aufgeben müssen. Wir würden Zinsen und Tilgung für unser Haus nicht mehr bezahlen können. Ich begann darüber nachzugrübeln, ob mein Leben noch einen Sinn habe. Ein Freund, Psychiater von Beruf, wies mich darauf hin, dass ich wahrscheinlich eine Depression hätte. Doch davon wollte ich nichts wissen.

Als sich mein Zustand sechs Monate nach der Operation noch immer nicht geändert hatte, verordnete meine Frau mir vier Wochen Urlaub in Ostfriesland mit täglichen stundenlangen Fahrradtouren. Meine Kondition verbesserte sich. Und mit ihr, ein bisschen wenigstens, auch mein elender Zustand. Aber die Besserung war nicht von Dauer. Bald pendelte ich nur noch zwischen Redaktion und Schlafzimmer. Tür zu im Büro. Vorhänge zu im Schlafzimmer. Mein Sohn, ein fröhlicher Junge, ging mir umso mehr auf die Nerven, je lebendiger er wurde. Unser Kontakt riss ab, er machte einen Bogen um mich, wo er konnte. Meine Frau begann an mir zu verzweifeln. Sie

konnte vorschlagen, was sie wollte: Günstigstenfalls war es mir egal, meistens nervte es mich. Ich hatte auf nichts Appetit und nahm mehrere Kilo ab, obwohl ich eigentlich hätte zunehmen müssen, weil ich seit der Herzoperation nicht mehr rauchte. Bis dahin hatte ich stark geraucht. Wenn wir Besuch hatten, sagte ich nur etwas, wenn ich angesprochen wurde. Freunde und Bekannte fingen an, sich zurückzuziehen. Meine Frau glaubte, so hat sie mir später erzählt, die Operation habe mein Wesen verändert, mich in einen abwechselnd schweigenden und nörgelnden Kotzbrocken verwandelt. (…)
Was mich außer meiner Frau schließlich doch zum Arzt trieb, war eine Abmahnung. Ich hatte einen Artikel in den Sand gesetzt und mich geweigert, das Stück neu zu schreiben. Dazu war ich nicht in der Lage. Aber auch nicht dazu, meinen Chefs den Grund dafür zu sagen: nämlich, dass ich an einer Depression litt. (Als sie von der Krankheit erfuhren, haben sie die Abmahnung für nichtig erklärt.) Meine Frau berichtete einem Professor für Psychiatrie von meinen Verarmungsängsten und von ihren vergeblichen Mühen, mir diese auszureden. Da sagte der Professor: »In dem Zustand, in dem Ihr Mann sich jetzt befindet, gehen solche Argumente zum einen Ohr rein und zum anderen Ohr wieder raus. Machen Sie ihm keinen Druck. Verarmungsangst, sagte er, sei eines der drei typischen Erscheinungsmuster dieser Art von Depression; die beiden anderen seien die Angst, sich vor Gott versündigt zu haben, und die Angst, unheilbar erkrankt zu sein. Er schrieb mich auf unbestimmte Zeit arbeitsunfähig, verordnete mir ein Psychopharmakum namens »Aurorix«, außerdem Schlaftabletten und ein Beruhigungsmittel namens »Tavor«. Weil ich Selbstmordgedanken hatte, musste ich zunächst täglich, dann zweimal pro Woche zur Gesprächstherapie erscheinen.
Die Tavor-Tabletten halfen mir sofort, vor allem bei Angstattacken. Die kamen ganz unvermittelt und waren ähnlich wie ein Schreck, der einem nach einem Beinahe-Verkehrsunfall auf den Magen schlägt; danach hatte ich das Gefühl, ein Tier habe mich angesprungen und seine Greifarme um meinen Brustkasten geschlungen. Mit Tavor war das Angstgefühl nach etwa zehn Minuten verschwunden.
Der Professor hielt mich mit den Schlaf- und Beruhigungstabletten an der kurzen Leine, weil sie abhängig machen. Ich lernte, meine Depression als Krankheit zu begreifen, die man ohne Hilfe nicht bewältigen kann. Ähnlich einem komplizierten Beinbruch. Wobei der Beinbruch den Vorteil hat, dass jeder den Grund für das Humpeln sieht. Humpelnde Seelen sieht man nicht.
Bis ich wieder arbeiten konnte, verging fast ein halbes Jahr. Die erste, unbehandelte Depression hatte über ein Jahr gedauert. Mein Sohn, der damals 13 Jahre alt war, kann sich gut an diese zweite Depression erinnern. Schwer habe ihm meine Lärmempfindlichkeit zu schaffen

gemacht und die Tatsache, »dass man zu Hause nichts mehr machen konnte, kein Besuch, nichts.« Wenn ich ganz unten war, hätte ich keinen Kontakt mehr zu ihm gesucht. Das Schwerste sei für ihn gewesen, wenn ich, auf dem Wege der Besserung, wieder in die Erziehung eingegriffen hätte: »Da hatte ich Probleme, das richtig einzuordnen, erst so schwer krank, dass jedes komische Verhalten entschuldigt wurde, und dann sollte ich dich von einem Tag auf den anderen wieder für voll nehmen." (Holzenleuchter 2004, vgl. Fn 13).

2.5.1 Theoretische Kategorialanalyse

In der *Lernfeldarbeit* lassen sich die Kriterien prinzipiell gänzlich flexibel verwenden. Für die Gestaltung von Lernsituationen können einzelne Perspektiven, Sachebenen oder Kategorien im Mittelpunkt stehen, um der Aufgabenstellung einen inhaltlichen Schwerpunkt zu sichern. In einer Lernsituation könnte z.B. ausschließlich das Krankheitserleben (1. Sachebene) oder nur das Gesundheitswesen (5. Sachebene mit bestimmten Einrichtungen oder Finanzierungsproblemen) unter verschiedenen Perspektiven bearbeitet werden; oder Lehrende und Lernende nehmen eine *einzelne* Perspektive auf ein Thema ein, um speziell diese Sichtweise zu vertiefen. Ich stelle eine kleine Auswahl der Kategorien aus der Betroffenen- und Angehörigenperspektive vor. So wird deutlich, wie die Inhalte (Sachebenen) unter bestimmten Perspektiven ihre pflegespezifischen *Bedeutungsschichten* freigeben und in der Reflexion weiterführende Fragen entstehen. Die sieben Kategorien sind so ausgewählt, dass alle Sachebenen angesprochen werden, das *Krankheitserleben* jedoch im Zentrum steht, so dass sich für den Leser die Gestaltung von Lernsituation bereits abzeichnen kann. Dazu führe ich die erste Kategorie (**1.I**) mit Bezügen zum Material etwas ausführlicher ein und erkläre an ihr die Vorgehensweise in der theoretischen Kategorialanalyse.

Betroffenenperspektive: I. Individuum (Herr Steinhoff)

Selbstbestimmung
Kategorie 1.I Selbstverlust und Selbsterhaltung
Beschreibung: Die erste Kategorie problematisiert die *Selbsterhaltung* unter Bedingungen einer psychischen Störung, die in der Regel mit *Identitätsstörun-*

gen und Kontrollverlust einhergeht. Der Versuch, in unserer Leistungsgesellschaft seinen Lebensunterhalt zu sichern und innerhalb multipler Sozialgefüge eine stabile Identität zu entwickeln, sie „zusammenzuhalten" und durchzusetzen misslingt oft schon gesunden Menschen. Depressive Menschen verlieren im schützenden Rückzug ihren Kontakt mit der Außenwelt, die Berührungsqualität kann nicht aufrechterhalten werden. Je mehr sie sich abschotten, desto unerreichbarer werden sie auch für stabilisierende Personen und Situationen. So kommt ein circulus vitiosus der Depersonalisation in Gang. Was erfahren Sie aus dem Bericht von Herrn Steinhoff über das depressive Krankheitserleben? In welcher Form ist seine Fähigkeit zur Selbstbestimmung eingeschränkt? Wie beschreibt Herr Steinhoff Einflüsse der Depression auf sein Identitätsgefühl und wo verliert er die Kontrolle?

Beispiele aus dem Material: *Ich wachte nachts schweißnass auf, fiel dafür morgens in bleiernen Schlaf, fühlte mich danach wie gerädert, hatte keinen Appetit, auf nichts Lust. Am liebsten blieb ich bei zugezogenen Vorhängen im Bett".* Herr Steinhoff kommt morgens nicht aus dem Bett und verspätet sich im Büro. Er beschreibt sich als „antriebslos, lustlos, ideenlos, immer müde", licht- und lärmempfindlich. Unter diesen Bedingungen ist er als Redakteur nicht mehr arbeitsfähig, er entwickelt Versagensängste und Verarmungsängste.

Diese individuellen Beschwerden geben Anlass für theoretische Vertiefungen in Lernsituationen. Zur Ausbildung einer hermeneutischen Einzelfallkompetenz ist das Wechselspiel zwischen Besonderem und Allgemeinem einzuüben. Folgende Fragen stellen sich: Wie repräsentativ ist das Befinden von Herrn Steinhoff? Auf welche Formen der Depression trifft seine Beschreibung zu? Was müssen Sie über Depressionen wissen, um seine Schilderung fachlich interpretieren zu können? Ist es ein „typisch männlicher" Bericht? Warum kann sich in Folge einer Herzoperation überhaupt eine Depression entwickeln (EBM-Recherche)? An dieser Stelle liegt es nahe, auch darüber nachzudenken, wie sich die Depression von Herrn Steinhoff im Erleben der Leser spiegelt? Oder welche Formen depressiver Reaktionen jeder von sich selbst kennt (im Zusammenhang von Prüfungen, Trennung und „Liebeskummer", Tod von Angehörigen oder Freunden)?

In jedem Feld des Strukturgitters wird ein für die Pflegeausbildung grundlegendes Problem zur vertieften theoretischen Bearbeitung aufgegeben: im **Feld 1.I** (➤ Abb. 2.2) die *Introspektionsfähigkeit*, die Fähigkeit zur inneren Spiegelung und Selbstbeobachtung. Sie charakterisiert den Selbstbezug des Krankheitserlebens und damit auch die Qualität der pflegerischen Beziehung. Im psychiatrischen Bereich ist diese Art der Selbstreflexion für alle Akteure eine entscheidende Kompetenz, die deutlich an *Genderaspekte* gebunden ist. In einer entsprechenden Lernsituation könnte z.B. die Studie von Blättner und Sonntag herangezogen werden. Sie zeigen in ihrer Auswertung von Forschungsergebnissen, dass Männer auf Gesundheitsthemen generell wenig ansprechbar sind, dass es ihre Geschlechtsrolle kaum zulässt, „sich sorgend mit ihrer Gesundheit zu beschäftigen" (Blättner/Sonntag 1998: 210). Im Material lässt sich zeigen, dass auch Herr Steinhoff erst im Verlauf seiner zweiten Depression eine Bereitschaft zur Selbstreflexion entwickelt: „*Ich lernte, meine Depression als Krankheit zu begreifen*, die man ohne Hilfe nicht bewältigen kann. Ähnlich einem komplizierten Beinbruch. Wobei der Beinbruch den Vorteil hat, dass jeder den Grund für das Humpeln sieht. Humpelnde Seelen sieht man nicht".

Trotz der massiven Beschwerden nach der Herz-OP fällt bei Herrn Steinhoff eine geringe Introspektionsfähigkeit auf. Es entsteht der Eindruck, als weiche er dem Problem aus, um die Folgen sozialer Stigmatisierung zu vermeiden: Zunächst verharmlost er die „Depression als Nebenwirkung": „*Niedergeschlagen* ist schließlich jeder mal im Leben" und selbst sein Freund kann ihn nicht überzeugen: „Ein Freund, Psychiater von Beruf, wies mich darauf hin, dass ich wahrscheinlich eine Depression hätte. Doch davon wollte ich nichts wissen." Erst eine *berufliche* Abmahnung während der zweiten Depression veranlasst Herrn Steinhoff seine Krankheit so ernst zu nehmen, dass er einen Facharzt konsultiert. Bis dahin galt für ihn: „Zu einem Irrenarzt? Ich? Niemals!" Unter der Behandlung mit Psychopharmaka und Gesprächen wegen seiner Suizidalität verändert sich schließlich seine *innere Einstellung* und er beginnt die Depression in sein Selbstbild zu integrieren. Unter pflegepädagogischen Gesichtspunkten stellt sich hier freilich auch die Frage, ob Herr Steinhoff im Vorfeld über den *Zusammenhang* zwischen Herzoperation und Depression so gut aufgeklärt war, dass er die Symptome in der Anfangsphase richtig hätte deuten können.

Die charakteristische *Unsichtbarkeit* psychischen Leids, die Herr Steinhoff in der Metapher der *humpelnden Seelen* ausdrückt, ist möglicherweise für Männer belastender als für Frauen. Die Pflege steht hier aber generell vor großen Problemen. Betroffene, Angehörige und Pflegende gleichermaßen stehen vor der Frage nach der Substanz des Krankheitserlebens. Handelt es sich um eine ernsthafte psychische Störung, um Hypochondrie oder Simulation? Wie ernst ist der Befund? Im psychiatrischen Bereich ist das Verhältnis zwischen Befund und Befinden weder messbar noch unter Kausalitätsgesichtspunkten zu bestimmen (➤ 2.3.1).

Die theoretische Kategorialanalyse mündet in die Formulierung eines *Bildungsziels*. z.B.: Die Biografiearbeit hilft den Pflegenden ihre Bezugspatienten im Ausbalancieren einer depressiv veränderten Persönlichkeit zu stützen. Sie wissen, dass die Entwicklung psychischer und sozialer Kontrollverluste existenzbedrohende Ausmaße annehmen kann, die zu wahnhaften Vorstellungen oder Suizidgedanken führen.

Beziehungsdynamik
Kategorie 2.I Schutzbedürfnis und Ausgeliefertsein
Beschreibung: Menschen, die sich in psychiatrische Behandlung begeben und pflegerische Unterstützung benötigen, sind aus persönlichen, situativen oder sozialen Gründen extrem *schutzbedürftig*. In dieser brüchigen Verfassung sind sie häufig nicht in der Lage, aktiv neue Beziehungen einzugehen, weil ihnen die Stärke fehlt, sie ebenbürtig zu gestalten und auszutarieren. Ihr labiles Gleichgewicht, der drohende oder manifeste Identitätsverlust und die damit einhergehende psychische Durchlässigkeit machen Abhängigkeitsverhältnisse unvermeidbar. Das Gefühl, diesen schützenden Beziehungen zugleich ausgeliefert zu sein, kann Ängste auslösen und Aggressionen, die sich gegen die „Beschützer" richten. Dadurch wiederum droht ein zusätzlicher Beziehungsverlust. So kann das Dilemma von Schutzbedürftigkeit und damit einhergehender Abhängigkeit eine depressive Verfassung (psychosomatisch) durchaus potenzieren. Im **Feld 2.I** werfen wir die grundsätzliche Frage nach der *Asymmetrie* in (pflegerischen) Beziehungen auf. In welche Beziehungsdynamiken ist Herr Steinhoff involviert (Ehefrau, Sohn, Freund, Chefs)? Wie verändern sich die Beziehungen aus seiner Perspektive? Wie realisiert er sein Schutzbedürfnis in der Familie und am Arbeitsplatz?

Bildungsziel: Wenn Pflegende einem Menschen in der Depression Schutz vor drohendem Selbstverlust (in äußerer und innerer Isolation) anbieten, reflektieren sie auch die Gefahr eines Abhängigkeitsverhältnisses. Sie stimmen die Intensität (Nähe und Distanz) der pflegerischen Beziehung darauf ab, um zu vermeiden, dass der Betroffene weitere Kontrollverluste erleidet.

Strukturierung
Kategorie 3.I Orientierung und Zwang
Beschreibung: Menschen, die sich in psychiatrische Behandlung begeben müssen und der pflegerischen Unterstützung bedürfen, sind aus den verschiedensten Gründen oft völlig in sich eingesponnen. Die Außenwelt gerät zur Filmkulisse jenseits einer Wand aus Panzerglas, hinter der sie „versteinern". Für Außenstehende ist diese Art der Wahrnehmung schwer nachvollziehbar und vom Betroffenen oftmals nicht mehr kommunizierbar. Um der gänzlichen Isolation entgegenzuwirken, werden therapeutische Verträge zwischen Pflegenden und Pflegebedürftigen über eine gewisse Tagesstruktur ausgehandelt. Das Ziel ist, über äußere Formen der Strukturierung eine innere Orientierung aufrecht zu erhalten, neu zu etablieren oder einer Verwahrlosung vorzubeugen. Die ausgehandelten *Verpflichtungen* wie morgendliches Aufstehen, Duschen, gemeinsame Essenszeiten, Spaziergänge oder Gestaltungstherapie geraten jedoch immer wieder in Vergessenheit. Aus Sicht der Betroffenen sind sie zumindest irrrelevant und werden als Zumutung oder sogar als Zwang erlebt. Das führt im sozialen Alltag zu Konflikten. Im Feld 3.I nehmen wir die grundsätzliche Frage nach dem *Orientierungsverlust* auf und thematisieren neben der psychischen Bedeutung auch die *anthropologische Dimension der Orientierungsfähigkeit*. Dazu stellen sich folgende Fragen: Wie und nach welchen Gesichtspunkten strukturiert Herr Steinhoff seinen Alltag (z.B. im Büro)? Welche beruflichen Folgen hat die zunehmende Unfähigkeit zur geistigen Strukturierung? Welche Orientierungsverluste beschreibt er? Wie erlebt er die Tagesstruktur in der Klinik?

Bildungsziel: Die Pflegenden wissen um die unterstützende Funktion der orientierenden Tagesstrukturierung für ein selbstbestimmtes Leben. Deshalb beachten sie die niedrige Toleranzschwelle im Empfinden ihrer Klienten zwischen wichtiger Orientierung und gängelndem Zwang, und sie achten unbedingt darauf, dass solche Maßnahme im klinischen Alltag nicht allein durch stationäre Routinen bestimmt werden.

Zwang
Kategorie 4.I Entlastung und Vernichtung
Beschreibung: In Situationen des klinischen Alltags, die vom psychiatrischen Personal als selbst- oder fremdgefährdend eingeschätzt werden, greifen juristisch geklärte, standardisierte Zwangsmaßnahmen. Oftmals werden Maßnahmen wie Fixierung oder Zwangsmedikation, die von außen als Gewaltmaßnahmen erscheinen, vom Betroffenen selbst als Entlastung oder Schutz empfunden, weil ihm in ausweglose Situation die Verantwortung für das eigene Leben entzogen wird oder eine Fixierung ihn vor Gewalttaten gegen andere Menschen bewahrt. Nicht selten jedoch erleben psychisch erkrankte Menschen in Zwangsmaßnahmen ohnmächtige Todesangst. Im **Feld 4.I** nehmen wir das grundsätzliche Problem der *Selbstgefährdung* auf, dessen Ausmaß den Betroffenen häufig ebenso wenig klar ist, wie von Seiten Angehöriger oder Pflegender eine realistische Einschätzung möglich ist. War Herr Steinhoff Zwangsmaßnahmen ausgesetzt, als er suizidgefährdet war? Welche Zwangsmaßnahmen kommen in der Behandlung depressiver Menschen in Betracht?
Bildungsziel: In Vertretung der gesellschaftlichen Institution „Psychiatrie" üben Pflegende verbal, pharmakologisch und körperlich Zwang aus. Sie behalten stets im Blick, dass jede Zwangsmaßnahme eine Freiheitsberaubung bleibt und Vernichtungsängste auslösen kann auch wenn sie die Pflegebedürftigen von Selbstmordgedanken, akuten Kontrollverlusten, Wahnvorstellungen oder ähnlichem entlastet.

Gesundheitswesen
Kategorie 5.I und 5.IIa Bedürfnis und Verwaltung
Beschreibung: Bei Betroffenen und Angehörigen stößt die Angebotsstruktur des Gesundheitswesens oft auf Unverständnis. Denn um einer möglichst großen Zahl individueller Bedarfe gerecht werden zu können, sind die Maßnahmen gerade *nicht* individuell zugeschnitten und sie stehen in der Regel in keinem nachvollziehbaren Verhältnis zur finanziellen Selbstbeteiligung. Doch nur unter diesen Voraussetzungen kann derselbe Verwaltungsapparat, der den Betroffenen als *verallgemeinerten Einzelnen* behandelt, zugleich der Garant *individuell angepasster Leistungsprofile* sein. In aller Regel stehen die Betroffenen mit ihrem individuellen Bedarf einem undurchsichtigen Verwaltungsapparat gegenüber, dem sie die notwendigen Zuwendungen auf verschlungenen bürokratischen Pfaden abringen müssen. Den Pflegenden kommt hier die Funktion eines *Guides* zu. Exemplarisch sollte im **Feld 5.I** das Problem der *Intransparenz* der Angebotsstruktur und das *Spannungsverhältnis zwischen Bedürfnis und Verwaltung* am jeweiligen Lernfeldthema kann anhand folgender Fragen erarbeitet werden: Welche Leistungen erhält Herr Steinhoff vom Gesundheitswesen? Welche Einrichtungen nimmt er in Anspruch? Welche Einrichtungen könnte er in Anspruch nehmen? Wie erfährt er von den Möglichkeiten (Angebotsstruktur)?
Bildungsziel: Die Pflegenden machen sich mit der Versorgung depressiv erkrankter Menschen vertraut, insbesondere mit dem „Nürnberger Bündnis gegen Depression" (www.buendnis-depression.de). Sie sind in der Lage die Angebotsstruktur für individuelle Bedarfe zu ermitteln. Fachkompetent übernehmen sie die Funktion eines Guides in dem für Betroffene und Angehörige undurchsichtigen Verwaltungsapparat.

Angehörigenperspektive: IIa Interaktion

Selbstbestimmung
Kategorie 1.IIa Aufopferung und Rebellion
Beschreibung: In Lebensgemeinschaften mit psychisch erkrankten Menschen haben auch die Angehörigen ein Problem mit der Selbstbestimmung. Sie nehmen sich in ihren Chancen und Möglichkeiten häufig sehr zurück. Die Lebensgewohnheiten, Essen und Schlafen, Umgang mit Freunden, Besuche, Urlaubsreisen u.a.m. werden auf die Situation des Erkrankten abgestimmt. Das kann langfristig zu offener oder verdeckter Rebellion gegenüber dem Betroffenen führen. Besonders dann, wenn sich die psychische Störung völlig unabhängig von der Hilfs-

bereitschaft und Geduld einer Familie, über lange Phasen in abweisendem, ignorantem, quengeligem, läppischem oder feindseligem Verhalten äußert oder in Verwahrlosung der Person und ihrer Umgebung übergeht. Im Feld **1.II** steht die persönliche Bedeutung der *Anerkennung* im Zentrum. Im affektiven Anerkennungsverhältnis der Familie z.B., in Liebe und Freundschaft wird das menschliche Individuum als konkretes Bedürfniswesen in seiner Einzigartigkeit anerkannt und entwickelt Selbstvertrauen[13]. Folgende Fragen stellen sich beispielsweise: Wie stellt sich die Familie auf das Krankheitserleben von Herrn Steinhoff ein? Wie werden Selbstbestimmungsprobleme in der Familie gelöst? Was erfahren wir über das Leben der Ehefrau nach der Herz-Op? In welcher Form erfährt Herr Steinhoff Akzeptanz und Anerkennung?
Bildungsziel: Die Pflegenden betreuen, informieren und beraten die Angehörigen in ihrem Konflikt zwischen „Selbstaufopferung und Rebellion", um ihnen trotz der hohen Anforderungen des Zusammenlebens mit einem depressiv erkrankten Menschen ein weitgehend selbstbestimmtes Leben zu ermöglichen und zugleich die Auflehnung gegen ihr Familienmitglied so gering wie möglich zu halten.

Beziehungsdynamik
Kategorie 2.IIa Unsicherheit und
Zuwendungsfähigkeit
Beschreibung: Es kommt häufig vor, dass sich Ehepartner, Eltern oder Kinder im Verlauf der Erkrankung von ihrem psychisch kranken Angehörigen entfremden. Emotionale Berührungspunkte mit einem Menschen aufrecht zu erhalten, der sich durch Krankheit oder Psychopharmaka so stark verändert hat, fällt vielen Angehörigen schwer: Ihr Partner, Freund oder Kind sind einfach „nicht mehr dieselben". Sie sind dann nicht mehr die, mit denen sie aufgewachsen sind, denen sie vertrauen konnten, die sie einmal geliebt, verehrt und geschätzt haben, zumindest nicht in den *akuten Phasen*. Je nach psychischem Naturell verändert sich durch die unbewusste Beziehungsdynamik auf lange Sicht auch ihre eigene psychische Verfassung

(Stimmung). Aus dieser schmerzlichen Erfahrung heraus werden die Angehörigen zunächst unsicher im Umgang mit dem Erkrankten und ihre Zuwendungsfähigkeit wird auf harte Proben gestellt. Allmählich entwickeln sie Erfahrungswerte und einen sicheren Umgang mit ihm als „Patient". Das gibt ihnen zwar wieder Sicherheit, aber die persönliche Beziehung verändert sich in eine *pflegerische*. Die Angehörigen finden sich in einer „neuen Rolle" wieder. Als grundsätzlichen Konflikt erarbeiten Sie im **Feld 2.IIa** das Verhältnis von *Rolle und Person* [14]. Fragen Sie sich beispielsweise: Was erfahren Sie von Herrn Steinhoff über Veränderungen in der Ehe und in der Vater-Sohn-Beziehung? Was geschieht mit der Beziehung, wenn eine Depression die Beziehungs-*Dynamik* still stellt?
Bildungsziel: Die Pflegenden verstehen die Verunsicherung der Angehörigen in der Begleitung eines Familienmitglieds mit einer psychischen Störung: Zweifel an der eigenen Zuwendungsfähigkeit wachsen analog zum Ausmaß „unverständlicher" Verhaltensweisen, durch eigene Schuldgefühle und nicht zuletzt durch die soziale Stigmatisierung, der die ganze Familie ausgesetzt ist. Die Pflegenden stützen Kraft und Wille der Angehörigen in der Gestaltung des Zusammenlebens.

2.6 Resümee

Anstelle eines inhaltlichen Resümees sollen hier noch einige Hinweise für die curriculare Arbeit mit dem Kriteriensatz gegeben werden: Die Notizen zu den Lerninhalten der fünf Sachebenen lassen sich vor und begleitend während der kategorialen Analyse zweckmäßig in einer Tabelle festhalten.

Die selbstständige Mitarbeit der Lernenden in dieser frühen Phase der Curriculumentwicklung wird wesentlich erleichtert, wenn die Reflexionska-

---

[13] Vgl. Honneth, Axel (1992): Kampf um Anerkennung. Zur moralischen Grammatik sozialer Konflikte, Frankfurt am Main: Suhrkamp, S. 45f., 211.

[14] Die soziologische Kategorie der ‚Rolle' steht unter dem Verdacht die gesellschaftliche Entfremdung des Menschen zu manifestieren. Weil die gesellschaftlichen Verhältnisse durch Macht und nicht durch Freiheit gekennzeichnet sind, werden sich die Individuen fremd, wenn sie die Rollen dieser Verhältnisse spielen. Die Kritik der Rollentheorie von Jürgen Habermas (1963) böte hier eine geeignete Grundlage.

tegorien von den Lehrenden in themenbezogene Fragen übersetzt werden. In solchen curricularen Planungsphasen tauchen die Schüler schon tief in das Thema ein. Mit einiger Übung finden und bestimmen die Lernenden in diesen Arbeitsprozessen ihre Lernaufgaben weitgehend selbst. Denn sie entdecken berufliche und biografische Anschlüsse für lernstandsbezogene Fragestellungen. Mit solchen Analysen in der Systematik des Kriteriensatzes gelingt eine Vernetzung der **sieben didaktischen Dimensionen eines Lernfeldes** gemäß der KMK-Handreichungen, das ja als Lern-Feld erst durch die Verknüpfung der sieben Dimensionen entsteht:

(1) reale gesellschaftliche Prozesse und Probleme werden aufgenommen und

(2) aus der Fachwissenschaft beantwortet;

(3 betriebliche Gesamtprozesse,

(4) beruflich relevante Arbeitsoperationen mit

(5) konkreten Methoden und Handlungsorientierungen,

(6) die Erfahrungen und Situationen der Lernenden und

(7) die Reflexion des eigenen Lernweges werden auf diese Weise pflegedidaktisch miteinander verknüpft (vgl. Greb 2008, S. 54f.).

Wenn die genannten Problembereiche, Dilemmata und Widersprüche in dieser Form anhand verschiedener Themen in der dreijährigen Ausbildung mehrfach durchgearbeitet werden, kann sich eine sehr differenzierte Reflexionsfähigkeit herausbilden.

LITERATUR

Adorno Theodor W. (GS)(1970): Gesammelte Schriften, Herausgegeben von Rolf Tiedemann unter Mitwirkung von Gretel Adorno, Susan Buck-Morss und Klaus Schultz, Frankfurt am Main: Suhrkamp Verlag.

Blankenburg, Wolfgang (Hrsg.)(1990): Perspektivität und Wahn, Stuttgart: Enke Verlag.

Blankertz, Herwig (1975): Theorien und Modelle der Didaktik, 9. Aufl., München: Juventa Verlag.

Blankertz, Herwig (1975a): Analyse von Lebenssituationen unter besonderer Berücksichtigung erziehungswis-senschaftlich begründeter Modelle: Didaktische Strukturgitter. In: Frey, Karl (1975)(Hrsg.): Curriculum Handbuch. Band II, München, Zürich: R. Piper Verlag, S. 202-214.

Blättner, Beate/Sonntag, Ute (1998): Gesundheitshandeln von Männern und Frauen, in: GesundheitsAkademie, Landesinstitut für Schule und Weiterbildung, NRW (Hrsg.): Die Gesundheit der Männer ist das Glück der Frauen? Chancen und Grenzen geschlechtsspezifischer Gesundheitsarbeit, Frankfurt am Main: Mabuse Verlag, S.149-238.

Greb, Ulrike (1995): Psychiatrie, Reinbeck bei Hamburg: Rowohlt Verlag.

Greb, Ulrike (1997): Das Metaparadigma der Krankenpflege, in: Dr. med. Mabuse, Jg. 22, Nr. 109 (1. Teil), Nr. 110 (2. Teil).

Greb, Ulrike (2002): Strukturgitter zur Generierung von Lernfeldern am Beispiel der Pflege in der Psychiatrie. In: Darmann, I./Wittneben, K. (Hrsg.): Gesundheit und Pflege: Bildungshaltigkeit von Lernfeldern. Wissensbestände und Wissenstransfer. Bielefeld: Bertelsmann Verlag, S. 37-46.

Greb, Ulrike (2003): Identitätskritik und Lehrerbildung. Ein hochschuldidaktisches Konzept für die Fachdidaktik Pflege, Frankfurt am Main: Mabuse Verlag.

Greb, Ulrike (2004): Erziehung und Paranoia. Eine erkenntniskritische Studie zum Fall Schreber, Frankfurt am Main: Mabuse Verlag.

Greb, Ulrike (Hrsg.)(2008): Lernfelder fachdidaktisch interpretieren. Werkstattberichte zur Gestaltung von Gesundheits- und Krankheitsthemen im schulischen Bereich, 2. Aufl., Frankfurt am Main: Mabuse Verlag.

Greb, Ulrike/Hoops, Wolfgang (Hrsg.)(2008): Demenz — Jenseits der Diagnose. Pflegedidaktische Interpretation und Unterrichtsetting, Frankfurt am Main: Mabuse Verlag.

Greb, Ulrike (2009): Die pflegedidaktische Kategorialanalyse. In: Ertl-Schmuck, Roswitha/Fichtmüller, Franziska (Hrsg.): Handbuch der Pflegedidaktik als forschende und lehrende Disziplin. Band 2: Theorien und Modelle der Pflegedidaktik. Weinheim und München: Juventa Verlag (im Erscheinen).

Keupp, H., Zaumseil, M., (Hrsg.)(1978): Die gesellschaftliche Organisierung psychischen Leidens: zum Arbeitsfeld klinischer Psychologen, Frankfurt am Main: Suhrkamp Verlag.

Rabe-Kleberg, Ursula (1996): Professionalität und Geschlechterverhältnis. In:Combe, Arno/Helsper, Werner (Hrsg.): Pädagogische Professionalität, Frankfurt am Main: Suhrkamp Verlag.

3

Uta Oelke und Ingo Scheller

Szenisches Spiel in der Pflege

3.1 Zur Autorin und zum Autor

Uta Oelke: Wissenschaftliche Ausbildung: Studium der Biologie und Kunst für das Lehramt an Grund- und Hauptschulen (1977-1980), Studium „Diplom-Pädagogik" (1980-1983) in Göttingen; Promotion (1991) zum Thema „Planen, Lehren und Lernen in der Krankenpflegeausbildung – Ein offenes, fächerintegratives Curriculum für die theoretische Ausbildung", Förderung durch Hans Böckler Stiftung; Wissenschaftliche Weiterbildung „Pädagogische Praxis und Supervision mit Mitteln des szenischen Spiels" (1993-1995). Arbeitsschwerpunkte: Hochschullehrerin für Didaktik und Methodik an der Fachhochschule Hannover (FHH), Fakultät V, Abteilung Pflege und Gesundheit (seit 2002); Spielleiterausbildung an der Charité Berlin und der FHH (seit 2000, gemeinsam mit Gisela Ruwe); Forschung, Konzeptentwicklung und Beratung zu unterschiedlichen pflege- und gesundheitsberuflichen Bildungsfragen in/bei Modellversuchen, Ministerien, Bildungseinrichtungen u. a. (seit 1986); Mitwirkung bei der Entwicklung von Studiengangsprogrammen (seit 2002); Fort-, Weiterbildungs- und Supervisionsveranstaltungen zu unterschiedlichen didaktischen Themen (i. B. Curriculumentwicklung, szenisches Spiel) mit Pflegenden bzw. Pflegeauszubildenden, -ausbilderInnen und -lehrerInnen sowie Angehörigen anderer Gesundheitsberufe im In- und Ausland (seit 1986); Mitgliedschaft in Fachbeiräten von Modellversuchen, Fachzeitschriften, Kongressen (seit 1991).

Ingo Scheller: Wissenschaftliche Ausbildung: Studium der Germanistik und Sport für das Lehramt an höheren Schulen (1961-1967) in Hamburg, Göttingen und Marburg; Referendariat und Lehrer am Gymnasium in Bielefeld; Planung und Arbeit an der Gesamtschule in Bielefeld (1967-1972); Planung und Durchführung des Modellversuchs „Einphasige und integrierte Lehrerausbildung" an der Universität Oldenburg (1972-1978); Promotion (1983) zum Thema „Erfahrungsbezogener Unterricht"; Habilitation (1996) zum Thema „Szenisches Spiel und szenische Interpretation als Lern- und Forschungsweise" (Kumulative Schriften 1987-1995). Arbeitsschwerpunkte: Hochschullehrer für Curriculumentwicklung im Bereich Kommunikation/Ästhetik, Erfahrungsbezogener Unterricht, ästhetisches Lernen, Szenisches Spiel und szenische Interpretation als Lern- und Forschungsweise an der Universität Oldenburg (1974-2003); Spielleiterausbildung an den Universitäten Oldenburg und Göttingen und in Fortbildungs- und Weiterbildungseinrichtungen (seit 1980); Fort-, Weiterbildungs- und Supervisionsveranstaltungen im Bereich Szenisches Spiel und Szenische Interpretation mit LehrerInnen, HochschullehrerInnen, LektorInnen, SozialpädagogInnen und SozialarbeiterInnen im In- und Ausland (seit 1978).

3.2 Entwicklung des Modells

3.2.1 Szenisches Spiel als allgemeindidaktischer Ansatz

Die Ursprünge des Ansatzes szenischen Spiels, so wie er hier vertreten wird, liegen in den „pädagogisch bewegten" Zeiten der 1970er-Jahre. Von 1974 bis 1984 wurde an der Universität Oldenburg der Modellversuch „Einphasige Lehrerausbildung" durchgeführt, der von zahlreichen innovativen Projekten in allen Schulformen, in der außerschulischen Bildungsarbeit sowie in der LehrerInnenaus- und -fortbildung begleitet war. In deren Mittelpunkt stand die Frage, wie Lernprozesse aussehen und organisiert werden können, in denen die Erfahrungen der Lernenden Ausgangs- und Bezugspunkt inhaltsbezogener Unterrichtsprozesse sind. Als erste Antwort auf diese Frage entwickelte Ingo Scheller (1981) das Konzept eines „erfahrungsbezogenen Unterrichts". Dieses zeigte sich jedoch im Hinblick auf die Intention, auch Irrationales, Ausgegrenztes, Abgewehrtes zum Gegenstand von Lernprozessen zu machen, begrenzt und teilweise widersprüchlich. In der Folge entstand der Ansatz szenischen Spiels bzw. szenischer Interpretation.

Den Ansatz szenischen Spiels bzw. szenischer Interpretation hat Ingo Scheller zunächst für das Fach „Deutsch" im allgemein bildenden Schulwesen aufbereitet. Dabei hat er theater- und schauspielpädagogische sowie „sozio- und psychodramatische Ansätze und Verfahren (vgl. Stanislawsi 1983; Strasberg 1978, 1988; Artaud 1969; Grotowski 1994; Barba 1985; Fo 1989; Moreno 1923; Petzold 1972; Boal 1989, 1999 u. a.) untersucht, experimentell erprobt und so überarbeitet, dass mit ihnen leibpraktisches und gestisches Wissen aktiviert und bei der Einfühlung in scheinbar fremde Rollen und Situationen verwendet werden kann. Für die Entwicklung der szenischen Interpretation waren vor allem die Erfahrungen mit Brechts Lehrstücken bzw. die Lehrstücktheorie Reiner Steinwegs (1972, 1995) von großer Bedeutung. Als Dramentexte wurden vor allem solche identifiziert und ausgewählt, die in besonderer Weise zur politischen, historischen und biografischen Auseinandersetzung mit Macht und Abhängigkeit (z. B. „Woyzeck" von Büchner), sozialer Ungleichheit (z. B. „Leonce und Lena" von Büchner), Gewalt (z. B. „Der zerbrochene Krug" von v. Kleist) oder Totalitarismus (z. B. „Furcht und Elend des Dritten Reichs" von Brecht) geeignet sind (vgl. Scheller 2004).

In seinem zuletzt erschienenen Buch „Szenische Interpretation. Theorie und Praxis eines handlungs- und erfahrungsbezogenen Literaturunterrichts in Sekundarstufe I und II" (2004) macht Ingo Scheller deutlich, dass und wie sich mit szenischen Verfahren nicht nur Dramentexte, sondern auch Romane und Kurzgeschichten interpretieren lassen, und er macht darauf aufmerksam, dass sich z. B. auch journalistische Texte, Filme und Bilder zur szenischen Interpretation eignen (vgl. ebd., S. 17). Darüber hinaus zeigt er in dem Buch „Szenisches Spiel" (1998) vielfältige Möglichkeiten auf, wie in der pädagogischen Praxis – also nicht nur im Deutschunterricht

– mit nicht textgebunden, teils supervisorisch ausgelegten Verfahren szenisch gearbeitet werden kann. Insgesamt lässt sich zur Verbreitung des Ansatzes szenischen Spiels bzw. szenischer Interpretation resümieren: Er ist mittlerweile in zahlreichen Projekten an Hochschulen, in Lehrerfortbildungen und Ausbildungsseminaren, in Grund-, Haupt-, Sonder-, Real- sowie Berufsschulen und Gymnasien erprobt und in Publikationen dokumentiert (vgl. Scheller 2004, S. 18). Er wird in den Fächern Deutsch, Kunst und Musik, aber auch in den Fremdsprachen, in Religion, Politik und Geschichte mit Erfolg praktiziert. In der interkulturellen Bildung hat er sich ebenso bewährt wie im Deutschunterricht für AusländerInnen und ist inzwischen in viele Schulbücher und Rahmenrichtlinien eingegangen. Und nicht zuletzt hat er als „Forschendes Lernen" seinen Niederschlag in der qualitativen Forschungsmethodologie gefunden (vgl. Scheller/Nitsch 1997).

3.2.2 Szenisches Spiel als pflegedidaktischer Ansatz

1992 hielt Ingo Scheller im Rahmen des 1. Göttinger Symposions „Didaktik und Pflege" einen Vortrag mit dem Titel „Erfahrungsbezogene Ausbildung – auch für das Pflegepersonal?" (vgl. Scheller 1995). Dies war der Ausgangspunkt eines Entwicklungsprozesses, in dem Uta Oelke und Gisela Ruwe sich im Austausch mit Ingo Scheller von einer allgemeindidaktischen Ausgangsposition zu ihrer pflegedidaktischen Auslegung bewegten. Das im Jahr 2000 erschienene Buch „Tabuthemen als Gegenstand szenischen Lernens in der Pflege" (Oelke/Scheller/Ruwe 2000) stellt eine erste Bestandsaufnahme dieses Prozesses dar, der hiermit jedoch nicht abgeschlossen ist, sondern sich kontinuierlich weiterentwickelt (vgl. z. B. Laass 2005; BMFSFJ 2005; Schulze Kruschke/Steuber 2006; Walter 2007/2008; Oelke/Ruwe 2007). In besagter Veröffentlichung aus dem Jahr 2000 ist die **pflegedidaktische Akzentuierung** szenischen Spiels wie folgt herausgearbeitet:

- Zunächst wird der *theoretische Hintergrund* szenischen Spiels in Beziehung zu pflegedidaktischen Erfordernissen gesetzt, und es wird ein Einblick in *grundlegende szenische Spielverfahren* gegeben, die für pflegebezogene Bildungsprozesse relevant sind (vgl. Scheller/Oelke/Ruwe 2000, S. 17-76).

• Anschließend werden *Übungen zur Selbstreflexion* vorgestellt, die Pflegende zum Reflektieren über die Themen „Krankheit", „Schmerzen", „Ausscheidungen", „Nacktheit", „Tod" anregen sollen (vgl. ebd., S. 77-106).

• In einem dritten Teil finden sich in der Pflegeaus- und -weiterbildung *erprobte Lerneinheiten* zu den Themen „Herzkranke", „Alte Menschen", „Visite", „Trinkgeld", „Sexuelle Belästigung", „Gewalt in der Pflege" sowie „Pflege im Nationalsozialismus" (vgl. ebd., S. 107-245).

Typisch für die **inhaltliche Ausrichtung** szenischen Spiels in pflegerischen Bildungsprozessen ist, dass sozial-interaktive sowie kulturell-gesellschaftliche Dimensionen im Fokus stehen. Immer wieder bearbeitete Themenkomplexe sind „Macht und Hierarchie", „Das Eigene und das Fremde", „Verantwortung und Hilflosigkeit", „Scham und Schuld", „Nähe und Distanz", „Angst und Aggression" oder „Abschied und Trauer". Mit anderen Worten: Im Mittelpunkt steht die für Pflege charakteristische Gefühls- und Emotionsarbeit (vgl. Strauss et al. 1980; Hochschild 1983; Badura 1990; Overlander 1994/1999; Koch-Straube 1997; Gröning 1998; Büssing/Giesenbauer/Glaser 2003; Henze/Piechotta 2004). Die Dramen, um die es geht, wenn Beziehungen von Pflegenden und PatientInnen/KlientInnen bearbeitet werden, sind oft „echte" existenzielle Dramen „an der Abbruchkante des normalen Lebens" (Wettreck 2001, S. 101). Entsprechend liegt die **Zielsetzung** **szenischen** Spiels darin, Lernende in den Pflege- und Gesundheitsberufen[1] anzuregen und zu fördern:

• Sich mit dem eigenen Körper, seinen Empfindungen und Reaktionen vertraut zu machen und sich mit den Bildern, Erlebnissen, Gefühlen, Wünschen und Ängsten auseinander zu setzen, die sie mit existenziellen Bedrohungen, Krankheit und Altern verbinden.

• Sich die Wahrnehmungen, Projektionen, Abwehr- und Integrationsmechanismen sowie die damit verbundenen Gefühle und Verhaltensweisen bewusst zu machen, mit denen sie auf solche Erscheinungen bei sich und anderen reagieren, und zu versuchen, sie als Teil des eigenen Selbst zu akzeptieren.

• Die Bedürfnisse, Gefühle, Wünsche und Abwehrmechanismen ihrer PatientInnen/KlientInnen wahrzunehmen, zu akzeptieren und sich so zu verhalten zu lernen, dass diese sich als Subjekte (mit ihren Schwächen und Stärken) ernst genommen fühlen.

• Zwischen den eigenen Bedürfnissen und Lebensentwürfen und denen der PatientInnen/KlientInnen zu unterscheiden und dort, wo sie sich überfordert fühlen oder Grenzen überschritten werden, Grenzen zu setzen, ohne das Gegenüber zu erniedrigen.

An LehrerInnen, die als **SpielleiterInnen** in einem existenziell und emotional so aufgeladenen Beruf wie der Pflege szenische Lernprozesse (an-)leiten, ergeben sich ganz bestimmte **Herausforderungen.** Neben grundsätzlichen Anforderungen – zu denen im Wesentlichen gehört, Spielverfahren und -materialen inhalts- und zielbezogen auszuwählen, den SpielerInnen durch Rollen und Regeln genügend Verhaltenssicherheit und Schutz zu geben sowie den pädagogischen Rahmen zu wahren und die Grenze zur Therapie nicht zu überschreiten (vgl. Scheller 1998, S. 35 ff., S. 202 ff.; Scheller 2004, S. 252 ff.) – erscheinen folgende Merkmale der pflegebezogenen Spielleiterhaltung besonders relevant:

• Der *„geschärfte Blick"* (vgl. Rohr 1992) – also das „Hinsehen", das Sich-Einlassen auf das Gewöhnliche, die Fähigkeit, das Alltägliche aus der Perspektive zugewandter Distanz zu betrachten und zu reflektieren. Diese Haltung, die mehr an die der Ethnologin als an die traditionelle Lehrerrolle erinnert, beinhaltet unter anderem, dass die Spielleiterin bereit und in der Lage ist, die oft schmerzlichen Bilder rund um Macht und Ohnmacht, Krankheit und Tod anzuschauen, auszuhalten und „nur" zu interpretieren, statt in Lehrermanier zu sagen „Pflegediagnostisch betrachtet ist hier folgendermaßen zu intervenieren".

• Die verantwortungsvolle und empathische *Begleitung emotionaler Lernprozesse.* Dazu gehört im Kern, Emotionen auszuhalten und sich durch sie nicht verunsichern zu lassen: „Wir können nicht

---

[1] Mittlerweile etabliert sich der Ansatz szenischen Spiels auch in den Gesundheits- bzw. Therapieberufen. So wurden bereits erste sehr positive Erfahrungen mit Fortbilden für Lehrende in der Logopädie sowie Physio-Ergotherapie gemacht.

emotionale Lernprozesse fordern und dann nach dem Therapeuten rufen, wenn Emotionen sichtbar werden" (Scheller 1998, S. 220).

- Die Abwendung von Fragen wie „Was soll und darf man tun? Was ist richtig, was falsch?" verbunden mit der Hinwendung zu Fragen wie „Was ist hier passiert? Was ist das Problem von Dennis oder Lena?", denn es geht nicht um die Vermittlung von Techniken (z. B. Pflege- oder Gesprächsführungstechniken), sondern um die *Deutung von Situationen*.
- Die Distanzierung vom Prinzip der Belehrung und die Hinwendung zum Prinzip des *von- und miteinander Lernens*, das wesentlich auf dem Austausch und der Reflexion unterschiedlicher Wahrnehmungen, Ansichten, Fantasien und Empfindungen basiert.

Eine solche Haltung erwirbt man nicht „über Nacht", sondern muss sie in einem kaum abschließbaren Lern- und Entwicklungsprozess immer wieder neu herstellen. Sinnvoll - bzw. für die Arbeit mit besonders anspruchsvollen szenischen Spielverfahren (wie z. B. dem Protagonistenstandbild oder der szenischen Rekonstruktion) unerlässlich – erscheint hier als Basisqualifikation eine Ausbildung zum/zur „Spielleiter/in".

3.2.3 Erkenntnisse aus der szenischen Arbeit mit Pflegenden

Im Mittelpunkt der ersten pflegepädagogischen Veranstaltungen, die Uta Oelke und Gisela Ruwe mit Verfahren szenischen Spiels durchführten, stand die Frage „Was ist Pflege?". Die Bilder, die die Pflegenden hierzu zeigten, und die Gedanken, die sie artikulierten, bewegten uns: zum einen, weil sie an die eigene pflegerische Biografie rührten, zum anderen, weil sie oft in deutlichem Kontrast zu den „offiziellen" Entwürfen ganzheitlicher oder professioneller Pflege standen. Gleichzeitig machten uns die Bilder neugierig. So bemerkten wir, dass bestimmte Szenen als typische Grundmuster immer wieder auftauchten. Ab dem Jahr 2000 begannen wir dann, alle von uns durchgeführten Seminare systematisch schriftlich und teilweise auch fotografisch zu protokollieren. Die quantitative Auswertung dieser Protokolle hat unsere Hypothesen bestätigt: Erstens kreisen die

Bilder, die Pflegende mit ihrer Arbeit verbinden, meistens um das Thema „Macht und Ohnmacht". Und zweitens: Wenn es um „nachhaltig erinnerte Pflegesituationen" geht, dann steht sehr oft „der Tod" im Vordergrund. Im Einzelnen zeigen sich folgende Grundmuster:

Grundmuster zu „Typisch Pflege"

Ausgewertet wurden 33 Seminare (19 Seminare für Lehrende, 14 Seminare für Studierende) mit insgesamt 478 SeminarteilnehmerInnen (258 Pflegelehrende, 220 Pflegepädagogik- und Pflegemanagementstudierende), die im Zeitraum von 2000 bis 2007 erfolgten. Gut die Hälfte (51 %) der von den TeilnehmerInnen auf die Frage „Was ist typisch Pflege?" gezeigten 294 kollektiven Standbilder (S. 57) (168 Standbilder der Lehrenden; 126 Standbilder der Studierenden) konzentrieren sich auf vier Grundmuster – von uns auch als „pflegerische Archetypen" bezeichnet:

- *„Visite"*: Eine Gruppe Professioneller – untereinander nach einer Ärzte- und Pflegendenrangordnung hierarchisiert – steht vor einem allein liegenden Patienten, blickt auf ihn herab, vertieft sich in die Krankenakte und/oder spricht über seinen Kopf hinweg. „Visite" ist das Muster für die asymmetrischen, auf einseitige expertokratische Kommunikation ausgerichteten Über- und Unterordnungsverhältnisse in den Institutionen des Gesundheitswesens. (14 % aller Bilder; 14 % bei den Lehrenden; 13 % bei den Studierenden)
- *„Mobilisation"*: Hier bringen mehrere Pflegende einen hilflosen, „schweren" Patienten unter höchster Kraftaufbietung in Bewegung oder stützen ihn. „Mobilisation" ist das Muster, das für die Anstrengung der Pflegenden steht, Menschen von der Horizontalen in die Vertikale - von der (liegenden) Todesnähe in das (aufrechte) Leben – zu bringen. (13 % aller Bilder; 15 % bei den Lehrenden; 10 % bei den Studierenden)
- *„Essen reichen"* und *„Intimverrichtungen"*: Ähnlich wie bei „Mobilisation" sind die Pflegenden auch beim „Essen reichen" Spenderinnen von Lebenselexier. Darüber hinaus symbolisieren „Essen reichen" und „Intimverrichtungen" ein weiteres Muster: Typisch für Pflege ist das alltägliche Eindringen in den persönlichen Raum eines an-

deren Menschen, ist die „an den Leib oder unter die Haut gehende" Grenzüberschreitung. (9 % aller Bilder; 8 % bei den Lehrenden; 9 % bei den Studierenden)

- „*Dienstübergabe*": Die Mitglieder der Spät- und Frühschicht einer Pflegestation sitzen unter beengten Verhältnissen – das Territorium der Pflegenden ist nicht groß – im Dienstzimmer und halten die Übergabe ab. Sie trinken Kaffe, hören einander kaum zu, denken an anderes, sitzen erschöpft auf ihren Stühlen. Das Muster ist die Konsequenz aus den vorangegangen Bildern: „Dienstübergabe" steht für die Müdigkeit, das Ausgelaugt-Sein, das Nicht-mehr-Können infolge der Kräfte zehrenden, anstrengenden Pflegearbeit. (15 % aller Bilder; 18 % bei den Lehrenden; 12 % bei den Studierenden)

Weitere Themen, die mit insgesamt 21 % aller Bilder deutlich seltener gezeigt wurden, sind: Gespräche (Aufnahme, Beratung, Trost spenden) (5,5 %); Lagern und Betten (4 %); Funktionspflege (4 %); mangelnde oder keine Absprache im Team (3,4 %); PatientInnen weh tun/körperliche Gewalt anwenden (3 %); „Über den Kopf des Patienten hinweg" (3 %).

Grundmuster zu „Nachhaltig erinnerte Pflegesituationen"

Im Blick auf die Protagonistenbilder (S. 59) wurden 19 Seminare (11 Seminare für Lehrende, 8 Seminare für Studierende) mit insgesamt 288 SeminarteilnehmerInnen (159 Pflegelehrende; 129 Pflegepädagogik- und Pflegemanagementstudierende) ausgewertet, die im Zeitraum von 2000 bis 2007 erfolgten. Ergebnis: Bei der Hälfte (50 %) der von den TeilnehmerInnen eingebrachten nachhaltig erinnerten Pflegesituationen geht es um den „Tod" (14 Protagonistenstandbilder von insgesamt 38 Protagonistenstandbildern – davon 22 Bilder der Lehrenden; 16 Bilder der Studierenden).

Dabei zeigen die ausgesuchten „Todesszenen" ein breites Spektrum sehr unterschiedlicher Herausforderungen, die weit über Sterbebegleitung im engeren Sinne hinausgehen: Sie reichen von Akutsituationen, denen SchülerInnen ganz allein im Nachtdienst ausgesetzt sind, über die gänzlich unvorbereitete Konfrontation mit „dem ersten Toten", über

Gespräche mit fassungslosen Menschen, die eine infauste Prognose erhalten haben oder deren Angehöriger plötzlich verstorben ist, bis hin zu Reanimationen, die man als sinnlos empfunden, bei denen man aber dennoch mitgemacht hat. Neben den mit dem Tod verbundenen eher depressiven, traurigen und hilflosen Bildern werden auch häufig Szenen gezeigt, in denen es um die entgegen gesetzte Emotion geht: um Aggression. Dabei nehmen die Pflegenden einerseits Täterhaltungen ein, indem sie PatientInnen ignorieren, bevormunden, (unnötig) verletzen oder unter Einsatz körperlicher Gewalt zu etwas zwingen. Andererseits kommen ihnen auch Opferhaltungen zu, etwa als „Handlanger" wenig wertschätzender Patientinnen, „Sexualobjekte" übergriffiger Patienten oder „Manövriermasse" dirigistischer Ärzte.

3.3 Theoretische Grundlagen

In ➤ Kapitel 3.2 wurde bereits aufgezeigt, dass theater- und schauspielpädagogische sowie sozio- und psychodramatische Ansätze und Verfahren zu den wesentlichen theoretischen Wurzeln szenischen Spiels bzw. szenischer Interpretation gehören. Inwieweit darüber hinaus ethnopsychoanalytische und kultursoziologische Kernannahmen eine Rolle spielen, zeigt sich in den folgenden theoretischen Grundsatzüberlegungen zum „Lernen in Szenen" und zum „szenischen Spiel als Lernform" (ausführlicher vgl. Scheller 1998, 2004).[2]

3.3.1 Lernen in Szenen

Lernen findet in Szenen statt. Unter einer *Szene* verstehen wir eine räumlich und zeitlich begrenzte soziale Situation, in der Menschen mit bestimmten Intentionen und Erwartungen, Wahrnehmungen und

---

[2] An dieser Stelle sei nochmals betont, dass der Ansatz szenischen Spiels bzw. szenischer Interpretation nur zu einem Teil auf theoretischen Annahmen beruht. Eine ebenso große Bedeutung haben die praktischen Erfahrungen, aus denen heraus der Ansatz über Jahrzehnte entwickelt wurde.

Gefühlen körperlich und sprachlich (inter-)agieren und sich wechselseitig zueinander in Beziehung setzen. Dabei ist der Körper mit all seinen Sinnen konstituierend. Was der Mensch wahrnimmt, gehört zur Szene: der Raum, die Gegenstände, Menschen mit ihren Bewegungen und Handlungen, Geräusche und Gerüche, Geschmack, Berührungen und die Temperatur, aber auch Vorstellungen und Emotionen, die mit diesen Eindrücken verbunden werden.

Szenen werden von Menschen gestaltet, in *Erlebnissen* verarbeitet, zusammen mit Stimmungen eingeprägt und im szenischen Gedächtnis gespeichert. Aufbauend auf frühkindlichen Szenenerlebnissen entwickeln wir immer neue Wahrnehmungs- und Beziehungsmuster, die unser Handeln bewusst oder unbewusst beeinflussen und steuern. In diesem Sinne sind gegenwärtige Situationen und die Art und Weise, wie wir uns verhalten, auf vielfache Weise mit früheren Erlebnissen verknüpft.

Auch unsere Reaktionen auf andere Menschen beziehen sich nicht nur auf deren Aussehen und Auftreten, sondern ebenso auf Erfahrungen, die wir in der Vergangenheit mit ihnen oder anderen Personen gemacht haben - mit der Mutter, dem Vater, mit Geschwistern, anderen Kindern, der Lehrerin usw. Und selbst Emotionen und Stimmungen, die wir in bestimmten Momenten erleben, kennen wir aus früheren Szenen. Das alles ist uns nur zum Teil bewusst. Zum Gegenstand der Reflexion werden solche Vorgänge in der Regel erst, wenn wir in Situationen geraten, auf die wir nicht vorbereitet sind und die uns und die sozialen Normen der Gruppe, der wir uns zugehörig fühlen, in Frage stellen. In solchen Szenen, die den Fluss des gewohnten sozialen Lebens unterbrechen, reagieren Menschen auf unterschiedliche Weise: Wir können die unangenehmen Teile, also das, was uns in Frage stellt, verdrängen, verschieben, abspalten oder rationalisieren und das Erlebte so deuten, dass es uns möglich wird, unsere Einstellungen, Normen, Wahrnehmungs- und Verhaltensmuster - das, was wir „Identität" nennen - aufrecht zu erhalten. Wir können auf unserer Position bestehen, es zur Krise und zum Konflikt kommen lassen und diesen bis zur Lösung (Versöhnung, Trennung) austragen. Wir können aber auch unsere eingeschliffenen Normen und Verhaltensweisen in Frage stellen, damit eine neue Erfahrung machen und versuchen, uns zu verändern.

Wie können nun Erlebnisse, in denen bisherige Positionen und Einstellungen in Frage gestellt werden, so zu *Erfahrungen* verarbeitet werden, dass das Neue nicht einfach abgewehrt oder nur oberflächlich übernommen wird, sondern den Blick auf problematische eigene Vorstellungen und Verhaltensweisen lenkt und damit die Möglichkeit eröffnet, diese zu verändern? Diese Frage zu stellen ist wichtig, weil wirklich neue Erfahrungen vermutlich nur selten gemacht werden. Denn die Abwehr- und Integrationsmechanismen von Alltagswahrnehmung und -bewusstsein sorgen schon im Vorfeld dafür, dass Neues und Fremdes gar nicht erst wahrgenommen wird. Das Fremde macht Angst, es konfrontiert mit dem, was zum Aufbau und zur Aufrechterhaltung der eigenen Identität und des Selbstbildes ausgeblendet werden muss. Es stellt mühsam erworbene Werte, Selbstgefühl, Lebensentwürfe, Wahrnehmungs- und Handlungsroutinen in Frage.

Dass wir uns so wenig verändern, hängt auch mit der Art zusammen, wie wir gewohnt sind, Erfahrungen zu machen. Ein Erlebnis kann nämlich erst dann zu einer Erfahrung werden, wenn es mit anderen Erlebnissen bewusst in Verbindung gebracht wird und damit in seinen Voraussetzungen und Wirkungen begriffen wird. Dazu ist Distanz notwendig, Vergleich, bewusstes Erinnern. Wir müssen verstehen, was in der Situation mit uns passiert ist, welche Gefühle durch welche Wahrnehmungen und Handlungen ausgelöst wurden und welche Konsequenzen daraus gezogen werden können. Das alles geschieht in der Regel in einem Prozess der (Selbst-)Verständigung mit Hilfe der Sprache, mit der Erlebnisse unabhängig von der Erlebnissituation benannt und gedacht werden können. Diese Leistung der Sprache und des Denkens markiert auch ihre Grenzen. Denn das, was die Intensität von Erlebnissen ausmacht – Wünsche, Empfindungen, Gefühle, Übertragungen, körperliche und sprachliche Haltungen – ist der Sprache und dem Denken nur zum Teil zugänglich, bleibt aber wirksam.

Wahrnehmungs-, Denk-, Verhaltens- und Beziehungsmuster, die unsere Praxis bestimmen, sind in *tieferen Gedächtnisschichten* gespeichert und können höchstens nachträglich, also reflexiv bewusst gemacht werden. Auch sie sind Produkte von Erlebnissen und in Szenen angeeignet, in ihren grundlegenden Strukturen schon in der frühen Kindheit.

Die Art, wie in der Interaktion mit den Eltern und anderen Bezugspersonen schon im vorsprachlichen Raum körperliche Bedürfnisse (nach Nahrung, Berührung, Wärme, Licht, Bewegung und Tönen) wahrgenommen, befriedigt, unterdrückt oder kompensiert werden, hinterlässt Erinnerungsspuren und Erlebnisfiguren, die sich aufgrund der existenziellen Abhängigkeit tief in den Körper und die Psyche einprägen. Zwar werden sie im Laufe des Lebens durch neue Erlebnisse verändert und überarbeitet, doch bleiben sie schon deshalb bestimmend für den Umgang mit Bedürfnissen und für die Ausbildung von Erwartungen, Wünschen und Verhaltensweisen, weil sie in Familien-, Schul-, Behörden-, Berufs- und Freizeitszenen immer wieder aufgegriffen, wiederholt und verstärkt werden.

Dabei kommt der *Körpersozialisation* eine besondere Bedeutung zu. Schon beim Kleinkind wird von Eigenarten (Geschlecht, Aussehen, Gewicht) und Verhaltensweisen (Schreien, Lächeln, Bewegung usw.) auf individuelle Stimmungen und Absichten geschlossen. Danach werden die körperlichen Empfindungen und Ausdrucksweisen in Familie, Schule, im sozialen Umfeld mit Bezug auf die Waren- und Medienwelt geformt und auf kulturell und sozial vorgegebene Muster ausgerichtet. In diesem Prozess werden die soziale Welt und ihre Ordnung (Arbeitsteilung, Schicht- und Geschlechterunterschiede) einverleibt (vgl. Bourdieu 1993), werden mitgebrachte körperliche Eigenanteile (Größe, Geschlecht, Haar-, Hautfarbe, Stimme, Krankheiten) und Fähigkeiten (Sehen, Hören, Riechen, Schmecken, Tasten, Bewegen) nach bestimmten sozialen Regeln und Mustern ausgerichtet. Gelernt wird dabei:

- Wie der Körper aussehen soll, wie er gehalten, bewegt, angefasst und vorgezeigt werden darf
- Welchen Raum er einnehmen und welche Tätigkeiten er ausführen darf, welche Gesten und Blicke in welcher Situation erlaubt sind und welche vermieden werden müssen
- Welche Gefühle gezeigt, ausgestellt und welche zurückgehalten werden müssen
- Welche Gegenstände und Wahrnehmungen mit welchen Empfindungen (Schmerz, Ekel, Lust) verbunden werden dürfen
- Wie, wo und in welchen Situationen man den eigenen und den Körper anderer berühren darf und wie man mit der Sexualität umgeht

- Wie man mit körperlichen und geistigen Gebrechen bei sich und anderen umgehen darf, mit Krankheiten, Behinderungen und Tod
- Wie, mit wem und wie lange geredet werden darf, und wann man zu schweigen hat
- Wie man sich im Raum bewegen darf, welche Plätze und Perspektiven man einnehmen darf
- Welche Gegenstände man sich aneignen kann und welche nicht, wie man sie wahrnehmen und mit ihnen umgehen darf, ob man sie anfassen, mit ihnen spielen, sie nur benutzen oder nur ansehen darf
- Wie man mit der Zeit umgehen muss, wie pünktlich man sein muss, welche Zeitrhythmen erlaubt sind, und welche Zeit man für sich haben darf
- Welche Statuspositionen man einnehmen und zeigen darf.

Gelernt wird durch *Nachahmung*, durch die - meist unbewusst und über das Körpergedächtnis organisiert – wahrgenommenes oder vorgestelltes Verhalten über die Aktivierung des eigenen Ausdrucks- und Verhaltensrepertoires angeeignet wird (vgl. Scheller 1982). Je nach Verhaltensvorbild kann dabei das mitgebrachte und erworbene Repertoire erweitert oder eingeschränkt werden. Verhaltensvorbilder sind vor allem Muster von Jugendlichkeit, Schönheit, Gesundheit und Stärke, die häufig nur nachgeahmt und dargestellt werden können, wenn schwache, kranke und alte Körper, wenn Gefühle von Trauer, Schmerz, Depression und Vergänglichkeit abgespalten bzw. ausgegrenzt werden.

Dass *persönlichkeitsverändernde Lernprozesse* so selten stattfinden, hängt vor allem damit zusammen, dass die in dieser Weise eingeschliffenen Verhaltensmuster nur zum Teil bewusst sind und wir sie deswegen nur erklären, nicht aber im ganzheitlichen Sinn begreifen können. Die Geschichten und Erklärungen, mit denen wir Erlebnisse deuten, bleiben deshalb Konstruktionen, mit denen wir Unerklärbares in Sinnstrukturen einordnen wollen. Weil uns die kleinen und großen Störungen beunruhigen, entwickeln wir Vorstellungen, Theorien und Einstellungen, mit denen wir sie scheinbar verstehen können, und die uns helfen, die Komplexität von Szenen so zu reduzieren, dass sie in das Sinnsystem passen, mit dem wir uns als Teil einer Gruppe, aber auch als Individuum in Abgrenzung zu anderen sehen können. Das gelingt am besten, wenn wir uns über die

Eigenschaften und Verhaltensweisen definieren, die wir uns wünschen, die wir bei uns kennen und akzeptieren können, und wenn wir solche, die uns unangenehm sind, uns verunsichern und möglicherweise ängstigen, als fremdartig anderen zuschreiben (vgl. Müller/Scheller 1993).

In diesem Sinn sind in den Erklärungen, mit denen wir Erlebnisse verarbeiten, immer auch unsere bewussten und unbewussten Vorstellungen und Wünsche aufgehoben. Und deshalb müssen Lernprozesse, die die Persönlichkeit und das Verhalten beeinflussen sollen, sowohl die sozialen Handlungsmuster als auch die Deutungsmuster im Blick haben. Sie müssen sich auf die äußeren und inneren Haltungen der einzelnen Menschen richten.

3.3.2 Szenisches Spiel als Lernform

Szenisches Spiel als Arbeit an und mit Haltungen

Szenisches Spiel ist Arbeit an und mit Haltungen. Unter einer Haltung verstehen wir das Gesamt an inneren Vorstellungen, Gefühlslagen, sozialen und politischen Einstellungen *(innere Haltung)* sowie körperlichen und sprachlichen Ausdrucksformen *(äußere Haltung)*, das eine Person oder Personengruppe in bestimmten Interaktionssituationen zeigt, aber auch längerfristig gegenüber anderen Personen und sich selbst aufrechterhält. Haltungen sind einerseits individuell unterschiedlich, weil sie Niederschlag und Ausdruck einer bestimmten Biografie in einem bestimmten Körper sind, weisen andererseits aber auch kollektive Gemeinsamkeiten auf. Nach Bourdieu (1993, S. 97 ff.) teilen Menschen mit anderen Menschen, die dem gleichen Geschlecht angehören und/oder in der gleichen Epoche, Kultur, Schicht leben, einen bestimmten *Habitus*, der auch durch den Beruf geprägt wird. So betrachtet ist szenisches Spiel Arbeit an und mit (individuellen) Haltungen einerseits und (gesellschaftlich geprägten) Habitusformen andererseits. Und weil Menschen sich in sozialen Interaktionen sowohl bewusst als auch unbewusst mit ihren Haltungen und Habitusformen in Beziehung setzen, ist szenisches Spiel auch Arbeit an und mit individuell Bewusstem wie auch Un- und Vorbewusstem einerseits sowie gesellschaftlicher

„Bewusstheit" bzw. „Unbewusstheit" (vgl. Erdheim 1984) andererseits.

Für Lernprozesse im Sinne einer Arbeit an und mit der Haltung reicht die Begriffssprache nicht aus, weil sie nur erklären und rechtfertigen würde, was erst zum Bewusstsein kommen soll. Sie allein ist nicht in der Lage, komplexe sinnlich-körperliche und emotionale Erlebnisse angemessen zu benennen. Solche Lernprozesse sind auf präsentative Symbole und Darstellungsformen angewiesen, auf sinnlich-ästhetische Gestaltungen, die aufgrund ihrer morphologischen Ähnlichkeit in der Lage sind, auch sinnliche und emotionale Anteile darzustellen und zu vergegenständlichen (vgl. Langer 1984, Lorenzer 1991).

Eine solche sinnlich-ästhetische Lernform, die von sozialen Situationen und den in sie eingehenden Haltungen nicht abstrahiert, ist das szenische Spiel. Im szenischen Spiel werden Personen und Situationen durch die Spielenden (wieder) erschaffen, gestaltet und dargestellt. Dabei aktivieren die SpielerInnen eigene Vorstellungen, Erlebnisse, körperliche und sprachliche Handlungsweisen, handeln in Rollen nach ihren Möglichkeiten und geben ihnen dadurch eine Gestalt. Dabei können sie eigene, aber auch fremde Haltungsanteile in ihren Voraussetzungen und Wirkungen nachvollziehen und genauer verstehen. Mit Mitteln des szenischen Spiels können soziale Situationen rekonstruiert, mit eigenen Erlebnissen durchsetzt und unter Aktivierung eigener Wünsche, Übertragungen und Verhaltensmuster neu gedeutet werden.

Szenisches Spiel als Handeln in vorgestellten Situationen

Szenisches Spiel ist Handeln in vorgestellten Situationen. Je genauere Vorstellungen die SpielerInnen von ihrer Rolle und der Situation entwickeln, umso besser sind sie in der Lage, reale Räume und Gegenstände, die MitspielerInnen und sich selbst als andere wahrzunehmen und aus der Rolle heraus zu handeln. Werden ihre Vorstellungen systematisch aufgebaut und entfaltet, haben sie Gelegenheit, sich Schritt für Schritt in die Rolle und die Situation einzufühlen, dann bleibt ihr Handeln im Spiel nicht fiktiv und bloße Inszenierung, sondern wird so real wie in analogen Alltagssituationen. Von innen heraus motiviert und gerechtfertigt, können die SpielerInnen ihr körperliches und sprachliches Verhaltens- und Ausdrucksvermögen situationsgerecht ausschöpfen. Sie zeigen nicht nur, wie sie die Rolle verstehen und welche Haltung sie ihr geben bzw. zu geben in der Lage sind. Sie erleben und zeigen mehr und anderes als das, was sie ausdrücken wollen. Denn ihr Spiel ist nicht (nur) strategisch, sondern immer auch wiederhergestelltes Verhalten, ein Verhalten, das sie (und häufig auch die Beobachtenden) bei sich kennen oder kannten, das sie einmal gelernt haben und jetzt wieder aktivieren und enthüllen (vgl. Turner 1995, S. 66).

Um dieses Verhalten und seine sozialen Wirkungen, aber auch um das, was im Spiel anderer und fremder Rollen und Situationen neu entwickelt wird, geht es vor allem, wenn vom szenischen Spiel als Lernform gesprochen wird. Es geht um die Analyse sozialer Prozesse und um das Wiederentdecken, Erleben und Bewusstmachen dessen, was die SpielerInnen ausdrücken und zu zeigen in der Lage sind. Und es geht um lustvolle, aggressive, auch asoziale Träume, Gefühle und Verhaltensweisen, die sie vergessen, unterdrücken oder ausgrenzen mussten. Dabei können Verbindungen wieder hergestellt werden, die im Prozess der Sozialisation zugeschüttet wurden und die dazu geführt haben, dass wir uns und andere nach starren Kategorien definieren: als stark oder schwach, groß oder klein, friedfertig oder gewalttätig, gesund oder krank, jung oder alt, Mann oder Frau, als Deutsche oder Ausländer usw.

Indem sich die SpielerInnen auf die Rolle anderer Menschen (Alte, Kranke, Angehörige, ÄrztInnen, KollegInnen, Vorgesetzte etc.) einlassen und fremde Verhaltensmuster im Spiel möglicherweise lustvoll erleben, können sie entdecken, dass es auch in ihnen fremde, häufig bedrohliche Anteile gibt (etwa Wünsche nach Schwäche, Zuwendung, Macht, Aggressivität). Respektieren sie diese Anteile als eigene und nehmen sie sie in ihr Selbstbild auf - also dass sie etwa als Pflegende auch schwach, weich, zärtlich, traurig und hilfsbedürftig, aber auch aggressiv, wütend und überfordert sind und das auch zeigen können -, brauchen sie diese nicht nur anderen zuzuschreiben und möglicherweise an diesen zu bekämpfen. Im Wechselspiel von Ich und Rolle können sie Abgrenzungen und Polarisierungen in Frage stellen und den Blick für die vielfältigen Schattierungen und Ambivalenzen

in sich und ihren Beziehungen zur Arbeit, zu den PatientInnen, KollegInnen und ÄrztInnen öffnen.

3.4 Kernelemente szenischen Spiels

3.4.1 Wesentliche Spielverfahren

Im szenischen Spiel wird in vorgestellten Situationen gehandelt, wobei unterschiedliche Spielverfahren unterschiedliche Aspekte dieses Handelns hervorheben: sinnliche Wahrnehmungen und Vorstellungen, körperliche oder sprachliche Haltungen, Handlungen und Interaktionen, Gedanken, Empfindungen, Fantasien oder Beziehungswünsche. Es ist originäre Aufgabe der Spielleiterin, je nach Intention geeignete Spielverfahren auszuwählen. In der pädagogischen wie auch pflegepädagogischen Praxis hat sich unter alltäglichen (schulischen) Bedingungen ein Repertoire szenischer „Grundverfahren" bewährt, das ausführlich in Scheller (1998, S. 37 ff.; 2004, S. 58 ff.) sowie Oelke/Scheller/Ruwe (2000, S. 43 ff.) beschrieben und erklärt ist. An dieser Stelle werden die Verfahren lediglich benannt (einige ausgewählte Verfahren werden in Kapitel 3.5 genau erläutert):

* Wahrnehmungsübungen
* Vorstellungsübungen (z. B. Fantasiereisen, Raumbeschreibungen)
* Körper- und Bewegungsübungen
* Sprechübungen
* Habitus- und Haltungsübungen
* Rollenschreiben (z. B. Rollenbiografie, Tagebuch, Brief, Erörterung/Stellungnahme)
* Rollengespräche (z. B. Rolleninterview, Einfühlungsgespräch, Gedanken-Stopp, Rollenmonolog, Innerer Dialog, Hilfs-Ich, Konfrontationsgespräch, Erlebnisgespräch)
* Standbilder (z. B. kollektive Standbilder, Protagonistenstandbild, Denkmal, Fixierung von Haltungen)
* Stimmenskulptur
* Szenisches Lesen
* Szenische Improvisation
* Szenische Demonstration
* Szenische Rekonstruktion

3.4.2 Zentrale Intentionen

Einfühlen und Reflektieren

In seiner allgemeinen Definition „Handeln in vorgestellten Situationen" unterscheidet sich szenisches Spiel nicht vom Rollenspiel, vom darstellenden Spiel und vom Theater. Seine Abgrenzung von diesen Verfahren machen im Wesentlichen zwei Charakteristika aus: Einfühlung und Reflexion.

Da ist zunächst einmal die **Einfühlung** in die Rollen und Situationen. Damit aus Rollen handelnde Personen, aus vorgegebenen Szenentexten konkrete Handlungen und Interaktionen von Menschen werden, müssen die SpielerInnen sowohl eigene Erlebnisse, Fantasien und Empfindungen als auch ihr körperliches und sprachliches Verhaltensrepertoire aktivieren, auf die Rollen und Szenen übertragen und im Spiel ausagieren. Je besser es ihnen gelingt, sich Schritt für Schritt in die vorgegebenen Rollen und Szenen einzufühlen, um so eher zeigen sie im Spiel Haltungen und Verhaltensweisen, die sie auch in analogen Realsituationen verwenden würden. Für die Einfühlung besonders relevante Spielverfahren sind:

- *Rollenschreiben*: Das Schreiben einer Rollenbiografie eignet sich beispielsweise gut dazu, eigene Erlebnisse, Vorstellungen und Wünsche zu erinnern und damit Leerstellen in der Rollenvorgabe auszufüllen und eine in sich schlüssige Lebenswelt und innere Haltung für die zu spielende Rolle zu entwerfen (vgl. Oelke/Scheller/Ruwe 2000, S. 51 ff.; Scheller 1998, S. 47 ff.)
- *Körper- und Bewegungsübungen*: Dort, wo die Aktivierung von Erlebnissen und sinnlicher Wahrnehmung nicht ausreicht, um sich in Personen und Szenen hineinzuversetzen, wo also die kulturelle oder psychische Fremdheit den Zugang zu ihren Gedanken und Gefühlen erschwert, kann das Nachahmen und Erproben körperlicher Haltungen und Handlungen die Einfühlung erleichtern. Zum Beispiel kann das Nachahmen der eingeschränkten Haltungen und Bewegungen kranker und alter Menschen an eigene Krankheiten und Behinderungen erinnern und Gefühle wachrufen, die mit diesen verbunden waren (vgl. Oelke/Scheller/Ruwe 2000, S. 47 ff.; Scheller 1998, S. 42 ff.)

- *Sprechübungen*: Beim Erproben von und Experimentieren mit Intonationsmöglichkeiten (Lautstärken, Tempi, Tonfälle) und Redeweisen (z. B. stereotype Redewendungen, Geschichten erzählen) können Sprechhaltungen erinnert werden, die den Zugang zum Inneren von Personen, aber auch zu eigenen Verhaltensweisen erleichtern (vgl. Oelke/Scheller/Ruwe 2000, S. 448 ff.; Scheller 1998, S. 44 ff.).

Bei all diesen Einfühlungsversuchen geht es nicht darum, die Grenzen zwischen sich und der Rolle auszulöschen und in der Rolle nur vertraute Verhaltensmuster zu suchen und zu spielen. Vielmehr sollen die unvertrauten Anteile der Rolle, also fremde Haltungen, Handlungsmuster, Gesten, Blicke und Kleidung und die historischen, sozialen und kulturellen Regeln, die in diese eingegangen sind, durch eigene Gefühle und Vorstellungen von innen und durch das körperliche und sprachliche Handeln äußerlich dargestellt werden. Das setzt die Fähigkeit und Bereitschaft der SpielerInnen voraus, beim szenischen Spiel - im Unterschied zum Theaterspiel - von eigenen Bedürfnissen nach Selbstdarstellung und Selbstbestätigung abzusehen. Eine wichtige Voraussetzung dafür ist das Wissen, dass sie nicht sich, sondern eine Rolle spielen, aus der sie immer wieder heraustreten, die sie immer wieder ablegen und von der sie sich distanzieren können.

Zur Wahrnehmung und **Reflexion** ihrer Haltungen werden die SpielerInnen vor allem durch die BeobachterInnen angeregt, die von außen einzelne Aspekte – Vorgänge, Haltungen, Handlungen und Beziehungsstrukturen – spiegeln und deuten. Die BeobachterInnen, auf die beim szenischen Spiel nicht verzichtet werden kann, beschreiben und zeigen, welche Haltungen im Spiel sichtbar geworden sind und welche sozialen Beziehungen die Personen (bzw. die SpielerInnen) über Handlungen, Gestik, Mimik und Sprechhaltungen aufgebaut bzw. abgebrochen haben. Dabei beschränken sie sich nicht auf verbale Deutungen, sondern spiegeln, demonstrieren und kommentieren ihre Wahrnehmung auch nonverbal-körperlich.

Diese szenische Reflexion zwingt zur Diskussion unterschiedlicher Wahrnehmungen. Denn die BeobachterInnen bringen mit ihren Interpretationen immer auch eigene, individuell unterschiedliche Gefühle und Standpunkte ein. Selbstwahrnehmung (der SpielerInnen) und Fremdwahrnehmung (der BeobachterInnen) können in Widerspruch geraten und an konkreten Verhaltensweisen präzisiert, überprüft und erklärt werden. In der szenischen Diskussion von Situationen und Haltungen, im Wechsel von Spiel und Beobachtung, Kommentar und Wertung können Widersprüche in ihren Voraussetzungen und Wirkungen untersucht werden – Widersprüche zwischen intendierter und tatsächlich gezeigter oder zwischen äußerer und innerer Haltung.

Eine Möglichkeit, die Reflexion in der Gruppe zu ergänzen und zu vertiefen, liegt darin, Reflexionsfragen in Einzelarbeit schriftlich bearbeiten zu lassen. Das kann während des Seminars erfolgen oder im Anschluss daran. Auf die Pflege bezogene Anregungen zur Formulierung solcher Reflexionsfragen finden sich in Oelke/Scheller/Ruwe (2000, S. 77 ff.) oder Oelke/Ruwe (2007, S. 770 f.).

Erkunden und Erforschen

Szenische Erkundungen zielen darauf ab, die vielfältigen sinnlichen und emotionalen Zugänge und Beziehungen, die wir zu uns und unserer sozialen Umwelt haben und herstellen, (wieder) zu entdecken, zu erproben, in ihren sozialen Voraussetzungen und Wirkungen zu untersuchen und in das eigene Selbstbild zu integrieren. Die Erkundungen können die SpielerInnen auf sich selbst, aber auch auf die Rollen, die sie übernommen haben, beziehen. Gegenstände von Erkundungen können z. B. sein: Räume, Zeit, Haltungen, Handlungen, Interaktionen, Situationen, Einstellungen, Gefühle, Statusverhalten, Habitus (vgl. Scheller 1998, S. 74 ff.).

Die Grenzen zwischen erkundendem und erforschendem Lernen sind schwer zu ziehen: Indem Haltungen und Beziehungen in ihren Voraussetzungen und Wirkungen analysiert werden, werden sie immer auch ein Stück weit erforscht. Erkundungs- und Erforschungsthemen sind beispielsweise:

- Über die Rekonstruktion von Situationen, in denen man sich überfordert fühlte oder unsicher im eigenen Verhalten war, kann untersucht werden, welche eigenen Anteile man mit welcher Wirkung in die Situation eingebracht hat.

- Beziehungskonstellationen können - etwa mit Hilfe von „Beziehungsstatuen" - gedeutet bzw. analysiert werden.
- Stereotype Bilder und Vorurteile lassen sich so erkunden bzw. erforschen, dass deutlich wird, wie diese Bilder entstanden sind und welche Funktion sie für uns haben.
- Menschen, die uns aufgrund ihres äußeren Auftretens fremd erscheinen, lassen sich durch die Nachahmung ihrer äußeren Haltung auch in ihrer inneren Haltung erforschen.
- Anforderungssituationen, in die die Beteiligten beispielsweise im Rahmen ihrer Arbeit bzw. Ausbildung geraten können, können genauer untersucht werden.

Ein wichtiger Punkt ist, dass in Ergänzung der Analyse (schwieriger) sozialer Situationen (z. B. Situationen, in denen es um Konflikte, Macht, Hilflosigkeit, Scham, Schuld, Angst, Aggression, Ekel, Abschied, Verlust und/oder Trauer geht) auch auf das *szenische Verändern* von Verhalten abgezielt werden kann. Ein Verfahren, das hierfür besonders geeignet ist, ist die szenische Rekonstruktion. Nachdem hierbei zunächst gemeinsam analysiert wurde, worin das Problematische im Verhalten der Protagonistin, die die schwierige Situation erlebt hat, liegt, ist es anschließend möglich, nach Haltungen und Verhaltensweisen im Repertoire der SeminarteilnehmerInnen zu suchen, die zu einem anderen, weniger problematischen Ausgang der Situation führen. Allerdings sei hier vor zu kurzfristigen bzw. verkürzten Erwartungen gewarnt: Im Spiel können Handlungsalternativen relativ schnell und einfach entdeckt werden, das Handeln in Alltagssituationen hängt jedoch von so vielen subjektiven und objektiven Bedingungsfaktoren ab, dass es sich erst nach und nach verändern kann.

3.5 Situationsbezug am Beispiel der Lerneinheit „Gewalt in der Pflege"

Aus der Vielzahl der im Buch „Tabuthemen als Gegenstand szenischen Lernens in der Pflege" (Oelke/Scheller/Ruwe 2000) dargestellten pflegebezogenen

Umsetzungsmöglichkeiten szenischen Spiels ist für diesen Beitrag eine Lerneinheit mit nicht textgebundenen Spielverfahren ausgewählt worden. Unter anderem wurde die Lerneinheit deshalb ausgesucht, weil sie nach einem „methodischen Grundrhythmus" aufgebaut ist, anhand dessen sich auch andere Themen gut bearbeiten lassen (vgl. z. B. den Beitrag von Oelke/Ruwe 2007 zum Thema „Reflexion der Berufsbiografie". Pflegebezogene Lerneinheiten, in denen Textmaterialien szenisch bearbeitet werden – und die damit eher dem Genre der szenischen Interpretation zuzuordnen sind -, finden sich in Oelke/Scheller/Ruwe 2000 zu den Themen „Alte Menschen" (vgl. ebd., S. 123 ff.), „Pflege im Nationalsozialismus" (vgl. ebd. S. 219 ff) und bei Schulze Kruschke/Steuber (2006) zum Thema „Verwirrtheit". Bei dem nun folgenden Beispiel handelt es sich um eine verkürzte Version der Lerneinheit „Gewalt in der Pflege" (Oelke/Scheller/Ruwe 2000, S. 196 ff.).

3.5.1 Intentionen und Ziele der Lerneinheit

Der Auseinandersetzung mit den kontextuellen Bedingungen menschlichen Handelns als spezifischem Charakteristikum szenischen Spiels kommt in dieser Lerneinheit besondere Bedeutung zu: Übergreifendes Ziel ist, dass die TeilnehmerInnen *Gewalt in ihrem Kontextbezug* verstehen lernen[3]. In Anlehnung an das Zitat von Godenzi „Keine Ohrfeige gleicht der anderen" (zit. nach Bereswill 1994, S. 74) soll klar werden: Gewalt ist kein einheitliches, sondern ein höchst heterogenes Phänomen, das nur im jeweiligen sozialen Zusammenhang zu erfassen ist und das in seiner Deutung – z. B. der Feststellung, ob es sich überhaupt um Gewalt handelt oder nicht – maßgeblich von den beteiligten AkteurInnen, ihren Interpretationen, Handlungsorientierungen und Wertmaßstäben abhängt.

Im Sinne dieser übergeordneten Zielsetzung sollen die TeilnehmerInnen:

1. Für sich klären, was sie unter „alltäglicher Gewalt in der Pflege" verstehen. Dabei sollen sie Gewaltsituationen in ihren *unterschiedlichen Formen und vielschichtigen Ausprägungen* benennen und vor anderen, also öffentlich, darstellen. Weiterhin sollen sie sich in die drei für Gewalt typischen Rollen – Opfer, Täterin, Beobachterin – einfühlen und sich dabei mit der Tatsache auseinandersetzen, dass sich jede jederzeit in jeder Rolle befinden kann.
2. Ihren *eigenen Standpunkt* gegenüber alltäglicher Gewalt in der Pflege bestimmen. Das heißt, sie sollen für sich erkunden, ob sie dem Gewaltgeschehen eher nah oder fern sein wollen, ob sie Angst davor haben oder Wut empfinden, ob sie aktiv eingreifen oder sich einen Überblick verschaffen möchten u. Ä.
3. Gelegenheit haben, *einzelne Gewaltsituationen differenziert zu betrachten*. Das heißt, dass sie im Schutz des Spiels selbst erlebte Gewaltszenen genau anschauen, analysieren und dieses aushalten, ohne die eigenen Gefühle vorschnellen Erklärungsmustern zu opfern.
4. Sich in der Konsequenz mit Fragen nach dem konkreten *Handeln vor oder in Gewaltsituationen* auseinandersetzen, also beispielsweise: Was kann ich tun, um bestimmte Gewaltsituationen zu verhindern bzw. kann ich sie überhaupt verhindern? Was kann ich tun, um aus meiner Opfer-/Täterin-/Beobachterin-Rolle herauszukommen? Mit welchen Verhaltensweisen kann ich „Zivilcourage" zeigen? Wie kann ich Mechanismen der Gewaltentstehung durchbrechen, wie zur Gewaltdeeskalation beitragen? Wie komme ich mit meinen Aggressionen klar?

3.5.2 Die einzelnen Schritte der Lerneinheit

Vorbemerkung: Als *Zielgruppe* kommen die Angehörigen aller Pflegeberufe in Aus-, Fort- und Weiterbildung sowie Studiengängen in Betracht. Zeitlich zu veranschlagen sind *1,5 Seminartage* (6 Doppelstunden). Je nach zeitlichem Budget bzw. Intention lässt sich die Lerneinheit aber auch auf einen Tag (4 Doppelstunden) verkürzen oder auf zwei Tage (8 Doppelstunden) verlängern.

---

[3] Es ist somit **nicht** Ziel, eindeutige Definitionen und Erklärungen zum Thema zu liefern oder Patentlösungen – z. B. Rezepte oder Techniken im Sinne von „sinnvolle/nicht sinnvolle Handlungsweisen" (Hartdegen 1996, S. 184 ff.) – anzubieten.

Informationen über Intentionen und Ziele der Lerneinheit (ca. 5 Minuten)

Die Spielleiterin informiert die TeilnehmerInnen darüber, welche Intentionen und Ziele sie mit der Lerneinheit verfolgt und was ihr persönlich besonders wichtig ist.

Opfer- und Täterhaltungen demonstrieren (ca. 20 Minuten)

Die TeilnehmerInnen sitzen im Stuhlkreis. Sie werden aufgefordert, eine Haltung zu zeigen, die sie entweder als Gewalt Erleidende (Opferhaltung) oder als Gewalt Ausübende (Täterhaltung) einnehmen. Die TeilnehmerInnen wählen ihre Haltung und demonstrieren sie nacheinander. Anschließend kann, muss jedoch nicht, eine kurze Gesprächsrunde über die dargestellten Haltungen erfolgen.

Hinweis: Sollte die Spielleiterin die TeilnehmerInnen und/oder sollten diese sich untereinander noch nicht kennen, empfiehlt sich folgende Einstiegsvariante: Eine beginnt mit ihrer Haltung und sagt dazu ihren Namen. Die nächste wiederholt Haltung und Namen der vorhergehenden Person, schließt ihre eigene an usw. – bis die letzte in der Runde die Namen und Haltungen aller Anwesenden nachgeahmt hat.

Körper- und Bewegungsübungen „Oben – Unten" und „Hypnose" (ca. 20 Minuten)

Die TeilnehmerInnen werden zu den Übungen „Oben – Unten" und „Hypnose" (vgl. Boal 1989) angeleitet:

- „*Oben – Unten*": „Stellt euch zu zweit gegenüber und haltet Blickkontakt. Nun geht eine von euch in die Knie, der Blickkontakt wird gehalten. Kommt wieder hoch, und die andere geht herunter. Wiederholt diese Schaukelbewegung mehrmals. Achtet dabei auf folgendes: Welche Position ist für euch angenehmer? Wie verändert sich die Mimik durch die Position?"
- „*Hypnose*": „Stellt euch zu zweit gegenüber. Eine Person (die Führerin) hält der anderen (der Geführten) die offene Hand nahe vor das Gesicht. Die Führende leitet die andere Person nun mit der Hand durch den Raum. Die Geführte hat die Aufgabe, der Hand immer zu folgen. Achtet dabei

auf Folgendes: Ist es angenehmer, zu führen oder geführt zu werden? Wie ist es, Verantwortung, Macht zur haben?"

Beide Übungen werden abschließend gemeinsam anhand der genannten Fragen reflektiert.

Kollektive Standbilder „alltägliche Gewalt in der Pflege" (ca. 120 Minuten)

Die TeilnehmerInnen werden in Kleingruppen à ca. 5–8 Personen eingeteilt. Die Gruppen erhalten den Auftrag, sich in eine Ecke des Raumes zurück zu ziehen. Dort sollen sie in 5 Minuten 3 Standbilder zum Thema „alltägliche Gewalt in der Pflege" entwerfen und einmal in ihrer Gruppe aufbauen. In den Bildern können, müssen aber nicht alle Gruppenmitglieder verbaut sein. Zum Schluss sollen sie ihren Bildern einen Titel geben, der später bei der Präsentation im Plenum von den anderen erraten wird.

Anschließend werden die Standbilder im Plenum präsentiert. Dazu setzen sich Spielleiterin und TeilnehmerInnen in einen Halbkreis, sodass eine Bühne entsteht. Die erste Gruppe zeigt ihr erstes Standbild. Die BeobachterInnen erraten den Titel. Es folgt das zweite und dritte Standbild. Dann wechselt die Gruppe und das gleiche Verfahren beginnt von vorn, bis alle Bilder präsentiert und deren Titel erraten sind.

In einem zweiten Durchlauf werden die Standbilder nun jeweils einzeln interpretiert. Die Deutung erfolgt – je nach Intention – anhand folgender Verfahren:

- *Projektionen der BeobachterInnen sichtbar machen*: Die BeobachterInnen treten hinter die SpielerInnen, legen ihnen die Hand auf die Schulter und sagen in der Ichform, was diesen durch den Kopf geht. Die BeobachterInnen können sich mehrmals beteiligen. Zum Schluss geht die Spielleiterin zu den SpielerInnen, tippt sie an und lässt sie aus der Rolle heraus sagen, was in ihnen vorgeht.
- *Sich in Einzelhaltungen einfühlen*: Die BeobachterInnen bauen sich in gleicher Weise wie die SpielerInnen auf. Die Spielleiterin geht zu ihnen, tippt sie an und lässt sie aus ihrer Haltung heraus sagen, was ihnen durch den Kopf geht. Zum Schluss lässt sie die SpielerInnen ihre Gedanken aussprechen.

- *Sich in das Gruppengeschehen einfühlen*: Die Spielleiterin fordert die BeobachterInnen auf, sich in Gruppen zusammen zu finden und das dargestellte Bild nachzubauen. Anschließend geht sie von Gruppe zu Gruppe, tippt die jeweiligen Personen an und lässt sie aus der Rolle heraus sagen, was ihnen durch den Kopf geht.
- *Widersprüchliche Haltungen verdeutlichen*: Die BeobachterInnen treten nacheinander hinter eine von ihnen gewählte Spielerin, legen ihr die Hand auf die Schulter und sagen in der Ichform, was diese gerade denkt. Sie bleiben dort stehen. Haben sich alle BeobachterInnen zugeordnet, lässt sie die Spielleiterin ihren Satz wiederholen. Die jeweilige Spielerin entscheidet, welche Stimmen für ihre Rolle passen und welche nicht. Letztere müssen an ihren Platz zurück gehen. Zum Schluss dirigiert die Spielleiterin mit den übrig gebliebenen Stimmen einen Stimmenchor.

Abschließend erfolgt eine Feedbackrunde, in der sich jede Teilnehmerin zu der Fragestellung äußert: „Was ist dir bei den Bildern durch den Kopf gegangen? Welches Bild hat dich am meisten angesprochen? Vervollständige bitte den Satz, Typisch für alltägliche Gewalt in der Pflege ist …‟

Der „alltäglichen Gewalt in der Pflege" ein Denkmal bauen und dabei zentrale Elemente von Gewalt diskutieren (ca. 60 Minuten)

Eine Teilnehmerin beginnt und baut ein Denkmal[4] zum Thema „alltägliche Gewalt in der Pflege" nach ihren Vorstellungen. Dabei stellt sie die Haltungen, Gestik und Mimik der Personen relativ grob dar und legt ihr besonderes Augenmerk auf Oben und Unten, Nähe und Distanz, Zuwendung und Abwendung der geformten Figuren. Ist die Teilnehmerin mit ihrem Denkmal zufrieden, setzt sie sich und erläutert ihr Bild. Die Spielleiterin fragt dann, ob alle anderen TeilnehmerInnen mit der Darstellung einverstanden sind, was fehlt, was möglicherweise unpassend ist. Jede Kritik muss mit einem Veränderungsvorschlag verbunden werden, der sofort umgesetzt wird. Die Statue wird verändert oder neu gebaut, wobei jede Variante begründet wird. Bis auf eine Person können (müssen aber nicht) alle TeilnehmerInnen im Denkmal verbaut werden. Die szenische Diskussion ist beendet, wenn eine Statue entwickelt ist, die den Vorstellungen aller TeilnehmerInnen nahe kommt.

Eigene Haltung zur „alltäglichen Gewalt in der Pflege" (Denkmal) einnehmen und reflektieren (ca. 90 Minuten)

Die TeilnehmerInnen sollen sich zum Denkmal „alltägliche Gewalt in der Pflege" in Beziehung setzen. Dazu wird das Denkmal wieder aufgebaut. Die Personen, die nicht im Denkmal verbaut sind, werden aufgefordert, sich innerhalb des Raumes (auch innerhalb des Denkmals) einen Ort auszusuchen und eine Haltung einzunehmen, die ihre Position zur „alltäglichen Gewalt in der Pflege" zum Ausdruck bringen. An diesem Ort/in dieser Haltung werden sie von der Spielleiterin nach den Beweggründen ihrer Orts- und Haltungswahl befragt. Die Fragen lauten beispielsweise: „Warum stehst du hier? Was siehst du? Stehst/sitzt du sicher? Hältst du es hier lange aus? Wie geht es dir?" Dann werden die anderen Personen aus der Statue nacheinander ausgewechselt, damit auch sie ihren Standpunkt im eben beschriebenen Sinne bestimmen können. In einer abschließenden Feedbackrunde berichten die TeilnehmerInnen darüber, was sie in den einzelnen Denkmalpositionen wahrgenommen bzw. erlebt haben.

Hinweis: Diese Sequenz sollte nicht – oder nur in stark verkürzter Form – mit Klassen/Gruppen durchgeführt werden, die mehr als 16 TeilnehmerInnen umfassen (es wird sonst zu langatmig).

Selbst erlebte Gewaltsituationen szenisch bearbeiten (ca. 180 Minuten)

Die TeilnehmerInnen bilden zwei Gruppen. Aufgabe in den Gruppen ist es, dass jede/r über eine konkrete, selbst erlebte Gewaltsituation berichtet, die ihr nachhaltig in Erinnerung geblieben ist. Abschließend wählt jede Gruppe eine Szene aus, die sie im Plenum szenisch bearbeiten möchte.

---

[4] Von Standbildern, die eine Situation aus einer bestimmten Perspektive abbilden und deuten, sind Denkmäler (= Statuen) zu unterscheiden. Denkmäler/Statuen machen Abstraktionen, Beziehungsstrukturen, generelle Haltungen oder Begriffe sichtbar; sie abstrahieren, verallgemeinern und bringen bildlich auf den Begriff.

Hinweis: Die Anzahl der auszuwählenden Szenen hängt vom Gesamtstundenumfang der Lerneinheit ab. Bei 6 Doppelstunden lassen sich in der Regel zwei Szenen bearbeiten. Bei 4 Doppelstunden ist meistens nur eine, bei 8 Doppelstunden sind drei Szenen möglich. Drei Szenen sind unserer Erfahrung nach das Maximum – nicht nur aus zeitlichen, sondern auch aus psychischen Gründen.

Die TeilnehmerInnen treffen sich im Plenum wieder, und die ProtagonistInnen der beiden ausgewählten Szenen schildern diese kurz. Danach entscheidet die Spielleiterin, ob sie die Szene(n) als *„Protagonistenstandbild"* oder als *„szenische Rekonstruktion"* auswerten will. Das Protagonistenstandbild kommt eher in Betracht, wenn eine Szene im Wesentlichen analysiert werden soll. Die „szenische Rekonstruktion" empfiehlt sich dann, wenn alternatives Verhalten erprobt werden soll.

Protagonistenstandbild

Die Protagonistin sucht aus der Gruppe diejenigen aus, die äußerlich – also in Gestalt, Gesicht, Frisur usw. – den darzustellenden Personen ähnlich sehen, und holt sie nach vorne. Dann bringt sie sie in die gewünschte Position und formt Körperhaltung und Gestik so lange, bis sie dem vorgestellten Bild entsprechen. Für sich selbst baut sie eine andere Teilnehmerin in der entsprechenden Haltung in das Bild ein. Ist das Standbild fertig, legt die Protagonistin die Perspektive fest, aus der sie es sieht, und überprüft und korrigiert das Bild noch einmal aus dieser Perspektive. Danach fordert die Spielleiterin die BeobachterInnen auf, sich das Standbild aus dieser Perspektive anzuschauen.

Bei der Deutung des Standbildes steht die Interpretation durch die Protagonistin im Mittelpunkt des Interesses. Hierbei kann in folgenden Schritten vorgegangen werden:

- Angeregt durch Fragen der Spielleiterin beschreibt die Protagonistin die dargestellte Situation: „Um welche Situation geht es? Was geschieht? Wo und wann genau findet die Szene statt? Wer sind die Personen und was machen sie gerade?"
- Nach Aufforderung durch die Spielleiterin nimmt die Protagonistin die eigene Position in der Situation ein, das heißt, sie begibt sich seitlich hinter die sie darstellende Spielerin, legt ihr die Hand auf die Schulter und fühlt sich, in der Ichform sprechend, (wieder) in die Situation ein. Dabei wird sie von der Spielleiterin durch Fragen unterstützt wie: „Was ist gerade los? Wie geht es dir? Was denkst du? Was ist mit den anderen Personen? In welcher Beziehung stehst du zu ihnen? Wie findest du sie? Was magst du an ihnen (nicht)?"
- Von der Spielleiterin aufgefordert tritt die Protagonistin dann hinter die anderen Personen des Standbildes, legt ihnen die Hand auf die Schulter und spricht in Ichform deren Gedanken aus. Die Spielleiterin stellt dabei ähnliche Fragen wie soeben beschrieben. Nachdem sich die Protagonistin in alle Personen eingefühlt hat, geht sie wieder in die Ausgangsposition zurück und fasst ihre Sicht und Deutung der Situation zusammen.

Anschließend geben die BeobachterInnen der Protagonistin ein Feedback. Sie tragen zusammen, was sie über sie herausbekommen haben: Wie sie die Situation und die Haltungen der Personen gedeutet hat und welche Schwierigkeiten, Probleme, Wünsche und/oder Ängste sie in der Situation hatte. Diese Interpretation kann auch mit szenischen Mitteln vorgenommen werden.

Szenische Rekonstruktion

Die wichtigsten Schritte bei der szenischen Rekonstruktion, bei der es sich im Gegensatz zum „eingefrorenen" Standbild um ein konkretes Nachspielen der eingebrachten Szene handelt, sind:

- Die Protagonistin klärt im Gespräch mit der Spielleiterin die Situation.
- Die Protagonistin baut mit Hilfsobjekten den Raum auf, sucht sich Spielerinnen für die Rollen (sie spielt ihre eigene Rolle) und platziert sie im Raum.
- Die Protagonistin beschreibt im Gespräch mit der Spielleiterin den Raum. Angeregt durch Fragen der Spielleiterin werden die SpielerInnen in ihre jeweilige Rolle und die Protagonistin in die Situation eingeführt.
- Die Situation wird gespielt. Die Spielleiterin unterbricht nach kurzer Zeit und fragt die Protagonistin, ob das Spiel der wirklichen Szene gleicht. Ist das nicht der Fall, gibt die Protagonistin neue Anweisungen, und die Szene wird noch einmal von vorne gespielt.

- Die BeobachterInnen erhalten die Möglichkeit, das Spiel durch Stopp-Rufe zu unterbrechen und einzelne Personen nach ihren Gedanken zu fragen.
- Die Spielleiterin bricht das Spiel ab. Die SpielerInnen berichten aus der Rolle heraus über das, was sie in der Szene erlebt haben. Die BeobachterInnen beschreiben, wie sie die Szene und das Verhalten der Protagonistin wahrgenommen haben. Danach sagt diese selbst, wie sie die Szene erlebt und was sie aus dem Feedback über sich erfahren hat.
- Die Szene wird fixiert, das heißt, bis auf die Protagonistin bleiben alle SpielerInnen in ihren Rollen und spielen die Szene erneut. In mehreren Spieldurchgängen erproben verschiedene TeilnehmerInnen alternatives Verhalten für die Rolle der Protagonistin. Jedes Spiel wird hinsichtlich der Wirkung der neu erprobten Verhaltensweise reflektiert.
- Zum Schluss bekommt die Protagonistin noch einmal die Möglichkeit, die Szene zu spielen und eine neue Haltung bzw. alternative Verhaltensweise zu erproben.

3.6 Resümee

„Unsere Haltung kommt von unseren Handlungen, unsere Handlungen kommen von der Not! Wenn die Not geordnet ist, woher kommen dann unsere Handlungen? Wenn die Not geordnet ist, kommen unsere Handlungen von unserer Haltung!" (Brecht zit. nach Steinweg 1976, S. 47)

Mit dem genannten kurzen Zitat von Berthold Brecht möchten wir unseren Beitrag beenden. In diesem Sinne soll unser Aufsatz die LeserInnen ermutigen, der Arbeit an und mit Haltungen einen entsprechenden Stellenwert im Rahmen handlungs- und erfahrungsbezogenen Unterrichts einzuräumen.

LITERATUR

Artaud, A.(1969): Das Theater und sein Double. Fischer Taschenbuch Verlag: Frankfurt am Main.

Badura, B.(1990): Interaktionsstreß. Zum Problem der Gefühlsregulierung in der modernen Gesellschaft. In: Zeitschrift für Soziologie, 1990, Jg. 19, Heft 5/1990, S. 317-328.

Barba, E.(1985): Jenseits der schwimmenden Inseln. Rowohlt Verlag: Reinbek bei Hamburg.

Bereswill, M.(1994): Thema Gewalt: Der Wunsch nach eindeutigen Erklärungen. In: Deutscher Evangelischer Frauenbund e. V. (Hrsg.): Anhaltspunkte Gewalt, 3/1994, S. 74-77.

BMFSFJ (Bundesministerium für Familie, Senioren, Frauen und Jugend (Hrsg.)(2005): Handbuch für eine kultursensible Altenpflegeausbildung: Berlin.

Boal, A.(1999): Der Regenbogen der Wünsche. Methoden aus Theater und Therapie.: Kallmeyer Verlag: Seelze.

Boal, A. (1989): Theater der Unterdrückten. Übungen und Spiele für Schauspieler und Nicht-Schauspieler, 2. Auflage, Suhrkamp Verlag: Frankfurt am Main.

Bourdieu, P(1993/1997): Sozialer Sinn. Kritik der Theoretischen Vernunft. SuhrkampVerlag: Frankfurt am Main, 1. Auflage, 1993 (2. Auflage 1997).

Brecht, B.(1980): Über den Beruf des Schauspielers. Suhrkamp Verlag: Frankfurt am Main..

Büssing, A.; Giesenbauer, B.; Glaser, J. (2003): Gefühlsarbeit. Beeinflussung der Gefühle von Bewohnern und Patienten in der stationären und ambulanten Altenpflege. In: Pflege, 2003, Jg. 16, S.357-365.

Erdheim, M.(1994): Die gesellschaftliche Produktion von Unbewußtheit. Eine Einführung in den ethnopsychoanalytischen Prozeß, 4. Auflage, Suhrkamp Verlag: Frankfurt am Main.

Fo, D. (1989): Kleines Handbuch des Schauspielers.Verlag der Autoren: Frankfurt am Main. **Gröning, K.**(1989): Entweihung und Scham. Grenzsituationen in der Pflege alter Menschen. Mabuse Verlag: Frankfurt am Main.

Grotowski, J.(1994): Für ein armes Theater. Alexander Verlag: Berlin.

Hartdegen, K.(1996): Aggression und Gewalt in der Pflege. Gustav Fischer Verlag: Stuttgart.

Henze, K. H.; Piechotta, G. (Hrsg.) (2004): Brennpunkt Pflege. Beschreibung und Analyse von Belastungen des pflegerischen Alltags. Mabuse Verlag: Frankfurt am Main.

Hochschild, A. R.(1983): The managed heart: Commercialisation of human feeling. Berkeley. **Koch-Straube, U.** (1997): Fremde Welt Pflegeheim. Eine ethnologische Studie. Huber Verlag: Bern.

Laass, F. (2005): Woyzeck – ein psychisch kranker Straftäter. Szenisches Spiel bei der Fortbildung in der Psychiatrie. In: Pflegezeitschrift, 2005, Heft 12/2005, S. 782-783.

Langer, S.(1984): Philosophie auf neuem Wege. Das Symbol im Denken, im Ritus und in der Kunst. Fischer Taschenbuch Verlag: Frankfurt am Main.

Lorenzer, A. (1991): Der Symbolbegriff und seine Problematik in der Psychoanalyse. In: **Oelkers, J.; Wegenast,** K. (Hrsg.): Das Symbol - Brücke des Verstehens. Kohlhammer Verlag: Stuttgart.

Moreno, J. L.(1923): Das Stehgreiftheater. Potsdam.

Müller, A. I, Scheller, I.(1993): Das Eigene und das Fremde. Flüchtlinge, Asylbewerber, Menschen aus anderen Kulturen und wir. Das szenische Spiel als Lernform. Carl von Ossietzky Universität, Bibliotheks- und Informationssystem Oldenburg.

Oelke, U. (Hrsg.) (i. E.): Pflegeszenen. Cornelsen Verlag: Berlin.

Oelke, U.; Ruwe, G. (2007): Reflexion der Berufsbiografie. Konzept und Themen einer szenisch gestalteten Lerneinheit. In: PrInternet, 2007, Heft 12/2007, S. 767-772.

Oelke, U.; Scheller, I.; Ruwe, G. (2000): Tabuthemen als Gegenstand szenischen Lernens. Theorie und Praxis eines neuen pflegedidaktischen Ansatzes. Huber Verlag: Bern.

Overlander, G. (1999): Gefühlsarbeit in der Pflege. In: Dr. med. Mabuse Nr. 121, September/Oktober1999, S. 34-36.

Overlander, G. (1994): Die Last des Mitfühlens. Aspekte der Gefühlsregulierung in sozialen Berufen am Beispiel der Krankenpflege. Mabuse Verlag: Frankfurt am Main.

Petzold, H. (Hrsg.) (1972): Angewandtes Psychodrama in Therapie, Pädagogik, Theater und Wirtschaft. Jungfermann Verlag: Paderborn.

Rohr, B. (1992): Die allmähliche Schärfung des weiblichen Blicks. Eine Bildungsgeschichte zwischen Faschismus und Frauenbewegung. Argument: Hamburg/Berlin 1992

Scheller, I. (2004): Szenische Interpretation. Theorie und Praxis eines handlungs- und erfahrungsbezogenen Literaturunterrichts in Sekundarstufe I und II, Kallmeyer Verlag: Seelze-Velber.

Scheller, I. (1998/2004): Szenisches Spiel. Handbuch für die pädagogische Praxis. Cornelsen Scriptor Verlag: Berlin.

Scheller, I.; Nitsch, W. (1997): Forschendes Lernen mit Mitteln des szenischen Spiels als aktivierende Sozial- und Bildungsforschung. In: Friebertshäuser, B.; Prengel, A. (Hrsg.): Handbuch qualitative Forschungsmethoden in der Erziehungswissenschaft. Juventa Verlag: Weinheim/München, S. 704-710.

Scheller, I. (1997): Erfahrungsbezogene Ausbildung – auch für das Pflegepersonal? In: PflegePädagogik 1995, 2/1995, S. 18-20.

Scheller, I. (1982): Arbeit an Haltungen oder über Versuche, den Kopf wieder auf die Füße zu stellen – Überlegungen zur Funktion des szenischen Spiels. In: Scholz, R.; Schubert, P.(Hrsg.): Körpererfahrung. Die Wiederentdeckung des Körpers: Theater, Therapie und Unterricht. Rowohlt Verlag: Reinbek bei Hamburg, 1982, S. 230-253.

Scheller, I. (1987): Erfahrungsbezogener Unterricht. Praxis, Planung, Theorie. Scriptor Verlag: Frankfurt am Main 1981, 1. Auflage (2. Auflage 1987).

Schulze Kruschke, C.; Steuber, A. (2006).: „Ich glaube, ich fahre in die Highlands". Das Phänomen Verwirrtheit in der Familie McKay. In: PrInternet, 2006, 8. Jg., Heft 4/2006, S. 227-239.

Stanislawski, K. S. (1993).: Die Arbeit des Schauspielers an sich selbst. Bd.1-2. Henschel Verlag: Berlin.

Steinweg, R.(1995): Lehrstück und episches Theater. Brechts Theorie und die theaterpädagogische Praxis. Brandes & Apsel Verlag: Frankfurt am Main.

Steinweg, R.(1976): Brechts Modell der Lehrstücke. Suhrkamp Verlag: Frankfurt am Main.

Steinweg, R.: Das Lehrstück. Brechts Theorie einer politisch-ästhetischen Erziehung. Metzler: Stuttgart 1972

Strasberg, L. (1988): Ein Traum der Leidenschaft. Die Entwicklung der „Methode". Schirmer-Mosel Verlag: München. **Strasberg, L.**(1988): Schauspielen und das Training des Schauspielers. Alexander Verlag: Berlin.

Strasberg, L.(1978): Das Schauspielerseminar Lee Strasberg. Schauspielhaus Bochum, 9. – 22. Januar 1978. Aus Tonbandprotokollen zusammengestellt und mit anderen Texten ergänzt. Schauspielhaus Bochum (Hrsg.), Redaktion: Jacob Jehnisch. Bochum

Strauss, A. et al.(1980): Gefühlsarbeit. Ein Beitrag zur Arbeits- und Berufssoziologie. In: Kölner Zeitschrift für Soziologie und Sozialpsychologie, 1980, Jg. 32, S. 629-651.

Turner, V.(1995): Vom Ritual zum Theater. Der Ernst des menschlichen Spiels. Fischer Taschenbuch Verlag: Frankfurt am Main.

Walter, A.(2007/2008) (Hrsg.): Lernsituationen. Teil 1 und Teil 2. Reihe „In guten Händen. Gesundheits- und Krankenpflege/Gesundheits- und Kinderkrankenpflege". Cornelsen Verlag: Berlin.

Wettreck, R.(2001): „Am Bett ist alles anders" – Perspektiven professioneller Pflegeethik, Münster.

3

4

Christa Olbrich

Kompetenztheoretisches Modell der Pflegedidaktik

4.1 Zur Autorin

Krankenschwester, Ausbildung in Klientenzentrierter Gesprächsführung, Weiterbildung zur Lehr- und Leitungstätigkeit, zur Supervisorin und Studium Diplom Pädagogik (1981-1985). Graduierten Abschluss: Beraterin grad.IG, Viele Jahre in Aus-, Fortund Weiterbildung in den Pflegeberufen tätig. Promotion zum Thema „Pflegekompetenz" mit Förderung durch die Robert-Bosch-Stiftung (1998). Arbeitsschwerpunkte: Professur an der Katholischen Fachhochschule in Mainz (seit 2002). Lehrgebiete der Pflegewissenschaft und Pflegepädagogik in Diplomstudiengängen von Pflegepädagogik und Pflegemanagement. Konzeption und Mitentwicklung eines dualen Bachelorstudienganges in Pflege und eines Masterstudienganges Pflegepädagogik. Aktives Mitglied im Deutschen Berufsverband für Pflegeberufe, in der Deutschen Gesellschaft für Pflegewissenschaft, in der Gesellschaft für Idiolektik und Gesprächsführung und im Hospizverein Nürnberg, Veröffentlichungen, Vorträge und Seminare zu Themen von Pflegebildung, Lehrerbildung, Kompetenz, Beratung, Idiolektik und Spiritualität.

4.2 Entwicklung des Modells

Während meiner langjährigen Lehrerfahrung in Aus-, Fort- und Weiterbildung in den Pflegeberufen, stellte sich für mich immer wieder die Frage nach dem Wissen und Können der Pflegefachpersonen in ihren alltäglichen Handlungen. Davon ausgehend entwickelte ich die erkenntnisleitende Forschungsfrage und begann Mitte der 90 er Jahre mit dem Thema der Pflegekompetenz meine Dissertation. Da Pflegehandeln nur in Phänomenen der Lebenswirklichkeit zu sehen ist, war es sinnvoll, mit der „Grounded Theory" als einer der qualitativen Forschungsmethoden zu arbeiten. Die Daten erhob ich durch Interviews und Situationsbeschreibungen. In dieser sehr offenen Herangehensweise, entsprechend der wissenschaftlichen Anforderung, zeigten sich unerwartet, jedoch sehr eindrücklich, Aussagen zum unmittelbaren Handeln von Pflegefachpersonen. Diese ließen sich in Kategorien als „Dimensionen des pflegerischen Handelns" darstellen. Diese Handlungsdimensionen bilden die Grundlage zur Beschreibung von Kompetenz. Kompetenz an sich ist nicht sichtbar oder messbar, sie vollzieht sich nur im aktuellen Geschehen des Seins und des Handeln in je einmaligen Situationen. In der Literatur wird hier Kompetenz als Potenzial und Performanz als erkennbare und beurteilbare Ausprägung der Kompetenz unterschieden. Sie wurde von mir als transaktiv und relational beschrieben. Das heißt, es ist immer die Person in ihrer Gesamtheit, die sich zu sich selbst und in Bezug zu anderen Personen einschließlich der situativen Umwelt ausdrückt. Somit kann Kompetenz von mir definiert werden: **Pflegekompetenz ist die Stärke der Person.**

Als nächster Schritt stellte sich die Frage, wie Kompetenz in dieser Komplexität, wie sie sich darstellt, entwickelt werden kann. Da der Fokus der Kompetenz auf die Person in ihrem pflegerischen Handeln gerichtet ist, konnten diese Handlungsdimensionen nochmals genau analysiert und mit sehr gut von einander zu unterscheidenden Aspekten zum Lehren und Lernen erkannt werden. Für pflegerisches Handeln in der Dimension von „regelgeleitet", ergibt sich eine Lernebene des deklarativen Wissens und des prozeduralen Lernens. In der Dimension des „situativ-beurteilenden Handelns" kann die Lernebene von konditionalem Lernen verortet werden. Um „reflektierendes" und „aktiv-ethisches Handeln zu entwickeln bedarf es selbstreflektierender und identitätsfördernder Elemente in der

Lehr-Lerngestaltung. In diesem Sinne konnte ich Handeln und dazugehöriges Lernen verbinden. Die Grundlagen einer Pflegedidaktik, die Lehren und Lernen in pflegerischen Handlungsbezügen darstellt, war gelegt.

In der Erprobung über mehrere Jahre, schwerpunktmäßig in der Vermittlung von Pflegepädagogik auf Hochschulebene, entwickelte und vertiefte ich diese didaktischen Überlegungen. Eine weitere Ausdifferenzierung ermöglichte die explizite Anforderung durch die neuen Gesetze der Gesundheits- und Krankenpflege, sowie der Altenpflege im Hinblick auf die Situationsorientierung. Die Pflegeausbildung muss auf Handeln in beruflichen Situationen gerichtet sein (KrPflG 2003). Dies klingt eigentlich für alle beruflichen Ausbildungen sehr selbstverständlich. Jedoch werden auch heute noch in der Pflegeausbildung überwiegend Inhalte in Ableitung von Bezugswissenschaften gelehrt. Mit zunehmendem Wissen aus der Pflegeforschung kann die Pflegeausbildung diesbezüglich ihrer berufsspezifischen Anforderung näher kommen. Erst wenn Pflege ihre Begriffe definiert, können diese gelehrt werden. Dazu hat Karin Wittneben einen großen Beitrag geleistet. (➤ Kapitel 6) Die didaktische Gestaltung von Pflegesituationen steht auch im Mittelpunkt der kompetenztheoretischen Pflegedidaktik, denn gerade hier bietet sich die Möglichkeit, Kompetenz in ihrer Komplexität im Pflegehandeln zu erlernen.

Ein nächster Schritt in dieser Entwicklung konnte mit den Europäischen Vereinbarungen zum Bildungswesen, insbesondere mit dem Aspekt des lebenslangen Lernens und der Vorlage des Europäischen Qualifikationsrahmen (EQR), der über den Deutschen Bildungsrat veröffentlicht wurde, gegangen werden. Hier sind Qualifikationsstufen mit einer Ausrichtung auf Selbständigkeit, Verantwortung und Kompetenz ausgewiesen. Diese zukunftsorientierten Vorgaben lassen sich hervorragend mit meinen Grundlagen von Dimensionen des pflegerischen Handelns, dem daraus abgeleiteten Kompetenzverständnis, der Lernebenen und der Situationsorientierung verbinden.

Mit jahrelanger Erfahrung in Aus-, Fort- und Weiterbildung und Hochschullehre stellten sich für mich die Fragen

nach dem Wissen, Können und der Kompetenz von Pflegefachpersonen in ihrem alltäglichen Pflegehandeln. Erst durch eine empirische Fundierung im Rahmen meiner Dissertation wurden Aussagen zu Dimensionen des pflegerischen Handelns möglich. Pflegehandeln wird aus der Realität, der tatsächlichen Pflegepraxis und nicht als Norm oder Sollvorstellung, wie oft in Theorien und Lehrbüchern zu finden, aufgezeigt. Auf dieser Grundlage wird Pflegekompetenz beschrieben und definiert. Pflegekompetenz ist die Stärke der Person. Der nächste Schritt, wie diese Kompetenz entwickelt wird, erfolgte sachlogisch durch die Verbindung von Lernebenen. Mit der Integration der Europäischen Qualifikationsstufen sind mehrere Bausteine zu einem Modell der kompetenztheoretischen Pflegedidaktik gewachsen.

4.3 Theoretische Grundlagen

4.3.1 Dimensionen pflegerischen Handelns

Wie einleitend in der Entwicklung des Modells formuliert, sind die Ergebnisse als „Dimensionen des pflegerischen Handelns" das Herzstück meiner Studie. Von diesen wird Pflegekompetenz abgeleitet und dient zur weiteren Generierung der Pflegedidaktik. Sie werden hier in verkürzter Form dargestellt.

Regelgeleitetes Handeln
Pflegefachpersonen handeln regelgeleitet. Dies beruht auf Fachwissen, Können und einer sachgerechten Anwendung dieses Wissens. Handeln vollzieht sich innerhalb von Routine und den vorgefundenen Regeln und Normen. Es werden keine Bezüge außerhalb der auszuführenden Pflegemaßnahmen hergestellt.

Situativ-beurteilendes Handeln
Pflegefachpersonen, die in dieser Dimension handeln, orientieren sich aufgrund ihrer Einschätzung der Situation an Gesamtzusammenhängen. Es werden Bezüge von anderen Faktoren z. B. dem Patienten in seiner Person, seinem Umfeld, der Pflegemaßnahme als solcher, dem Arbeitsfeld oder Aspekten von Vergangenheit und Zukunft mit in die Hand-

lung einbezogen. Vertieftes Wahrnehmen, Beurteilen, Entscheiden und folgerichtiges Handeln werden geleistet.

Reflektierendes Handeln

Innerhalb dieser Handlungsdimension ist nicht nur der Patient Gegenstand der Reflexion, sondern die eigene Person wird als Subjekt in das Geschehen mit integriert. Gefühle und Gedanken werden vom eigenen Erleben aus artikuliert. Es wird nachgedacht, ob man in seiner beruflichen Rolle zufrieden oder unzufrieden ist.

Aktiv-ethisches Handeln

Hier werden Pflegefachpersonen aktiv durch ihr Handeln, Kommunizieren oder Streiten auf der Basis von Werten. Es kann z. B. darum gehen, dass der Patient in seiner Würde verletzt wird. Damit erfolgt Hilfe für den Patienten in seinem ethischen Dilemma. Wird nach Vorstellungen der Pflegefachperson kein Erfolg wirksam, da auch strukturelle Bedingungen berücksichtigt werden, so führt die Reflexion zum Erkennen von Grenzen. Sie hat hier nicht immer Unterstützung vom Team und handelt oft außerhalb der stationsüblichen Regeln.

Diese Dimensionen des Handelns beruhen auf empirischer Grundlage, das heißt, sie konnten als Kategorien aus den von Pflegefachpersonen beschriebenen Situationsbeispielen herausgearbeitet werden. Ihre Bedeutung liegt darin, dass sich dieses Handeln als tatsächlich vorgefundenes Wissen und Können im Pflegealltag ausweist (weiterführende Literatur: Olbrich 1999). Die Handlungsdimensionen (➤ Abb. 4.1) sind in einer hierarchischen Stufung zu sehen, jedoch nicht in einer Wertigkeit, sondern in der Logik des aufeinander Aufbauens.

Routine im regelgeleiteten Handeln hat ihren Sinn. Um jedoch Handeln im aktiv-ethischen Handeln auszubilden, müssen die vorhergehenden Dimensionen von situativ-beurteilend und reflektierend überschritten und integriert sein.

4.3.2 Pflegekompetenz

Kompetenz wird in verschiedenen Disziplinen und Konzepten unterschiedlich beschrieben. So werden einzelne Fähigkeiten gebündelt oder Aufgabenbereiche aufgezählt, geordnet und als Kompetenz deklariert (Benner 1994, DBR 2002/ 2007). Begriffe wie Fähigkeiten, Fertigkeiten, Qualifikationen, Kompetenzen oder Schlüsselqualifikationen werden oftmals synonym verwendet. In erziehungswissenschaftlicher Literatur wird vielfach auf das in den 70er Jahren von H. Roth entwickelte Persönlichkeitsmodell von Sach-, Sozial- und Selbstkompetenz zurückgegriffen. Die Diskussionen der einzelnen Begriffe ergeben kein einheitliches Verständnis (Bonse-Rohmann u.a. 2008). Nimmt man jedoch eine Differenzierung von Qualifikation und Kompetenz vor, so lässt sich Qualifikation eher als arbeitstechnisches Konstrukt beschreiben. Sie ist im Verständnis von Fähigkeiten, die einer Verwertbarkeit in beruflichen Tätigkeiten unterworfen sind, zu sehen. Kompetenz hingegen umfasst die Person in ihren subjektiven Bezügen, womit sie als Grundlage von Bildungsprozessen herangezogen werden kann. „Kompetenz bezieht sich auf die Tiefenstruktur des Handelns, auf die subjektive Erschließung von Welt." (Ertl-Schmuck in: Stöcker 2002, S. 149).

In einer weiteren Differenzierung konstituiert sich Kompetenz als anthropologisch fundierte Ausstattung des Menschen, dem es möglich ist, Fähigkeiten zu erlernen und sich zu entwickeln. Performanz hingegen bedeutet die Ausprägung dieser Potentiale, die sich im entwicklungsgeschichtlichen Kontext höchst individuell als konkreter Handlungsvollzug zeigt (Olbrich 1999, S. 22 f). Im Europäischen Qualifikationsrahmen wird Kompetenz im Sinne von Selbständigkeit und Verantwortung verwendet. In Anbetracht der vielfältigen Bedeutungsinhalte der Begriffe ist es mit wissenschaftlichem Anspruch notwendig, Kompetenz im jeweiligen Kontext der Diskussion zu definieren. So soll hier als theoriegeleitete Grundlage einer kompetenzorientierten Pflegedidaktik Kompetenz im Rahmen der Pflegekompetenz verwendet werden. Diese ist aus den Daten meiner empirisch ausgewerteten Handlungsdimensionen gewonnen. In den beschriebenen Handlungsdimensionen zeigen sich Inhalte der Pflege auf verschiedenen Ebenen von Wissen und Können, von Haltung und Werten, von praktischen Maßnahmen im Vollzug von Wahrnehmen, Beurteilen, Entscheiden und Handeln. Somit werden diese Pflegeinhalte mit ihren Handlungskomponenten zur Grundlage einer Pflegedidaktik.

4

4

Pflegekompetenz konnte in Ableitung aus dem pflegerischen Handeln mit einem qualitativen Anspruch differenziert, beschrieben und definiert werden. **Fähigkeiten im regelgeleiteten Handeln**: Dieses Handeln weist sich als Wissen und Besitzen von Fähigkeiten aus: dies bedeutet, Wissen fachgerecht anwenden zu können innerhalb vorgegebener Rahmen, Regeln und Normen. Fähigkeiten beziehen sich auf Ausführungen von pflegerischen Maßnahmen, die für sich gesehen auch komplex oder kompliziert sein können. Sie müssen nicht vertieft oder in Bezug zu einem übergeordneten Kontext reflektiert werden. Selbstverständlich enthalten sie auch Denk- und Entscheidungsprozesse, welche sich allerdings innerhalb einer Aufgabe oder Methode befinden und sich überwiegend auf Routine beziehen.

> Zusammengefasst heißt das: Regelgeleitetes Handeln bedeutet Wissen und Fähigkeiten haben, diese in einem begrenzten Rahmen anwenden zu können. Damit ist noch keine Kompetenz erreicht, sondern Komponenten als Voraussetzungen von Kompetenz.

Kompetenz im situativ-beurteilenden Handeln: Dieses Handeln weist die Dimension von Kompetenz auf. Es bedeutet, geplant, zielgerichtet, empathisch und antizipatorisch denken und handeln zu können und zwar nicht nur innerhalb einer Maßnahme, sondern in dem der Patient selbst, sowie sein Umfeld in das Gesamtgeschehen mit einbezogen werden. Die Basis dazu bildet ein in die Tiefe gehendes Einfühlungsvermögen, umfassende Wahrnehmung und Beurteilungsfähigkeit. Mehrperspektivisches, vernetztes Denken, sowie vielfältige methodisch-aktionale Optionen werden möglich. Dieses Können bewegt sich auf ausgeprägter kognitiver und emotionaler Ebene.

> Zusammengefasst heißt das: Kompetenz im situativ-beurteilenden Handeln bedeutet vor allem, sich in den Patienten und sein Umfeld vertieft einfühlen und das Wesentliche wahrnehmen zu können. Daraus erschließt sich das adäquate Handeln in dieser einmaligen Situation.

Kompetenz im reflektierenden Handeln: Wenn Pflegefachpersonen Kompetenz aufweisen, in der Form, dass sie ein Pflegegeschehen in seiner Gesamtheit wahrnehmen und beurteilen, dazu in selbstreflexiver Weise den Bezug zur eigenen Person bewusst aufgreifen, so kann dies als intersubjektive und reflektierte Pflege bezeichnet werden. Pflegefachpersonen können sich in andere, sowie in sich selbst, einfühlen, darüber nachdenken und dies auch artikulieren.

> Zusammengefasst heißt das: Kompetenz in der Dimension des reflektierenden Handelns bedeutet, sich mit Aspekten seiner eigenen Person auseinandergesetzt zu haben und sich in selbstreflexiver Weise in das Pflegegeschehen mit einzubringen.

Kompetenz im aktiv-ethisches Handeln: Kompetenz, ausgedrückt im aktiv-ethischen Handeln, bedeutet ein bewusstes Aufgreifen der Werte und der Wertverletzungen, die dem Gesamtgeschehen einer Pflegesituation zugrunde liegen. Oftmals wird dies als ethisches Dilemmata formuliert. Auch wenn die ethische Dimension nicht als solche formuliert ist, so wird sie jedoch in ihrem Wirkzusammenhang erkannt. Erst wenn die Aktivitäten durch ihre Wertbegründung fundiert sind, kann von pflegerischer ethischer Kompetenz ausgegangen werden. Zugrunde liegt eine Stärke der Person an sich: sich seiner sicher sein, entscheiden können, mitfühlend und einfühlend sein, mutig und engagiert sein, konstruktiv streiten können, etwas vertreten, auch wenn es außerhalb der Routine oder gegen die Meinung anderer ist. Hier drückt eine Pflegefachperson ihre Autonomie aus und ist mit sich persönlich und beruflich kongruent.

> Zusammengefasst heißt das: Kompetenz in aktiv-ethischer Dimension bedeutet, als Person so stark zu sein, dass die erkannten Werte innerhalb der Pflege auch aktiv handelnd oder kommunikativ ausgedrückt werden können (➤ Abb. 4.1).

Stellt man sich nun die Frage: Wie wird dieses Handeln gelernt, so ist es notwendig, das Lernen in seinen verschiedenen Ebenen zu betrachten. Dies soll hiermit in kurzer Zusammenfassung erfolgen. Eine Vertiefung zum Lernen und zur Kompetenzentwicklung ist angebracht in: (Olbrich 1999, S. 140 ff).

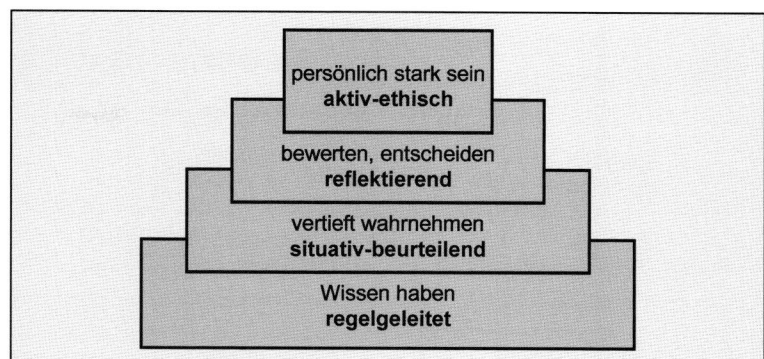

Abb. 4.1 Handlungsdimensionen und Kompetenzhierarchie

4.3.3 Lernebenen

Deklaratives Lernen (Was man lernt)

Deklaratives Lernen beinhaltet das Lernen von Fakten und Prinzipien. Es sind die Inhalte – das Was – eines Berufes oder des Themas. Inhalte, Fakten, Informationen können auswendig gelernt werden. Dieses Wissen kann konkret abgefragt, aufgesagt, (deklariert) werden, es ist am leichtesten zu prüfen.

Prozedurales Lernen (Wie man lernt/handelt)

Hier handelt es sich darum, wie man etwas macht, samt den dazugehörigen Verfahren und Vorgängen. In den Pflegeausbildungen wird sehr viel Wert auf Demonstration und Üben von Fertigkeiten gelegt. Die so genannten Handlungspläne haben hier ihren Fokus.

Konditionales Lernen (Wo und wann das Gelernte angewandt wird)

Beim konditionalen Lernen geht es darum, zu lernen, wann und wo das erworbene Wissen und die entwickelten Fähigkeiten angewandt werden. Es werden die Konditionen (Bedingungen) abgewägt, unter denen das deklarative Wissen und die prozeduralen Fähigkeiten am sinnvollsten eingesetzt werden.

Reflektierendes Lernen (Das Warum des Lernens/Handelns)

Erhebt ein Beruf Anspruch auf Handeln von autonomen Personen, so muss reflektierendes Können ausgebildet werden. Das bedeutet, dass die Lernenden über ihr eigenes Lernen nachdenken, es beurteilen und in Frage stellen können. Auch um die Fähigkeit zu erwerben, ein Leben lang selbständig weiterzulernen, muss ein Lernender Wege finden, über seine Interessen, Motivationen, Einstellungen und Wertmaßstäbe nachzudenken.

Identitätsförderndes Lernen (stellt die Frage nach der eigenen Person)

Da Kompetenz in ihrer höchsten Ausprägung immer die gesamte Person umfasst, werden hier Fragen nach der eigenen beruflichen Identität gestellt. Zum Beispiel: Wer bin ich in meiner beruflichen Rolle, kann ich übereinstimmen mit dem was ich tue, wo liegen meine Grenzen. Es ist letztendlich auch die Reflexion von Werten, ohne diese Grundlage ist aktiv-ethisch Handeln nicht denkbar (Olbrich 1999, S. 140).

Die Handlungsdimensionen werden nun, um Entwicklungsaspekte aufzeigen zu können, in sinnvoller Weise mit den Lernebenen verbunden. Ist die Ausbildung überwiegend deklarative Wissensvermittlung und prozedurales Einüben von Pflegemaßnahmen – wie eine Analyse von Lernzielkatalogen ergab – so werden Fähigkeiten im regelgeleiteten Handeln ausgebildet. Situativ-beurteilendes Handeln erfordert konditionale Lerngestaltung. Hier haben die neueren curricularen Vorgaben von Lernen in und mit Pflegesituationen ihre Berechtigung. Reflektierendes Handeln muss in Lernsettings gestaltet werden, in denen immer wieder in unterschiedlicher Weise das Nachdenken eingeübt wird. Aktiv-ethisches Handeln kann eine Person, wenn sie sich selbstreflexiv, d. h. mit ihren Persönlichkeitsanteilen, auseinandergesetzt hat (> Abb. 4.2).

Wird die Entwicklung von Pflegekompetenz in Verbindung der Handlungsdimensionen mit den Lernebenen angestrebt, so liegt dieser Ausrichtung ein bestimmtes Verständnis von Denken zugrunde. Am nächsten kommt dieses in den Konzepten von

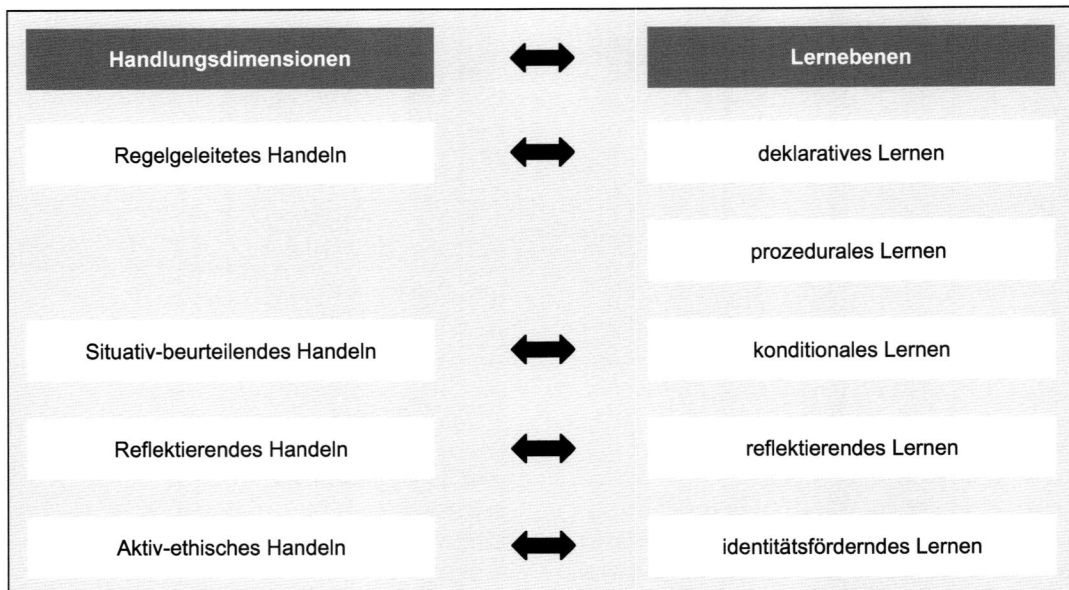

Abb. 4.2 Handlungsdimensionen und Lernebenen.

Konstruktivismus, Systemtheorie und systemisch-konstruktivistischer Pädagogik zum Ausdruck.

4.3.4 Konstruktivismus

Der Konstruktivismus wird in die Erkenntnistheorien eingeordnet. Er ist jedoch eher eine Art zu Denken (Voß 2005). Er beruht auf der Annahme, dass alles Wissen und jede Erkenntnis nur in den Köpfen von Menschen existiert und dass das denkende Subjekt sein Wissen nur auf der Grundlage eigener Erfahrungen konstruieren kann. Viele Disziplinen von der Evolutionstheorie, über Kognitionsforschung, Systemtheorie bis hin zur Pädagogik beziehen zum Thema unterschiedlich differenzierte Positionen. Grundlegende Erkenntnisse wurden aus der Neurobiologie von Maturana und Varela (1987) formuliert. Hier lautet die Kernthese: Menschen sind autopoietische, selbstreferenzielle, operational geschlossene Systeme. Die äußere Realität ist uns sensorisch und kognitiv unzugänglich. Mit anderen Worten heißt das, unsere Wahrnehmung der Welt entspricht nicht einer Realität im Sinne einer tatsächlichen Abbildung. Was unsere Sinnesorgane aufnehmen, sind ausschließlich physikalische Reize, die in biophysischen und biochemischen Prozessen im Gehirn ver-

arbeitet werden. In diesem Sinne ist das Gehirn ein sich selbststeuerndes System. Das bedeutet, dass Impulse von Außen nicht als solche übernommen werden, sondern lediglich als Anregung verstanden werden können. Hierin liegen weitreichende Argumente für den so genannten Paradigmenwechsel in der Pädagogik.

Auch das Verständnis von Wissen und Wissenserwerb erfährt dadurch eine andere Deutung: **Wissenserwerb** erfolgt konstruktiv in Abhängigkeit von Vorwissen, Wahrnehmung, Handlungskontext und Affektlage, er verläuft individuell unvorhersagbar, kann nicht determiniert, sondern nur gelenkt werden, daher ist Wissen selbstorganisierend und emergent (➤ Kapitel 5). **Wissen** ist dynamisch, sozial ausgehandelt, erwächst aus Problemlösungssituationen und hat eine anthropologische Dimension von Ethik und Kultur (Siebert 2003, S. 105).

4.3.5 Systemtheorie

Systemtheorien konstruieren sprachlich die Welt über Systeme, komplexe Ganzheiten, die jeweils wieder Teil größerer Systemwelten sind, z. B.: Zelle, Organe, Mensch, Gesellschaft, Universum. Eine Kernaussage lautet: Das Ganze ist mehr als die Summe der Teile. Auch hier finden sich die Grundgedanken von Dynamik, Unvorhersagbarkeit, Selbststeuerung und Vernetzung. Systeme sind operational geschlossene Einheiten, jedoch energetisch offen. Die Geschlossenheit bedeutet, dass sie durch ihre Struktur festgelegt sind. Das heißt, das System (Zelle, Mensch) handelt autonom, da die Struktur bestimmt, ob und wie es auf die Einflüsse der Umwelt reagiert. Die Umwelt kann Systeme demnach nur allein verstören, irritieren, (perturbieren). Autonome Systeme sind von außen nicht steuerbar, jedoch können einzelne Systeme für einander wechselseitige Umwelten bilden, die Veränderungen auslösen können. Bahnbrechende Erkenntnisse hinsichtlich der Vernetzung und der Plastizität des Gehirnes und deren Bedeutung für Denken, Lernen und Sprache sind in den letzten Jahren von der Neurowissenschaft geliefert worden (Bindernagel, Poimann 2008).

4.3.6 Systemisch-konstruktivistische Pädagogik

Da Konstruktivismus und Systemtheorie viele Gemeinsamkeiten haben, sind diese zur Grundlage des neuen pädagogischen Verständnisses geworden (Reich 2005). Hierin wird eine vollständig andere Rolle der Lehrenden notwendig. Die Annahme, Wissen könnte transferiert und Menschen könnten belehrt oder verändert werden, passt in ein mechanistisches Menschenbild der Vergangenheit. Ein konstruktivistisches Menschenbild geht von der Achtung und Autonomie des anderen aus, von einer prinzipiellen Offenheit der Situationen, Kommunikation, Verantwortung und Beziehung werden die Basis zur gemeinsamen Lehr-Lerngestaltung. Lehren wird damit zu einem offenen, dynamischen und dialogischen Prozess. Konkretisiert man dieses Grundverständnis, so können an Lehren, Lernen und Methoden bestimmte Anforderungen gestellt werden.

Lehranforderungen: Lehrende bestimmen nicht mehr ausschließlich alleine ihre Stoffauswahl, sie bereiten diese nicht mehr auf Folien vor und „vermitteln", sprich lesen sie den Lernenden vor, wie in der traditionellen Pädagogik einer Vorlesung an den Hochschulen. In einer veränderten Rolle stellen sie Wissen bereit, aktivieren die Eigenständigkeit der Lernenden, unterstützen die Lernprozesse. Sie schaffen Bedingungen eines akzeptierenden Lernklimas, Nichtverstehen und Fehler dürfen sein, denn gerade dieses fördert die Lernmöglichkeit. Sie leiten an, beraten und begleiten zu Inhalten, Methoden und Problemen. Sie aktivieren Reflexion und Denken durch Fragen und Aufgabenstellungen, die mehrperspektivisch, vielfältig interpretierbar sind. Fertige Lösungen werden nicht vorgegeben, sie werden gemeinsam gesucht. Austausch und Kooperation in Gruppen werden geübt. Die klassischen Gruppenarbeiten, in denen alles vorgegeben wird: Zeit, Raum, Inhalt, Aufgabe, Präsentation der schon vorgedachten Lösungen führen nicht zur Selbständigkeit, sondern zu „null Bock".

Lernanforderungen: Lernende sind bereit, ihre eigenen Interessen, ihre Schwerpunkte zu entdecken, sie nehmen Beratung und Begleitung an, sie stellen sich den Fragen und Aufgabenstellungen im Sinne von Eigenaktivitäten. Sie erkennen Grenzen, lassen Probleme zu, bestehen nicht auf vorgegebenen Lösungen. Sie lernen Fragen zu entwickeln, denn gerade hier knüpfen sie an ihre eigenen kognitiven Strukturen an, wodurch Lernprozesse ermöglicht werden. Lernende sind mutig, sie trauen sich neue Wege zu gehen und Verantwortung für ihr eigenes Lernen zu übernehmen. Sie wissen wie Lernen funktioniert und relativieren ihre vielleicht gemachten Erfahrungen von: Wissen wird mir vorgegeben, ich brauche es nur zu speichern und zu reproduzieren. In diesem Rahmen von Lehren und Lernen können nicht geahnte Ressourcen, die zu Selbstvertrauen und Sicherheit auf beiden Seiten führen, aktiviert werden. Es bereitet Freude, Probleme selbständig und mit anderen gemeinsam zu erkunden. Selbstgesteuerte Lernprozesse sind nicht nur zur eigenen Freude, sie sind die unerlässlichen Bedingungen für spätere Autonomie im Beruf und ebenso für Übernahme von Verantwortung im gesellschaftlichen Kontext. Hier sei auf das Postulat des Lebenslangen Lernens der Bildungspolitik, als gesellschaftliche Notwendigkeit hingewiesen.

Methoden: Im kompetenztheoretischen Verständnis der Didaktik werden Methoden vielfältig und kreativ mit Abstimmung von Lehrenden und Lernenden prozessgesteuert eingesetzt. In einer Vorplanung werden sie als Möglichkeiten und Alternativen geplant, was von Lehrenden ein sicheres und großes Repertoire und einen flexiblen Umgang damit erfordert .

4.3.7 Europäischer Qualifikationsrahmen (EQR)

Im Zuge der Europäischen Annäherung, vor allem im Bildungswesen, wurde mit der Etablierung des Bolognaprozess 1999 durch mehrere Europäischen Gremien, der Europäische Qualifikationsrahmen (EQF) entwickelt und 2007 durch die EU- Bildungsminister verabschiedet (Europäische Union 2008). Als Gründe werden die Entwicklungen in Technik, Wirtschaft, sowie auch die Überalterung der Gesellschaft formuliert. Damit wird die Notwendigkeit von Flexibilität, die Transparenz von beruflichen und hochschulischen Qualifikationen, verbunden mit lebenslangem Lernen begründet. Der EQR ist in drei Kategorien (Kenntnisse, Fertigkeiten und Kompetenz)und in acht hierarchisch gegliederten Stufen (➢ Tab. 4.1, ➢ Tab. 4.2, ➢ Tab. 4.3) als so genannten Referenzniveaus, die die jeweiligen Lernergebnisse ausweisen, beschrieben.

Die jeweiligen Kategorien werden in ihrem Verständnis definiert:

- **Kenntnisse** werden als Theorie- und/oder Faktenwissen beschrieben.
- **Fertigkeiten** werden als kognitive Fertigkeiten (Einsatz logischen, intuitiven und kreativen Denkens) und praktische Fertigkeiten (Geschicklichkeit und Verwendung von Methoden, Materialien, Werkzeugen und Instrumenten) beschrieben.

- **Kompetenz** wird im Sinne der Übernahmen von Verantwortung und Selbständigkeit beschrieben.

In den nachfolgenden Tabellen werden in einer Übersicht diese Beschreibungen der Niveaus des Europäischen Qualifikationsrahmens dargestellt. Jedes der acht Niveaus wird durch eine Reihe von Deskriptoren definiert, die die Lernergebnisse beschreiben, die für die Erlangung der diesem Niveau entsprechenden Qualifikationen in allen Qualifikationssystemen erforderlich sind. Der Deutsche Bildungsrat (DBR) hat hierzu in seinem Bildungskonzept „Pflegebildung offensiv" von 2007 Stellung genommen und diese Qualifikationsstufen für die berufliche und akademische Pflegeausbildung in Deutschland positioniert.

Die Stufen 1 bis 3 stellen eine schulische Ausbildung, sowie eine fachpraktische Qualifikation, in der grundlegende Kenntnisse und Fertigkeiten erlernt werden, die zur Übernahmen von Aufgaben unter Anweisung befähigen, dar. Hier ist die 2 jährige Ausbildung zur Pflege-Assistentin verortet. (DBR 2007) (➢ Tab. 4.1).

Die Stufen 4 und 5 entsprechen der Qualifikation der 3 jährigen Ausbildung in den generalistisch angelegten Pflegeberufen. (DBR 2007) (➢ Tab. 4.2)

Die Stufe 6 entspricht der Bachelor Ausbildung. Sie ist die Erstqualifikation auf akademischer Ebene. Sie wird, da die deutschen Studienstrukturen für die Pflegestudiengänge im internationalen Vergleich noch Anpassungsmaßnahmen erfordern, an vielen Hochschulen als dualer Studiengang angeboten. Die

Tab. 4.1 Stufen 1-3 der Ausbildung (Kommission der Europäischen Gemeinschaften 2006)

EQR Niveau	Kenntnisse	Fertigkeiten	Kompetenz
Stufe 1	Grundlegendes Allgemeinwissen	Grundlegende Fertigkeiten, die zur Ausführung einfacher Aufgaben erforderlich sind	Arbeiten oder Lernen unter direkter Anleitung in einem vorstrukturierten Kontext
Stufe 2	Grundlegendes Faktenwissen in einem Arbeits- oder Lernbereich	Grundlegende kognitive und praktische Fertigkeiten, die zur Nutzung relevanter Informationen erforderlich sind, um Aufgaben auszuführen und Routineprobleme unter Verwendung einfacher Regeln und Werkzeugen zu lösen	Arbeiten und Lernen unter Anleitung mit einem gewissen Maß an Selbständigkeit
Stufe 3	Kenntnisse von Fakten, Grundsätzen, Verfahren und allgemeinen Begriffen in einem Arbeits- oder Lernbereich	Eine Reihe von kognitiven und praktischen Fertigkeiten zur Erledigung von Aufgaben und zur Lösung von Problemen, wobei grundlegende Methoden, Werkzeuge, Materialien und Informationen ausgewählt und angewandt werden	Verantwortung für die Erledigung von Arbeits- oder Lernaufgaben übernehmen bei der Lösung von Problemen das eigene Verhalten an die jeweiligen Umstände anpassen

Tab. 4.2 Stufen 4-5 der Ausbildung (Kommission der Europäischen Gemeinschaften 2006)

EQR Niveau	Kenntnisse	Fertigkeiten	Kompetenz
Stufe 4	Breites Spektrum an Theorie- und Faktenwissen in einem Arbeits- oder Lernbereich	Eine Reihe kognitiver und praktischer Fertigkeiten, um Lösungen für spezielle Probleme in einem Arbeits- oder Lernbereich zu finden	Selbständiges Tätigwerden innerhalb der Handlungsparameter von Arbeits- oder Lernkontexten, die in der Regel bekannt sind, sich jedoch ändern können, Beaufsichtigung der Routinearbeit anderer Personen, wobei eine gewisse Verantwortung für die Bewertung und Verbesserung der Arbeits- oder Lernaktivitäten übernommen wird
Stufe 5	Umfassendes, spezialisiertes Theorie- und Faktenwissen in einem Arbeits- oder Lernbereich, sowie Bewusstsein für die Grenzen dieser Kenntnisse	Umfassende kognitive und praktische Fertigkeiten die erforderlich sind, um kreative Lösungen für abstrakte Probleme zu erarbeiten	Leiten und Beaufsichtigen in Arbeits- oder Lernkontexten, in denen nicht vorhersehbare Änderungen auftreten, Überprüfung und Entwicklung der eigenen Leistung und der Leistung anderer Personen

Tab. 4.3 Stufe 6 der Ausbildung (Kommission der Europäischen Gemeinschaften 2006)

EQR Niveau	Kenntnisse	Fertigkeiten	Kompetenz
Stufe 6	Fortgeschrittene Kenntnisse in einem Arbeits- oder Lernbereich unter Einsatz eines kritischen Verständnisses von Theorien und Grundsätzen	Fortgeschrittene Fertigkeiten, die die Beherrschung des Faches sowie Innovationsfähigkeit erkennen lassen, und zur Lösung komplexer und nicht vorhersehbarer Probleme in einem spezialisierten Arbeits- oder Lernbereich nötig sind	Leitung komplexer fachlicher oder beruflicher Tätigkeiten oder Projekte und Übernahme von Entscheidungsverantwortung in nicht vorhersagbaren Arbeits- oder Lernkontexten, Übernahme der Verantwortung für die berufliche Entwicklung von Einzelpersonen oder Gruppen

Stufe 7 ist Masterqualifikation und Stufe 8 Promotion, sie werden hier nicht weiter ausgeführt.

Auf der Grundlage dieser oben ausgeführten Theorien und Konzepte können nun die Kernelemente einer kompetenztheoretischen Pflegedidaktik ausgewiesen und systematisiert werden (➤ Abb. 4.3).

4.4 Kernelemente der kompetenztheoretischen Pflegedidaktik

Die kompetenztheoretische Pflegedidaktik vereint integrativ verschiedene Elemente:
- Handlungsdimensionen der Pflege
- Lernebenen
- Kompetenz im Sinne der Pflegekompetenz und im Sinne von Recht und Befugnis
- Kenntnisse, Fertigkeiten und Kompetenz in der Definition des EQR
- Verantwortung und Selbständigkeit
- Lebenslanges Lernen
- Lehr- und Lernanforderungen im systemisch-konstruktivistischen Denken.

Diese Elemente sind, analog meiner Definition von Kompetenz, transaktional und relational zu verstehen. Sie bedingen sich also gegenseitig, sie aktualisieren sich im Austausch und sind immer im Zusammenhang zu sehen. Sie werden, um sie besser beschreiben zu können und zur wissenschaftlichen Diskussion, analytisch getrennt und wiederum in einer pflegedidaktischen Systematik gebündelt. Diese Komplexbereiche werden in drei Kategorien von Ausrichtung des Bildungsprozesses, von Lehr- und Lerngestaltung des Bildungsprozesses und kompetenzbasierten Ergebnissen des Bildungsprozesses beschrieben.

1. Ausrichtung des Bildungsprozesses

Hierunter sind die grundsätzlichen Bedingungen des Bildungsrahmens zu sehen, also etwa die berufspolitischen Ziele, das angestrebte Qualifikationsniveau, das pädagogische Verständnis der Einrichtung, der Kontext, der Bildungsabschluss. Im engeren fachdidaktischen Verständnis werden hier die Kenntnisse und Fertigkeiten (in der Definition des EQR) formuliert. Die Kenntnisse zeigen das inhaltliche Spektrum auf. Welche Theorien, welches Wissen wird zugrunde gelegt. In traditioneller Pädagogik kann hier auch die Stoffsammlung genannt werden. Die Fertigkeiten, die hier angestrebt werden, beziehen sich auf grundsätzliches Denkvermögen (sachlich, logisch, kreativ) und praktische Ausrichtung (Anwenden von Wissen und Methoden). In diesem Komplexbereich geht es um das Wissen und Können, einschließlich der Umsetzung im praktischen Arbeitsfeld. In einem Curriculum der traditionellen Pädagogik wird man hier den Schwerpunkt der Ausbildung finden, also **Was** gelernt und gekonnt werden soll.

2. Lehr- und Lerngestaltung des Bildungsprozesses

Hierunter sind die vielfältigen Lehr- und Lernmethoden zu sehen. Insbesondere die Anforderungen an Lehrende und Lernende, die im systemisch-konstruktivistischen Verständnis eine andere Bedeutung als in traditioneller Pädagogik bekommen. Es geht hier nicht nur um das technische Einsetzen von Unterrichtsmethoden, sondern eher um die Haltung im pädagogischen Verständnis. Dieses erfordert gemeinsames Gestalten des Lehren und Lernens, in kommunikativer und kooperativer Weise. In der Pflegepädagogik, die auf pflegerisches Handeln ausgerichtet ist, werden hier explizit die Lernebenen ausgewiesen. Es geht um die Frage: **Wie** wird gelernt.

3. Kompetenzbasierte Ergebnisse des Bildungsprozesses

Die Kompetenz an sich gibt es nicht, sie bildet quasi die Grundlage für die Ausformung, also der Performanz, in der Kompetenz erkannt, gemessen oder auch sichtbar geprüft werden kann. Damit können Ergebnisse des Lernens beschrieben werden, z. B. in der Art der Selbständigkeit und der Verantwortung.

Im EQR werden explizit das lebenslange Lernen und die Lernergebnisse selbst als Qualifikationsniveau hervorgehoben. Pflegedidaktik, ausgerichtet auf Handlungskompetenz, beschreibt hier die Dimensionen des pflegerischen Handelns. Die „Ergebnisse" der Lernprozesse im kompetenzbasierten Bildungsprozess sind immer ausgerichtet auf die lernende und sich entwickelnde Person in ihrer Gesamtheit. Pflegekompetenz ist die Stärke der Person. Unter der fachdidaktischen Perspektive kann hier die Frage, **Wozu** und **Warum** der Bildungsprozess stattfindet, beantwortet werden (> Abb. 4.3).

Um diese Kernelemente, die in der Übersicht dargestellt sind, zu vertiefen und pflegespezifisch auszurichten erfolgt nun eine konkrete Ausführung. Die Dimensionen des pflegerischen Handelns bilden die übergeordnete Systematik. Dazu werden jeweils die Stufen des EQR und die Abschlussqualifikationen der Pflegeberufe, wie vom Deutschen Bildungsrat (DBR 2007) formuliert, zugeordnet,

4.4.1 Handlungsdimension der Pflege: Regelgeleitetes Handeln

EQR Stufe 1 bis 3, 2 jährige Pflege-Assistenz, in diesen Kategorien zeigt sich die

Ausrichtung des Bildungsprozesses

Kenntnisse: Auf Wissen vorhergehender Schulbildung aufbauen können, Wissen und Fakten aus den theoretischen Grundlagen der Pflegeberufe auf allgemeiner Ebene erlernen, Wissen und Fakten in einem spezifischen Bereich, z. B. Körperpflege, Nahrungsaufnahme, vertiefen und in einfachen Kontexten, das heißt in stabilen Pflegesituationen verstehen können.

Lehr- und Lerngestaltung des Bildungsprozesses

* **Lehranforderungen**: Auswahl von Wissensgrundlagen aus der Literatur der Grundausbildung (Sekundarstufe I). (Notwendige neue Entwicklung von Curricula und Lehrbüchern für diese Ebene). Lerninhalte entsprechend den Stundenkontingenten breit und übersichtlich aufarbeiten, spezifische Lerninhalte innerhalb eines Bereiches oder eines Aufgabenprofils auswählen und in exemplarischen Lerneinheiten zur Wissensaneignung anbieten.

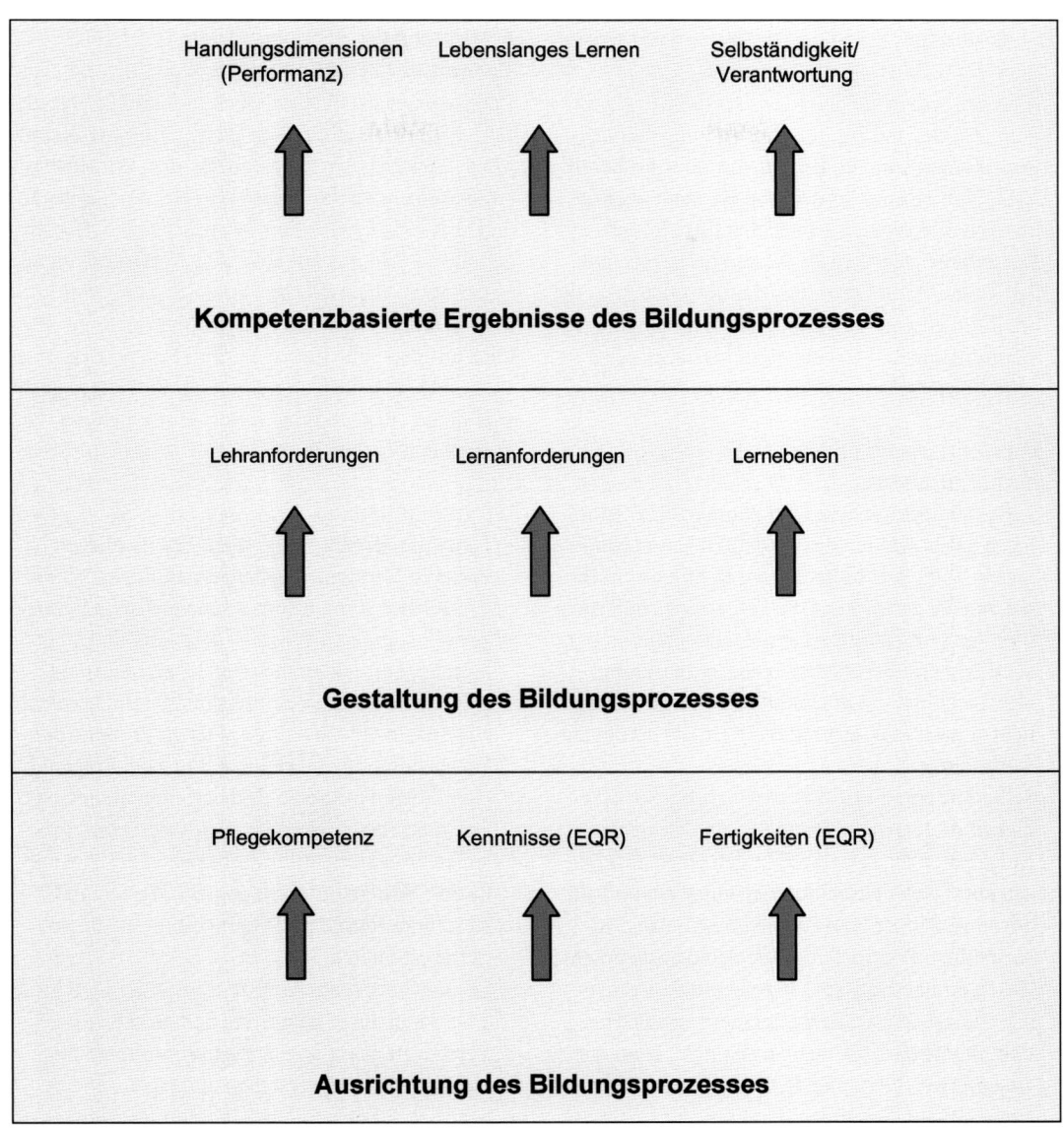

Abb. 4.3 Kernelemente der kompetenztheoretischen Pflegedidaktik

- **Lernanforderung**: Wissen kognitiv erfassen können, emotionale Inhalte annehmen können, für Anleitung und Beratung bereit sein, sich mit vorgegebenen Problemsituationen auseinandersetzen.

Ausrichtung des Bildungsprozesses
Fertigkeiten: Grundlegende Fertigkeiten und Wissen im Rahmen von Praxisaufgaben umsetzen, Pflegemaßnahmen nach Vorgaben und Anleitung selbständig durchführen können. Innerhalb der Pflege-

maßnahmen Methoden und Ergebnisse beurteilen, innerhalb der Pflegemaßnahmen ethisch/moralisches Handeln reflektieren und die Grenzen zur Weiterleitung erkennen.

Lehr- und Lerngestaltung des Bildungsprozesses
- **Lehranforderung:** Pflegesituationen zu Lernsituationen didaktisch gestalten, so dass Theorie und Praxis für die Lernenden verknüpft werden können, Methoden zu Pflegemaßnahmen einüben und die Kontrolle der Sicherheit übernehmen,

Reflexion zum Erkennen der Grenzen der eigenen Verantwortung der Lernenden.

- **Lernanforderung**: bedingte Fähigkeit zu abstraktem Denken und zur Transferleistung, manuelltechnisches Können, Lernen von Routine, bereit sein, über eigenes Lernen und Handeln nachzudenken und dies auch formulieren zu lernen.
- **Lernebene**: deklaratives Wissen und prozedurales Können sind Lern- und Handlungsebenen, die im Rahmen von regelgeleitetem Handeln ihre Bedeutung finden. Die Lehr- und Lernleistungen sind Voraussetzungen für Weiterentwicklung.

Kompetenzbasierte Ergebnisse des Bildungsprozesses

- **Lebenslanges Lernen**: Hier können dazu Grundlagen gelegt werden, was bedeuten kann , Neugierde, Interesse, Motivation und Freude am Lernen wieder zu wecken. Die Lernenden entdecken ihre Ressourcen und erkennen einen Sinn in persönlicher und beruflicher Weiterentwicklung. Der Abschluss dieser Qualifikationsstufe ermöglicht ja nach EQR einen Einstieg in die berufliche Ausbildung.
- **Selbständigkeit und Verantwortung**: Selbständigkeit ist gefordert innerhalb von delegierten Aufgaben, pflegespezifisch in den Durchführungen von Pflegemaßnahmen in einfachen und stabilen Situationen. Ein Problembewusstsein ist vorhanden, Routinefähigkeiten sind ausgeprägt, Reflexion in Pflege- und Berufskontext ist möglich. Kompetenz im Sinne meiner formulierten Pflegekompetenz ist nicht vorhanden, denn die wesentlichen Elemente des konditionalen Könnens sind auf dieser Qualifikationsstufe nicht erreicht.
- **Kompetenz im Sinne von Recht und Befugnis**: Dies bezieht sich ausschließlich auf die Ausführungsverantwortung und ein Erkennen von Grenzen.

4.4.2 Handlungsdimension der Pflege: Situativ-beurteilendes Handeln

EQR Stufe 4 bis 5, 3 jährige Pflegeausbildung, in diesen Kategorien zeigt sich die

Ausrichtung des Bildungsprozesses

Kenntnisse: Breites Spektrum von Theorie- und Praxiswissen aus Pflegewissenschaft und Bezugswissenschaften, einschließlich fachspezifischer Kenntnisse, Bewusstsein für Grenzen der Wissensbasis entwickeln, erweitern dieses Wissens unter selbständigem Hinzuziehen neuer Wissensquellen, übertragen dieses Wissens auf abstrakte, vorwegnehmende Situationen, theoretische Durchdringung von konkreten und komplexen Pflegesituationen im Hinblick auf generelle und spezielle Pflegebedarfserfassung, Prioritätensetzung, Planung, Evaluierung, sowie deren Begründung unter Hinzuziehung von pflegetheoretischen Grundlagen.

Lehr-Lerngestaltung

- **Lehranforderung**: Wissen unterschiedlichen Niveaus zu Verfügung stellen, unterstützen bei der Erschließung von Informationsquellen, anleiten zur selbständigen Wissensaneignung und Verarbeitung, Lernfakten theoriegeleitet, mehrperspektivisch, analytisch, interpretativ und vernetzt zur Auseinandersetzung anbieten, Prozesse der Wahrnehmung, Beurteilung, Entscheidung und Handlungen initiieren und begleiten, Reflexionsvermögen bei fachspezifischen Fragen und Problemen erweitern, unter Einbeziehen der Eigenreflexion, Auseinandersetzung mit Werten und ethischem Handeln zur Lerngestaltung didaktisch aufarbeiten,
- **Lernanforderung**: Auf Kenntnisse der EQR Stufe 1 bis 3 aufbauen, kognitives und emotionales Vermögen, komplexe Wissenszusammenhänge aufzunehmen, zu verstehen und eigenständige Schlüsse daraus zu ziehen, bereit und fähig sein sich mit pflegeimmanenten Werten selbstreflexiv auseinander zusetzen, Beurteilungs- und Entscheidungsfähigkeiten zu entwickeln.

Ausrichtung des Bildungsprozesses

Fertigkeiten: Theorien, sowie allgemeines und spezifisches Fachwissen in abstrakte und konkrete Aufgabengebiete übertragen, eigenständige Strategien dazu entwickeln, diese beurteilen und umsetzen, kreative Antworten bei der Suche nach Lösungen für genau definierte, konkrete und abstrakte Probleme entwickeln und nutzen, umfassende kognitive und praktische Fertigkeiten einsetzen, um theoretisches und praktisches Wissens bei Problemlösungsprozessen zu übertragen.

Lehr-Lerngestaltung

- **Lehranforderungen**: Pflegesituationen zu Lernsituationen so didaktisch gestalten, dass umfassende Fertigkeiten für die praktische Umsetzung erlernt werden können, unter Anforderungen von selbständig, verantwortungsvoll, sowie fachlich, theoriegeleitet, ethisch reflektiert und begründet, Lernberatung und Lernbegleitung anbieten, Aufgaben und Probleme in ihren mehrdimensionalen, mehrperspektivischen und interpretativen Aspekten anbieten, unterstützen bei der gemeinsamen Suche nach Lösungen, ermöglichen, dass kommunikative, argumentative, solidarische und kooperierende Fertigkeiten eigengesteuert geübt werden können, Begleitung in sensibler und wertschätzender Weise
- **Lernanforderung**: Weiterentwickeln von kognitiven, pragmatischen und emotionalen Fertigkeiten, bereit sein, dies in selbständiger und verantwortungsvoller Weise zu lernen, zu üben, in Gruppenaustausch und in der Lehr-Lernberatung zu artikulieren, bereit sein, neue Anregungen aufzunehmen und neue Wege selbständig in Arbeits- und Lernsituationen zu gehen.
- **Lernebene**: Konditionales Lernen, dies bedeutet, die Bedingungen abwägen, unter denen das deklarative und prozedurale Wissen zu Anwendung kommt. Diese Ebene umfasst Lernen mit hohem Anspruch an Wahrnehmen, Beurteilen, Entscheiden und Handeln in selbständiger Weise. Pflege ist immer in einmaligen komplexen Situationen. In diesem Verständnis kann adäquates Handeln nur konditional sein, das heißt, alle Komponenten von Pflegefachperson und Patient (Mensch und Umwelt) kommen transaktional und relational zum Ausdruck. Kommen die Lernebenen der reflektierenden und der identitätsfördernden Komponenten hinzu, so kann Kompetenz voll entwickelt werden.

Kompetenzbasierte Ergebnisse des Bildungsprozesses

- **Lebenslanges Lernen**: In diesen EQR Stufen 4 bis 5 ist die Qualifikation des Berufsabschlusses im Bereich von Selbständigkeit definiert. Damit ist

auch selbständiges Lernen gemeint. Pflegefachpersonen müssen in der Lage sein, Grenzen des Wissens zu erkennen, den eigenen Wissensstand zu beurteilen und den eigenen Lernbedarf zu artikulieren. Dieses Können muss so gefestigt sein, dass die Entscheidungen zu Fort- und Weiterbildung, um die berufliche Kompetenz zu erhalten immer aktualisiert werden können. Darüber hinaus ist es möglich, eine Weiterentwicklung der Berufskarriere über ein Bachelor- Studium anzustreben.

- **Selbständigkeit und Verantwortung**: Selbständiges Handeln ist auf dieser Qualifikationsstufe gelernt und im Handlungsvollzug verantwortungsvoll, ethisch und sicher zu zeigen. Die Selbständigkeit bezieht sich auf die sach- und fachlichen Anforderungen der professionellen Pflege entsprechend der berufsfachlichen Ausbildungsebene. Der Kontext wird durch die Berufsgesetze, mit den Vorgaben der eigenständigen Tätigkeitsbereiche vorgegeben. (KrPflAPrV 2003) Die Selbständigkeit umfasst auch Anleitung, Beaufsichtigung und Delegation von anderen Personen (Lernenden/Assistentinnen)
- **Kompetenz im Sinne der Pflegekompetenz**: Pflegekompetenz umfasst nicht nur einzelne Komponenten beruflichen Handelns, sondern ist Ausdruck einzelner Komponenten der Person in ihrer Gesamtheit. Sie gestaltet sich in einem Zusammenwirken mit dem Patienten , einschließlich des Umfeldes beider Personen. In diesem Verständnis ist Kompetenz auf dieser Qualifikationsstufe erreicht. Komponenten von Forschungskompetenz sind nicht vorhanden.
- **Kompetenz im Sinne von Recht und Befugnis**: Hier können wir festhalten: Die Ausführungsverantwortung kommt im Rahmen von Delegation von Personen mit übergeordneter Anordnungskompetenz immer zur Wirkung. Eigene Anordnungs- und Entscheidungskompetenz beinhaltet auch die Verantwortung, auch im rechtlichen Sinne, und erstreckt sich auf die Aufgaben entsprechend den Berufsgesetzen. Diese sind ausgewiesen in den Aufgaben des Pflegeprozesses. Aufgaben von Beratung und Anleitung sind formuliert, jedoch in ihren Grenzen nicht berufsrechtlich definiert.

4

4.4.3 Handlungsdimension der Pflege: Reflektierendes Handeln

EQR: ab Stufe 5, berufliche und akademische Pflegeausbildung, in diesen Kategorien zeigt sich die

Ausrichtung des Bildungsprozesses
Kenntnisse: Das zum reflektierenden Handeln grundlegende Theorie- und Praxiswissen speist sich aus den vorhergehenden Qualifikationsstufen und überschreitet diese qualitativ. Das Wissen ist nicht nur breit auf die Lösung von Pflegeproblemen spezialisiert, sondern muss darüber hinaus Inhalte aus Anthropologie, Lern- und Persönlichkeitspsychologie aufweisen. Diese Theorien bilden die Grundlage, um eigene (ebenfalls die von anderen Personen) Persönlichkeitsentwicklungen reflexiv wahrnehmen und beurteilen zu können. Denn wie im EQR ab Stufe 5 formuliert, muss eigenes Lernen bewertet werden können. Dieses Wissen überschreitet spezialisiertes Fach- und Sachwissen.

Lehr und Lerngestaltung des Bildungsprozesses
- **Lehranforderungen:** Die Anforderungen an Lehrende erstrecken sich natürlich ebenfalls auf die theoretischen Grundlagen dieser Wissensinhalte. Da diese jedoch nicht nur rein kognitiv aufgenommen, sondern immer nur in Auseinandersetzung mit der eigenen Person verinnerlicht werden können, müssen Lehrende selbst Persönlichkeits- und Lernprozesse reflektiert haben. Sie haben dann die Grundlagen, um ihre Lehrgestaltung kritisch reflektieren und beurteilen zu können. Lehren auf dieser Ebene setzt akademische Qualifikation voraus.
- **Lernanforderungen:** Hier sind die Voraussetzungen, auf kognitives und emotionales Wissen aufbauen zu können. Diese zu erweitern und in selbstreflexiver Weise aufnehmen und verarbeiten zu können.

Ausrichtung des Bildungsprozesses
Fertigkeiten: Fertigkeiten bedeuten im EQR die Anwendung und Umsetzung des Wissens. Im Kontext des reflektierenden Handelns heißt das, auf unterschiedlichen Ebenen und aus unterschiedlichen Perspektiven nachzudenken. In niederen EQR Stufen kann über den Erfolg einer Maßnahme nachgedacht

werden. Höhere Anforderungen beinhalten die verschiedenen Perspektiven der Person und des Kontextes. Erst mit dem Einbeziehen der eigenen Person in Lern- und Arbeitssituationen wird die vollständige Dimension des reflektierenden Handelns erreicht.

Lehr- und Lerngestaltung des Bildungsprozesses
- **Lehranforderungen:** Lehrende können auf der Grundlage des Wissens ihr Reflexionsvermögen in selbstreflexiver Weise handhaben und zwar in Bezug zu sich selbst und in Bezug zur Gestaltung von Lernprozessen. Sie können nicht nur die fachlichen Qualifikationen, sondern auch die persönlichkeitsbezogenen Entwicklungen von Lernenden initiieren, begleiten und reflektierend bewerten.
- **Lernanforderungen:** Wie die Lehrenden, so können auch die Lernenden die anthropologischen bzw. psychologischen Theorien und Konzepte in ihrer Anwendung handhaben. Vorausgesetzt, sie sind kognitiv dazu fähig und emotional dazu bereit. Die Anforderungen gehen über die fach- und sachgerechte Problemlösung hinaus, denn die eigenen Persönlichkeitsanteile kommen ins Blickfeld und hier weisen Pflegesituationen oft existenzielle Potentiale auf. Der Umgang mit Angst, Ohnmacht oder Endlichkeit führt unweigerlich an eigene Grenzen, denen nur in selbstreflexiver Weise professionell begegnet werden kann.
- **Lernebene:** Die dazugehörige Lernebene ist das reflektierende Lernen. Hier finden sich viele Elemente des methodischen Gestaltens, von einfachem Nachdenken in abstrakten Fallbeschreibungen, die im Lernort Schule diskutiert werden bis hin zu hochkomplexen, von Schülern selbst erfahrenen Pflegesituationen, die emotionales, damit auch identitätsförderndes Lernen ermöglichen.

Kompetenzbasierte Ergebnisse des Bildungsprozesses
- **Lebenslanges Lernen:** Ein berufs- und lebensweltlich immerwährendes Lernen und Entwickeln, wie es der EQR empfiehlt, geht nicht, ohne kontinuierlich den eigenen Lernstand zu bewerten. Dies beinhaltet selbstverständlich in diesem Kontext die Selbstreflexion. Ergebnisse können ganz formal an Bildungsabschlüssen und beruflichen Positionen erkannt werden. Jedoch sind

hier die Grenzen einer Fremdbewertung zu achten, denn wie ein Mensch in seinem Verständnis Lernerfolg definiert, liegt in seiner subjektiven Beurteilung.

- **Selbständigkeit und Verantwortung**: In den höheren Qualifikationsstufen sind Selbständigkeit und Verantwortung in unterschiedlichen Bereichen und Aufgabenprofilen angestrebt. Zum Teil auch für die Pflegeberufe gesetzlich beschrieben (KrPflG 2003).

In diesen Anforderungen sind immer die Handlungsketten von Wahrnehmen, Beurteilen, Entscheiden, Handeln und Begründen zu sehen. Ohne Grundlage eines ständigen Reflektierens sind diese Aufgaben in selbständiger Verantwortung nicht zu bewältigen.

- **Kompetenz im Sinne der Pflegekompetenz**: Der reflektierenden Komponente kommt hohe Bedeutung in der Gesamtausformung der Pflegekompetenz zu. Jeder Problemlösungsprozess und jede Pflegesituation in ihrer Komplexität erfordert immer, auch wenn in unterschiedlichem Maße, dass vor, während und nach dem Handeln nicht nur gedacht, sondern explizit nach außen erkennbar reflektiert werden kann. Auch die Pflegefachperson, die in Pflegesituation intuitiv handelt, ist nicht im nach hinein eines Begründungszwangs entbunden. Pflegekompetenz kann hier im Sinne der Performanz gut erkannt und beurteilt werden. Auch in Prüfungssituationen wird die Qualität des Handelns durch ein anschließendes Reflexionsgespräch (KrPfAPrV 2003) nochmals genauerer Beurteilung unterzogen.
- **Kompetenz im Sinne von Recht und Befugnis**: Eine formale Berechtigung des pflegeberuflichen Handelns schließt immer in ihrer Qualität verantwortungsvolle und damit begründende Komponenten mit ein. Fehlt einer Pflegefachperson ihre argumentative Reflexion, so kann ihr möglicherweise ein unprofessionelles Handeln unterstellt werden.

4.4.4 Handlungsdimension der Pflege: aktiv-ethisches Handeln

EQR: ab Stufe 5, berufliche und akademische Pflegeausbildung, in diesen Kategorien zeigt sich die

Ausrichtung des Bildungsprozesses
Kenntnisse: Die theoretischen Grundlagen zum aktiv-ethischen Handeln basieren auf allen vorhergehenden Theorien und Konzepten, sie werden in dieser Dimension um Wissensinhalte zur Ethik erweitert. Die Disziplin der Ethik, mit ihren kulturell wohl ältesten Wissensgründen, wird Lernenden erstmal als deklaratives Wissen angeboten. Diese durch die Bezugswissenschaften bereitgestellten Theorien werden unter pflegewissenschaftlichen Perspektiven ausgewählt und für die berufsrelevanten Bereiche spezifiziert. Weitere theoretische Grundlagen können z. B. auch aus der Forschung der Neurowissenschaft, der Identitätsentwicklung und der Selbstkonzeptforschung hinzukommen.

Lehr- und Lerngestaltung des Bildungsprozesses
- **Lehranforderungen**: Die Lehrkompetenz beruht hier selbstverständlich auch auf diesen oben genannten Wissensgrundlagen. Sie erfordert jedoch von Lehrenden darüber hinaus eine aktive Auseinandersetzung mit diesen Inhalten, die in reflektierender und selbst reflektierender Weise stattgefunden haben muss. Eine Wertediskussion kann nicht abstrakt, also losgelöst vom persönlichen oder gesellschaftlichen Kontext geführt werden. Werden diese in sensible Lernprozesse gestaltet, so bedeuten sie höchste Anforderungen und sind mit der Dimension des reflektierenden Handelns eng verbunden. Somit sind Lehrende in Auseinandersetzung mit sich selbst auch Lernende.
- **Lernanforderungen**: Lernende haben kognitive und emotionale Komponenten und die Bereitschaft, sich mit den Wissensgrundlagen von Ethik und Moral auf theoretischer Ebene auseinanderzusetzen. Diese Diskussionen erfordern analytisches, abstraktes Denken, jedoch auch die Fähigkeit, mehrperspektivisch zu sehen, um aus der inneren Schau einer anderen Person zu argumentieren.

Ausrichtung des Bildungsprozesses
Fertigkeiten: Pflege ist ein zutiefst ethischer Beruf. Um diesen Anspruch qualitativ erfüllen zu können, reicht es nicht aus, einfach Wissen anzuwenden. Das zugrunde liegende Wissen ermöglicht erst, Werte und Werteverletzungen im Pflegealltag zu erkennen und in ihrer Bedeutung zu bewerten. Dann erst kön-

nen die adäquaten Schritte, im aktiv-ethischen Sinne zu entscheiden und zu handeln, erfolgen. Es werden hier die personalen, sowie kontextuellen Faktoren berücksichtigt. Pflegefachpersonen erkennen oft ethische Dilemmata, wie in den Beschreibungen von Pflegesituationen (Olbrich 1999) deutlich wurde. Sie bleiben jedoch auf der Ebene des Reflektierens stehen. Um die volle Performanz des aktiv-ethischen Handelns auszubilden, sind differenzierte Entwicklungsprozesse und Berufserfahrung notwendig. Theoretische Reflexion in der Rückkoppelung von praktischen Erfahrungen sind wohl die Voraussetzungen, um in dieser Dimension vertiefte Qualifikation zu erlangen.

Lehr- und Lerngestaltung des Bildungsprozesses

Lehranforderungen: Auch hier können Lehrende das Lernen für andere Personen erst gut ermöglichen, wenn sie selbst berufliche Werte und Dilemmata aus der Pflegepraxis kennen. Mit einer in der Berufspraxis erworbenen Identität werden Lehrende die berufsethischen Diskussionen anders wahrnehmen, als Ethikdozenten aus anderen Berufen. Die Lehranforderung bedeutet „in den Situationen" zu stehen und aus diesen heraus die ethischen Komponenten von Schülern zu fördern.

- **Lernanforderung**: Wie für Lehrende, gilt auch für Lernende, sich in Pflegesituationen hineinzudenken und aus dieser Perspektive Wahrnehmen und Handeln wertebasiert zu reflektieren. Hier kommt die enge Verknüpfung von Theorie und Praxis zum Tragen. Bringen Lernende ihre Erfahrungen aus der Praxis, die sehr oft auf kritischen Situationen beruhen, in eine in der Schule angebotene Reflexionsstunde, so werden Lernprozesse zum aktiv-ethischen Handeln gefördert. Die Anforderungen an Lernende sind hier auch nicht zu überschätzen, denn auch junge Menschen sind durch ihre Sozialisation geprägt von möglichen Verletzungen ihrer Werte. Sie haben Schutzmechanismen entwickelt und es bedarf eines achtungsvollen Umgangs, die Erfahrungen von pflegebedürftigen Menschen in Bezug zu eigenen Wertvorstellungen zu reflektieren.
- **Lernebenen**: Die Lernebene, die hier zum Tragen kommt, ist auf identitätsförderndes Lernen gerichtet. Im kritisch-konstruktiven Verständnis von Pädagogik spricht Klafki hier auch von kate-

gorialer Bildung, die Bildung der Persönlichkeit (➤ Kap. 6). Die Entwicklung der Person ist angesprochen. Denn aktiv-ethisches Handeln ist immer nur aus dem Inneren einer Person zu sehen, es sind die Wertvorstellungen aus der eigenen Identität, die Denken und Handeln bestimmen. Somit sind Lernprozesse als Entwicklungsprozesse zu gestalten.

Kompetenzbasierte Ergebnisse des Bildungsprozesses

- **Lebenslanges Lernen**: Lebenslanges Lernen ist nicht nur eine kognitive Leistung, die jemand einfach so durch Wissensaneignung erlernen kann, sondern es beruht auf Komponenten, die die gesamte Person betreffen. Das heißt, um ein Leben lang lernen zu können, sind Voraussetzungen in Haltung, Einstellung, Erfahrung, Denken und Handeln zu sehen. In der Dimension des aktiv-ethischen Handelns geht es um einen immerwährenden Veränderungsprozess der Person. Einstellungen und Werte verändern sich im Kontext von persönlichen, gesellschaftlichen und beruflichen Bedingungen. Somit ist die Ausformung von ethischer Kompetenz immer in Bezug zu lebensgeschichtlichen Veränderungen von Menschen und damit von einem Lernen durch das gesamte Leben nicht zutrennen. Wie weit diese Kompetenz im Sinne der Performanz von außen erkannt und beurteilt werden kann, muss meines Erachtens sehr sensibel beantwortet werden.
- **Selbständigkeit und Verantwortung**: In der Dimension des aktiv-ethischen Handelns hat Selbständigkeit und Verantwortung einen sehr hohen Stellenwert. Denn es sind die grundlegenden Werte, wie die im Grundgesetz festgelegten Rechte eines Menschen, die es in der Pflege zu wahren gilt. Erhebt der Beruf Anspruch auf Professionalität und berufliche Autonomie, so geht das nur in der gelebten und auch nach außen gezeigten Performanz einer Berufsethik. Pflegefachpersonen nehmen oft Verantwortung auf sich, dies geschieht im Verborgenen und wird wenig nach außen demonstriert.
- **Kompetenz im Sinne der Pflegekompetenz**: Kenntnisse und Fertigkeiten, in der Definition des EQR sind Grundlagen zur Kompetenz in der Dimension des aktiv-ethischen Handelns. Sie rei-

chen jedoch nicht aus, um Kompetenz, in der sichtbaren Ausprägung von Performanz auszuweisen. Erst wertegeleitete und reflexiv entwickelte Komponenten der Persönlichkeit vervollständigen die Kompetenz im Sinne eines umfassenden Anspruchs an Kompetenz im Pflegeberuf. Die diesem Anspruch zugrunde liegenden Potentiale einer Person umfassen die Tiefendimensionen von Bewusstheit, Sinn oder auch Spiritualität. Denn Pflege ist auch spirituelles Handeln (Olbrich 2006). Kompetenzentwicklung in der Bedeutung von personaler Kompetenz zeigt eine Seite, die zweite rechtlich formale Seite ist nicht außer Acht zu lassen.

- **Kompetenz im Sinne von Recht und Befugnis**: Wie oben angeführt, ist Kompetenz nur in beiden Bedeutungen zu manifestieren. Wenn Pflegefachpersonen aktiv-ethisch handeln, so brauchen sie die formale Zuschreibung von Selbständigkeit; erst in diesem Rahmen kann Verantwortung übernommen werden. Hier ist eine Voraussetzung im neuen Krankenpflegegesetz mit dem Pflegeprozess etabliert worden. Allerdings erstreckt sich aktiv-ethisches Handeln meist über einen individuellen Rahmen einer Pflegeplanung hinaus. Hier stoßen sie an Grenzen der formalen Zuständigkeit des Arztberufes. Wie in meiner Studie (Olbrich 1999) zu sehen, wissen Pflegefachpersonen oft, was in ethischer Notwenigkeit zu tun wäre, sie sind jedoch durch formale Grenzen an Entscheidungen gehindert. Hier hat auch eine Pflegedidaktik ihre Verantwortung zur Weiterentwicklung der Pflege, nämlich im formal rechtlichen Sinne und nicht nur im Sinne der Entwicklung von Wissen und Können (von Kenntnissen und Fertigkeiten EQR).

Nun sind die einzelnen Kernelemente in der Systematik der Handlungsdimensionen beschrieben. Wie oben bereits erwähnt, sind diese nicht analytisch zu trennen. So sind die Handlungsdimensionen und ebenfalls die Lernebenen aufeinander auf bauend. Sie bedingen sich gegenseitig und wirken im systemischern Denken als Gesamtgeschehen im didaktischen Prozess. Hiermit kann annähernd auf die Komplexität in der Pflege verwiesen werden. Um dieser Komplexität auch auf der Ausbildungsebene einigermaßen gerecht zu werden, hat in den letzten Jahren der situative Ansatz, also das Lehren und Lernen an konkreten Pflegesituationen Eingang gefunden. Deshalb erfolgt im nächsten Abschnitt eine kurze Hinführung zum Thema Pflegesituationen und anhand eines Beispiels die Konkretisierung in der Kompetenzorientierung. Die gesamte Darstellung ist exemplarisch zu verstehen und kann zur Unterrichtsvorbereitung mit Pflegesituationen herangezogen werden.

4.5 Situationsbezug

Die Pflegeausbildung soll auf berufliche Handlungen in der direkten Pflege ausgerichtet sein (KrPflG 2003). Die Lehr-Lerngestaltung anhand von Pflegesituationen ermöglicht, abstrakte Theoriezusammenhänge in konkreten Handlungsbezügen zu verdeutlichen.

Die didaktische Aufarbeitung von Pflegesituationen ist vielfältig. Diese können in einer Bandbreite von reell erlebter Pflegepraxis bis zu, mit bestimmter Zielsetzung und curricularer Abstimmung, konstruierten Fällen sein. In der zentralen Ausrichtung ist jedoch immer die Pflegesituation von der Pflegediagnose abgeleitet. Damit haben wir die Ablösung, was einem Paradigmenwechsel in der Pflegeausbildung gleich kommt, von der medizinischen Diagnose, die sehr oft noch im Zentrum des Unterrichtsgeschehens steht.

Selbst erlebte Pflegesituationen
Der Wirklichkeit am nächsten kommen Pflegesituationen, die von Lernenden selbst erlebt wurden wenn es gelingt, hiermit zu lernen, so ist dies die beste Voraussetzung, um an Lernen im kognitiven Erfahrungskontext anzuknüpfen. Nur an vorhandenen kognitiven Strukturen können neue Wissensnetze aufgebaut werden, laut konstruktivistischen und lernphysiologischen Erkenntnissen.

Hierzu gibt es einige methodische Hinweise. Schüler können mit bestimmten Fragestellungen beauftragt werden, in der Praxis Situationen zu sammeln, selbst zu analysieren, sie für den Unterricht aufzubereiten. Sie können in selbstgesteuerter Weise Pflege mit eigener Zielsetzung beschreiben, Fragen, Probleme oder Lösungen herausarbeiten. Mit Pflegeerlebnissen kann sich in Gruppen oder im Plenum ausgetauscht und mit Impulsen oder Kriterien durch die Lehrenden auseinandergesetzt werden. Reflexion und Interpretationsfähigkeit kann sowohl schriftlich, als auch mündlich eingeübt werden. Konflikte und ethische Dilemmata können so thematisiert werden (vgl. Mayer 2001).

Didaktisch konstruierte Pflegesituationen
Wird ein Pflegebeispiel abstrakt konstruiert, so müssen pflegerelevante und lernrelevante Informationen enthalten sein. Daten zu Personen in allen Dimensionen: körperlich, seelisch, geistig, sozial, sowie Daten zur Biographie mit aktuellen und zukünftigen Perspektiven müssen enthalten sein. Die themenrelevante Pflegediagnose, die medizinische Diagnose nur insoweit, wie sie zur Ableitung von Handlungen und zum Verstehen der Gesamtzusammenhänge notwendig ist. Die Informationen müssen so formuliert sein, dass eine breite Interpretationsmöglichkeit besteht, Lösungen sollen nicht vorgegeben sein (➢ Kap. 1).

Das Beispiel muss je nach Ausbildungsstand auf der Ebene des EQR, im Rahmen der Handlungsdimensionen, der Lernebenen und im Verständnis von Kompetenz ausgerichtet sein. In diesen Kernelementen sind Ziele und Schwerpunkte ausgewiesen. Dazu die entsprechenden Lehr- Lernmethoden, diese berücksichtigen gemeinsames und selbständiges Lernen von Schülern, damit verbunden ein offenes, prozesshaftes, wertfreies, die Fragekultur und die Kommunikation förderndes Lernklima. Das gesamte Lehr-Lernarrangement wird transparent durch die Gestaltung von Vereinbarungen.

4.5.1 Situationsbeispiel

In den nachfolgenden Ausführungen werden einige Elemente zur Ausrichtung des Bildungsprozesses, zur Lehr- und Lerngestaltung und zu den Lernergebnissen anhand der Gliederung der EQR Stufen aufgezeigt. Diese leiten sich aus dem Situationsbeispiel ab und demonstrieren den situativen Lernansatz in einigen konkreten Aspekten, diese sind nicht vollständig, sondern eher anregend und exemplarisch gedacht.

Frau Aster, 70 Jahre, seit 5 Jahren verwitwet, wohnt in einer 2 Zi. Wohnung im 2. Stock, und ist bisher in allen alltäglichen Anforderungen selbständig. Sie ist auf dem Teppich gestürzt und hat sich die rechte Schulter stark geprellt, der gesamte Arm wurde mit einer Schiene ruhig gestellt. Sie klagt zeitweise über Schmerzen, ist seit 6 Tagen in der Klinik und soll demnächst, nach Klärung von häuslichen und rehabilitativen Bedingungen, entlassen werden.
In der Pflegeanamnese äußert Frau Aster ihre Angst vor Schmerzen, ihre unvollständige Körperpflege, ihre unangenehm trockene Haut, sowie Schwierigkeiten beim Essen. Etwas verschämt berichtet sie von zunehmenden Problemen mit „Wasserhalten". Sie berichtet von einem normalen Kontakt mit der Tochter, dass sie sich jedoch wünscht, diese würde sie öfters besuchen. Sie weiß nicht, wie es zuhause weiter gehen soll und wirkt eher hilflos und traurig.

4.5.2 EQR Stufe 1 bis 3

Ausbildung zur Pflegeassistenz (2 Jahre), Handlungsdimension des regelgeleiteten Handelns, Lernebene: überwiegend deklarativ und prozedural, Schüler sind am Ende des zweiten Ausbildungsjahres einer 2-jährigen Berufsfachschule Gesundheit/Pflege mit berufl. Abschluss: Assistent/Assistentin Pflege. Kompetenz im Sinne der definierten Pflegekompetenz ist nicht angestrebt, jedoch kann Sicherheit und Ausführungsverantwortung in vorgegebenen Pflegesituationen (Körperpflege/Nahrungsaufnahme/Kommunikation) übernommen werden.

Die inhaltliche Thematik ist in Bezug zur Pflegediagnose z.B. „Selbstfürsorgedefizit: Nahrungsaufnahme" und „Selbstfürsorgedefizit: Toilettenbenutzung" (Gordon 2001, S. 142 ff)

Kenntnisse (EQR Definition)
Schüler haben bereits allgemeine Kenntnisse zum Pflegephänomen von Bewegung, sie wissen um die Bedeutung von Schmerz und hatten Grundlagen zur gesunden Ernährung. Die theoretische Vertiefung anhand des Situationsbeispieles von Frau A. sollen Teile des Konzeptes zur Körperpflege, insbesondere bei der Toilettenbenutzung, enthalten. Zur Kommunikationstheorie soll ein neuer Teil von „aktiv Zuhören" und „offene Fragestellungen" vorgestellt und in der Bedeutung für Frau Aster diskutiert werden.

Die den Schülern bereits bekannte Schmerzskala wird mit der Frage, ob sie sinnvoll für Frau Aster zum Einsatz kommt, diskutiert.

Die deklarative Wissensebene wird im definierten Rahmen, entsprechend der Themen angeboten. Wird nach der Bedeutung für Frau Aster gefragt und diskutiert, so wird reflektierendes Danken angebahnt. Dieses erfolgt in dieser Lernebene gelenkt und führt hin zur selbständigen Reflexionsfähigkeit in den höheren Qualifikationsstufen.

Methoden
Zum Thema Körperpflege kann mit einem Text aus dem Lehrbuch gearbeitet werden. Schüler sammeln Aspekte zur Hygiene und Hautpflege. Dies kann u. a. in Form von Brainstorming, Gruppenarbeit mit Präsentation, schriftlichem Ausarbeiten erfolgen. Zur Kommunikationstheorie kann ein Kurzreferat erfolgen. Schüler erhalten ein Skript und den Hinweis auf ein Kapitel zum Thema aus einem Lehrbuch, dies soll zur eigenständigen Vertiefung bis zum nächsten Unterricht gelesen werden.

Fertigkeiten (EQR Definition)
Theoretische Grundlagen zu Körperpflege und Ernährung werden mit der Maßgabe von Pflegebedarfserhebung in einem begrenzten Kontext umgesetzt. Dazu werden die Informationen, die für Frau Aster wichtig sind, herausgearbeitet und in einem Gespräch demonstriert. Dabei sind die Grundsätze von „zuhören" und „offenen" Fragen stellen, zu wissen und zu üben. Pflegemaßnahmen zur Körperpflege und Unterstützung zur Essensanreichung werden optional bestimmt, theoretisch begründet und hinsichtlich der Praxis festgelegt. Das Einüben bis zur Routine wird von Praxisanleiterinnen begleitet und bestätigt.

Methoden
Die schriftliche Form der Pflegebedarfserhebung ist bereits bekannt, Dokumentationsblätter liegen vor. Kriterien, die für das Gespräch mit Frau Aster wichtig sind, werden für die praktische Umsetzung von den Schülern zusammengefasst. Zur Fokussierung sind durch die Lehrende Fragen und mögliche Probleme vorgegeben. In Rollenspielen werden Gespräche zur Pflegebedarfserhebung in den Bedingungen des Situationsbeispieles durchgeführt. Die Auswer-

tung erfolgt inhaltlich, sowie unter kommunikativen Aspekten. Übungselemente entsprechen dem prozeduralen Lernen.

Anforderungen an die Lehrenden: Sensibel sein und eine offene, wertschätzende, eigene Kommunikation praktizieren. Möglichkeiten anbieten zum Nachfragen und Beratung Einholen.

Anforderungen an die Lernenden: Mutig sein und „noch nicht können" selbstreflexiv annehmen und formulieren können.

4.5.3 EQR Stufe 4 bis 5

Generalistische Ausbildung (3 Jahre), Handlungsdimension des situativ-beurteilenden, des reflektierenden und des aktiv-ethischen Handelns. Lernebene: konditional, reflektierend und identitätsfördernd, Schüler sind am Ende des 3. Ausbildungsjahres. Kompetenz im Sinne der Definition der Pflegekompetenz ist fast vollständig erreicht. Selbstständigkeit und Autonomie kann in allgemeinen und (bereits gelernten) speziellen Aufgabenfeldern der Pflege übernommen werden. Andere Personen (Schülerinnen, Pflegeassistentinnen) können angeleitet und beaufsichtigt werden. Anordnungs- und Entscheidungskompetenz ist im Rahmen der Berufsaufgaben (EQR Stufe 4-5) gegeben.

Kenntnisse (EQR)
Schüler haben bereits auf der EQR Stufe 1-3 aufbauend, weiterführende Kenntnisse zu Theorien und Phänomenen von Bewegung, Bewegungseinschränkungen, davon abgeleitet medizinische und pflegerische Versorgung. Sicherheit in Theorie und Praxis zum Thema Pflegeprozess. Die theoretische Vertiefung anhand der Pflegesituation von Frau Aster soll sich auf umfassendes Schmerzmanagement, Inkontinenzprophylaxe und Beratung zur häuslichen Versorgung beziehen. Zum Thema Inkontinenz wird in dieser Qualifikation über die individuelle Perspektive von Frau Alster, die gesellschaftliche Relevanz angesprochen. Zu gesellschaftskritischen Aspekten als didaktischen Elementen siehe bei Darmann und Greb (➤ Kap. 1, Kap. 2). Die Theoriegrundlage der Wechselwirkung von Angst und Schmerz unter neurologischen Erkenntnissen soll thematisiert werden. Zur Inkontinenzerfassung werden Kriterien und ei-

ne Skala bekannt. Die inhaltliche Thematik könnte hier in Bezug zur Pflegediagnose „Verändertes Urinausscheidungsmuster" stehen (Gordon 2001, S. 117 ff). Das Kommunikationsmodell der Idiolektik soll vorgestellt und im Bezug von Ressourcenorientierung (Poimann 2008) in der Bedeutung für Frau Aster besprochen werden.

Methoden

Texte zum Thema Angst und Schmerz sind im Eigenstudium, mit Auftrag zur selbständigen Literaturrecherche, erarbeitet. Mit bestimmten Fragestellungen werden diese im Plenum oder Gruppen ausgetauscht und vertieft diskutiert, Erkenntnisse daraus werden theoretisch auf die Situation von Frau Aster übertragen. Die Inkontinenzskala wird vorgestellt, Erfahrungen mit der Anwendung von anderen Skalen werden übertragen und in Bezug zu Grenzen der Verwendung diskutiert. Die Theorie der Idiolektik (Olbrich 2005, 2006) wird mit einem Kurzreferat vorgestellt. Zur Bedeutung von Ressourcen wird auf Literatur im Konzept des Empowerment verwiesen.

Fertigkeiten (EQR)

Die umfassenden Theoriegrundlagen zum Thema Schmerzmanagement, Inkontinenz und Beratung werden in Bezug zur Situation von Frau Aster umgesetzt. Die aktuellen Anforderungen von Körperpflege und Nahrungsaufnahme werden in Form von Delegation an eine Pflegeassistentin übertragen, begleitet und bewertet. Der vollständige Pflegeprozess wird mit Pflegebedarfserhebung, Prioritätensetzung, einschließlich Delegationsentscheidung, sowie Entscheidung von selbst durchzuführenden Maßnahmen und Auswertung durchgeführt. Zur Inkontinenzprophylaxe kommt die Skala zum Einsatz, die daraus abzuleitenden Maßnahmen werden in einem Beratungsgespräch mit Frau Aster festgelegt Ebenso wird anhand der Schmerzerfassung, nach Absprache mit einem Arzt oder einer Pain Nurse die weitere Schmerzbehandlung, mit Berücksichtigung der Angst, für Frau Aster als Informationsgespräch aufbereitet. Zur Entlassungsplanung wird die häusliche Situation in Form eines idiolektisch und ressourcenorientierten Gespräches erfasst, mit Frau Aster besprochen, die Empfehlungen, mit evtl. ambulanter Rehabilitation, als Dokumentation an den ambulanten Dienst weitergeleitet. Zu den praktischen Fertig-

keiten zählt auch eine kommunikative Auseinandersetzung mit ethischen Dilemmata. In diesem Beispiel werden die Werte von Scham und Tabuthemen (bei Inkontinenz), von Achtung und Würde (bei Schmerzen) angesprochen. Hier bietet sich ein Lernen im Bereich der Identitätsförderung mit Blick auf aktiv-ethisches Handeln an (➤ 4.3).

Methoden

Der Pflegeprozess ist durch praktische Erfahrung in anderen speziellen Situationen bereits sicher vorhanden. Aufgaben im Rahmen von Delegation zu Teilaspekten der Körperpflege, sowie der Nahrungsaufnahmen werden in Gruppenarbeit selbständig erarbeitet und in gegenseitiger Beratungsstruktur supervidiert. Dazu sind problemorientierte Fragen seitens der Lehrenden vorgegeben. Eine Durchführung von Informationsgesprächen kann, aufgrund von Nachfrage, nochmals geübt werden. Die Durchführung eines ressourcenorientierten Gespräches wird im Rollenspiel mit Frau Aster geübt. Zum Thema ambulante Rehabilitationseinrichtungen in der Kommune werden in Eigeninitiative Recherchen durchgeführt. Abschließend kann festgehalten werden, dass die Methoden so gewählt werden, dass selbstgesteuertes Lernen gefestigt wird. Die Kompetenz findet ihre Ausrichtung auf die Stärke der Person, Autonomie und Verantwortung können entwickelt werden. Die Grundlagen dazu sind neben selbständiger Wissensaneignung eine immer währende Auseinandersetzung mit wertefundierten Themen in selbstreflexiver Weise.

Die Kernelemente aus der kompetenztheoretischen Pflegedidaktik erfolgten hier in einer exemplarischen Darstellung anhand eines Situationsbeispieles. Eine weitere Ausführung zu den nächsten Qualifikationsstufen (EQR 6 bis 8) wäre sinnvoll, wird hier jedoch nur in wenigen Aspekten angeführt.

4.5.4 EQR Stufe 6, Bachelor-Studium

Im Bereich der Kenntnisse und Fertigkeiten werden diese als fortgeschritten, einschließlich kritischem Verständnis von Theorien und Grundsätzen, sowie Innovationsfähigkeit, Lösung von komplexen Problemen formuliert. Zur Kompetenz werden Leitung in komplexen Tätigkeiten, Projekte und Entscheidungsverantwortung angeführt. Eine Spezifizierung dieser allgemeinen Aussagen kann in der Pflege bedeuten, dass Pflegefachpersonen mit Bachelorabschluss in der direkten Pflege Steuerungsfunktionen wie im System der Primary Nurse, Casemanagement und Entlassungsmanagement übernehmen können. Auch Einführung von Expertenstandards, Sicherung einer evidenzbasierten Pflege und Unterstützung bei Pflegeforschungsdurchführungen sind selbständige Aufgabengebiete.

Wird hier mit einem Beispiel von Frau Aster gelernt, so müssen die Aufgaben in ihrer Komplexität die vorhergehenden Anforderungen der Stufen 4 und 5 überschreiten. Da hier auch die Qualifikation von abstrakten Problemlösungen angestrebt wird, gehen die Lernprozesse über konkrete Situationen hinaus. Von Lernenden werden somit eigenständige Transferleistungen erwartet, die jedoch auch explizit im Lehren und Lernen zu gestalten sind.

4.5.5 EQR Stufe 7, Master-Studium

Hier werden im Bereich der Kenntnisse und Fertigkeiten hochspezialisiertes theoretisches und praktisches Wissen formuliert. Problemlösungsfertigkeit im Bereich von Forschung, Innovation und Integration von Wissen im interdisziplinären Bereich. Eine Spezifizierung dieser allgemeinen Aussagen kann in der Pflege bedeuten, dass Pflegefachpersonen mit Masterabschluss die klinische Pflege forschungsbasiert weiterentwickeln. Dazu, an das Situationsbeispiel von Frau Alster anknüpfend, siehe die Masterarbeit zur Inkontinenzforschung an der Universität Witten-Herdecke (Meyer 2009) Mit Generierung von neuem Wissen können Pflegewissenschaftlerinnen zur Professionalisierung ihren Beitrag leisten. Auch auf dieser hochabstrakten Ebene kann mit exemplarischen Pflegesituationen gelernt werden. Diese enthalten dann außer den Aspekten von individuellen Personen auch gesellschaftliche, sowie gesundheitspolitische oder interdisziplinäre Perspektiven. Diese können im Rahmen von größeren Projektaufgaben oder Planspielen konstruiert werden. So sind heute zunehmend auf Hochschulebene Forschungsprojekte interdisziplinär angesiedelt, Pflege findet hier ihre Position. Vorausgesetzt, die Kompetenzan-

bahnung erfolgt im Lernprozess frühzeitig und führt zur selbständigen Wissensaneignung und zur Stärkung der Person.

4.5.6 EQR Stufe 8, Promotion

Hier werden im Bereich der Kenntnisse und Fertigkeiten Spitzenkenntnisse an den Schnittstellen verschiedener Bereiche formuliert. Weiterhin Lösung von zentralen Fragestellungen, Innovation zur Erweiterung oder Neudefinition von vorhandenen Kenntnissen oder beruflicher Praxis. Eine Spezifizierung in der Pflege kann bedeuten, dass promovierte Pflegefachpersonen eigene Forschungsprojekte entwickeln, Finanzierung dazu einwerben, um damit Pflege als Wissenschaftsdisziplin voranzubringen. Im nationalen und internationalen Rahmen kann die Pflegewissenschaft ihren verantwortungsvollen Beitrag für Gesundheit und Gesundheitsförderung der Gesellschaft leisten. Auch hier ist wiederum die Pflegewissenschaftlerin in ihrer Kompetenz als autonome Persönlichkeit zu sehen.

4.6 Resümee

Ausgehend von der Frage, was Pflegefachpersonen in ihrem täglichen Handeln wissen und können, entfaltete sich für mich im Rahmen einer Studie das Thema der Pflegekompetenz. In Beschreibungen von Pflegesituationen zeigte sich in der Praxis eine hohe Leistung. Pflegende handeln in beeindruckender Weise situativ-beurteilend, selbstreflexiv und aktivethisch. Damit drücken sie Kompetenz im Sinne der Performanz aus, denn Kompetenz selbst ist nicht sichtbar oder messbar, sie kann als Potenzial einer Person beschrieben werden. Es ist immer die Person in ihrer Gesamtheit und Stärke, die kompetent ist. Daraus ergibt sich die nächste Frage, wie können die Potenziale einer Person weiterentwickelt werden. Mit den didaktischen Überlegungen zur Kompetenzentwicklung gestalten sich viele Elemente, die in gegenseitigen Bezügen formuliert und so annähernd der Komplexität von Personen und Pflege gerecht werden. Es sind die Kernelemente der Dimensionen des pflegerischen Handelns, von denen die Pflegekompetenz abgeleitet wird. Zur Strukturierung des Unterrichts werden Lernebenen berücksichtigt. Als aktuelle Integration bietet sich der Europäische Qualifikationsrahmen an, in welchem Lernergebnisse als Qualifikationsniveaus von Kenntnissen, Fertigkeiten und Kompetenz definiert werden. Hier findet sich die Ausrichtung des lebenslangen Lernens als zentrales Element der Bildungsprozesse. Lernen selbst erfährt einen Wandel in seiner Bedeutung. Es geht primär nicht nur darum, sich Wissen und Können (Kenntnisse und Fertigkeiten) anzueignen, sondern der Blick ist auf das jeweils Erreichte am Ende – des nicht endenden – Lernprozesses gerichtet. Damit ist auch der erreichte Grad der Selbständigkeit, einschließlich der Verantwortung verbunden.

Diese vernetzend gedachten und sich gegenseitig bedingenden Kernelemente werden in eine Systematik von 3 Kategorien gebracht:

1. Die Ausrichtung der Bildungsprozesse, hierunter sind die grundsätzlichen Bedingungen des Bildungsrahmens zu sehen.
2. Die Lehr- und Lerngestaltung; diese enthält neben den vielfältigen Methoden insbesondere das Denken im systemisch-konstruktivistischen Verständnis der Pädagogik.
3. Die Endergebnisse des Bildungsprozesses; die auf die Kompetenzorientierung bezogen sind. Der berufliche Lernprozess ist auf die Entwicklung der Potenziale der Lernenden gerichtet, sie werden zu kompetenten Personen. Diese Kompetenz ist in der alltäglichen Pflegepraxis als adäquates Handeln zu sehen.

In Sinne einer didaktischen Vertiefung wird exemplarisch eine Pflegesituation als Lernsituation herangezogen. Hier sind unter konkreten Überlegungen in der Systematik der EQR Stufen einige Aspekte des Lehren und Lernens aufgezeigt. Sie sind längst nicht vollständig, sondern verweisen auf Schwerpunkte eines kompetenzorientierten Lehrverständnisses. Somit bietet das kompetenztheoretische Modell der Pflegedidaktik eine Entwicklung von Lernenden in ihrer Personalität, denn Pflegekompetenz ist die Stärke der Person.

LITERATUR

Ausbildungs- und Prüfungsverordnung für die Berufe in der Krankenpflege (KrPflAPrV) 10. Nov. 2003

Benner, P. (1994): Stufen der Pflegekompetenz. Huber Verlag: Bern.

Bindernagel, D., Poimann, H. (2008/2009): Idiolektik und Neurowissenschaften. In: Bindernagel, Krüger, Rentel, Winkler (Hrsg.): Ich spreche, also bin ich. Handbuch der Idiolektik. Präsentationsausgabe 2008 Veröffentlichung 2009, Huttenscher Verlag Würzburg.

Bonse-Rohmann, M.; Hüntelmann, I.; Nauerth, A. (2008) (Hrsg.): Kompetenzorientiert prüfen. Elsevier, Urban & Fischer Verlag: München.

Deutscher Bildungsrat für Pflegeberufe (Hrsg.): Berufskompetenzen professionell Pflegender. Mainz 2002.

Deutscher Bildungsrat für Pflegeberufe (Hrsg.)(2007): Pflegebildung offensiv. Elsevier, Urban & Fischer Verlag: München.

Ertl-Schmuck, R. (2002): Kompetenzentwicklung als Zielkategorie in der pflegeberuflichen Bildung. In: Stöcker, G.: Bildung und Pflege. Schlütersche Verlagsanstalt: Hannover.

Europäische Union, Das Europäische Parlament: Empfehlung zur Einrichtung des Europäischen Qualifikationsrahmens für lebenslanges Lernen. Brüssel 29.1.2008.

Gordon, M. (2001): Handbuch der Pflegediagnosen. Urban & Fischer Verlag: München.

Gesetz über die Berufe der Krankenpflege. Krankenpflegegesetz (KrPflG) 16. Juli 2003.

Kommission der Europäischen Gemeinschaften. Vorschlag für eine Empfehlung des Europäischen Parlaments und des Rates zur Einrichtung eines Europäischen Qualifikationsrahmens für lebenslanges Lernen. Brüssel 5.9.2006.

Maturana, H.; Varela, F. (1987): Der Baum der Erkenntnis. Goldmann Verlag: Bern, München.

Mayer, M. (2001): Lernen an Fällen. Printernet 12/2001.

Meyer, E. (2007/2009): Inkontinenz. Das heimliche Leiden von Frauen. Universität Witten-Herdecke, Bachelor Arbeit 2007, Master Arbeit 2009.

Poimann, H. (2009): Ressourcenorientierung in der Idiolektik. In: Bindernagel, Krüger, Rentel, Winkler (Hrsg.): Ich spreche, also bin ich. Handbuch der Idiolektik. Präsentationsausgabe 2008 Veröffentlichung 2009, Huttenscher Verlag Würzburg.

Olbrich, C. (1999): Pflegekompetenz. Huber Verlag: Bern.

Olbrich, C. (2006): Spiritualität in der Bedeutung für die Pflege. In: Pflege & Gesellschaft, 11. Jg., H.1, Februar 2006.

Olbrich, C. (2005): Idiolektik. Ein Konzept für die Pflegepraxis. In: Abt-Zegelin, A., Schnell, M. (Hrsg.) Die Sprachen der Pflege. Wittener Schriften, Universität Witten-Herdecke, Schlütersche: Hannover

Olbrich, C.: Idiolektik: Die Eigensprache in der Pädagogik. Printernet 12/2005 671-675.

Senatsverwaltung für Integration, Arbeit und Soziales (Hrsg.): Europäischer Qualifikationsrahmen. Tagungsdokumentation. Berlin 22./23. Mai 2007.

Reich, K. (2005): Systemisch-konstruktivistische Pädagogik. Belz Verlag Weinheim.

Siebert, H. (2003): Pädagogischer Konstruktivismus. Luchterhand Verlag: München.

Voß, R. (2005) (Hrsg.): Unterricht aus konstruktivistischer Sicht. Belz Verlag: Weinheim.

4

KAPITEL

5

Renate Schwarz-Govaers

Fachdidaktikmodell Pflege

5.1 Zur Autorin

Ausbildung: Krankenschwester (1961–1964), Sozialtherapeutin (1968), Pflegelehrerin(1969–1970), Diplom-Pädagogin (1973–1979), Organisationsentwicklungsberaterin (1992–1993), Promotion (2004). *Berufliche Tätigkeiten:* Von 1964 – 1968: Krankenschwester in Deutschland und im südlichen Afrika; von 1970 bis 1979: 10 Jahre in der Pflege- und Pflegelehrerinnenausbildung an der Universitätsschwesternschule Heidelberg, davon 7 Jahre als Leiterin der Lehrerinnenausbildung; von 1980 bis 2004: 25 Jahre am Weiterbildungszentrum für Gesundheitsberufe (WE'G) Aarau (vormals Kaderschule für die Krankenpflege Zürich), davon jeweils die Hälfte in der Lehrerinnenausbildung und in der Beratung von Pflegeschulen und Spitälern: Unterricht in Pflege, Didaktik und Pflegedidaktik, Entwicklung von Curricula für Pflege- und Lehrerinnenausbildung, Entwicklung von pflegedidaktischen Lernkonzepten und -modellen, Begleitung des Masterstudiengangs Nursing Science in Zusammenarbeit mit der Universität Maastricht, Beratung und Begleitung von Entwicklungsprojekten zur Umsetzung von neuen Ausbildungsbestimmungen in der Schweiz; Forschungsprojekte zum „Lernen am Arbeitsplatz"; von 1997 bis 2004: Promotionsprojekt zum Thema „Subjektive Theorien als Basis von Wissen und Handeln. Ansätze zu einem handlungstheoretisch fundierten Pflegedidaktikmodell". *Arbeitsschwerpunkte:* Lehrbeauftragte an verschiedenen Hochschulen in Deutschland, in Österreich und in der Schweiz; selbstständige Beraterin für Pflegepädagogik mit Schwerpunkt Schul- und Curriculumentwicklung für Ausbildungen in Gesundheitsberufen, Beratung und Schulung von Lehrpersonen zur Lehr-Lerngestaltung (speziell situations- und problembasiertes Lernen); ehrenamtlich Beauftragte für Projekte des Senior Experten Service (SES) in Tajikistan und Ghana.

5.2 Entwicklung des Modells

Aus Ausgangspunkt für das Fachdidaktikmodell Pflege (FDMP) von Aarau kann mein Unterricht als Krankenpflegelehrerin an der Universitätsschwesternschule Heidelberg (USH) gelten wie er im Stundenplan um 1970 üblich war: Am Vormittag arbeitete ich mit den Schülerinnen auf den klinischen Stationen, und am Nachmittag gestalteten wir den Unterricht zu einer Situation, die zu dem vorgeschriebenen Thema besonders gut passte. Eine Lernende berichtete anhand der Kardexunterlagen von ihren Aufgaben und Schwierigkeiten bei der Pflege einer Patientin, wie z.B. zur Pflege bei Hemiplegie oder Herzinfarkt. Ab 1973 entwickelte ich in der Lehrerinnenausbildung an der USH meinen Didaktikunterricht immer weiter weg von didaktischen Einzelthemen, hin zur Analyse von erlebtem Unterrichtsgeschehen. Nach gemeinsam geplanten und beobachteten Unterrichtslehrproben bei Pflegeschülerinnen legten wir die didaktischen Problemstellungen fest, die als nächstes bearbeitet werden sollten. 1979 formulierte ich in meiner erziehungswissenschaftlichen Diplomarbeit ein erstes pflegedidaktisches Konzept auf pflegewissenschaftlichem Hintergrund (vgl. Schwarz-Govaers 1983). Ab 1980 konnte ich an der Kaderschule für die Krankenpflege Zürich die Lehrerinnenausbildung mitgestalten. Zu einem relativ frühen Zeitpunkt der pädagogischen Ausbildung organisierten wir gemeinsame Unterrichtswochen an einer Pflegeschule. Alle Studierenden planten einen Unterricht, der von einem Tandem durchgeführt und durch die halbe Klasse beobachtet und ausgewertet wurde. Die Lernfragen, die sich aus diesem Praxisprojekt ergaben, wurden zur Grundlage des folgenden Didaktik-, Pflege- und Fachdidaktikunterrichts.

1982 fasste ich meine fachdidaktische Konzeption bei einer internationalen Tagung in drei Thesen zusammen:

- Jeder Unterricht muss das Handlungsfeld der Schüler so nah wie möglich in die Unterrichtssituation integrieren
- Jeder Unterricht muss die Hauptprobleme der Schüler in deren Handlungsfeld in den Mittelpunkt stellen und nach dem Problemlösungsverfahren jeweils neu bearbeiten
- Jeder Unterricht muss den Schülern realitätsgerechte Erfahrungen im Umgang mit den Lösungsmöglichkeiten bieten, um einen Transfer auf sein Handlungsfeld zu gestatten (vgl. Schwarz-Govaers 1999).

1983 wurde eine erste berufsbegleitende Ausbildung für Pflegelehrerinnen geplant und wir legten dem Curriculum einen konsequenten Situationsansatz zugrunde. An den Anfang jeder Lerneinheit wurde eine Pflege- und Lernsituationen gestellt, an Hand derer wir die zentralen Themen der gesamten Ausbildung bearbeiteten (vgl. Schwarz-Govaers 1986).

1987 wurde im Abschlussbericht zum Projekt Lehrer-Reform (Schwarz-Govaers 1987) die „Entwicklung einer Fachdidaktik Pflege" empfohlen. Als Reaktion darauf formulierten die Unterrichtenden für den Pflege- und Klinischen Unterricht an der Kaderschule die Grundlagen für eine gemeinsame Konzeption und Ausrichtung einer Pflegedidaktik. Als Rahmen für unsere Vorstellungen zu einer Pflegedidaktik zogen wir die eigenen Unterrichtsinhalte, Pflegecurricula, Pflegelehrbücher und Pflege- wie Didaktiktheorien heran. Nach Abwägen verschiedener Pflegetheorien und Didaktikmodelle entschieden wir uns, die berufliche Situation als Wirklichkeit von Praxis ins Zentrum des Modells zu stellen, also kein Pflege- und auch kein Didaktikmodell. Die Situationsorientierung sollte die aktuellen Trends von „Patientenorientierung" und „Schülerorientierung" gleichermaßen aufgreifen und damit die gegenseitige Abhängigkeit deutlich machen. Es entstand ein systemisch angelegtes Strukturmodell, das auf drei aufeinander bezogene Ebenen angesiedelt ist.

Ab 1989 diente dieses Modell als Hilfsmittel zur Koordination der pflegedidaktischen Unterrichtspraxis. Mit mir zusammen hatten Brigitte Gmelin, Hedi Bretscher, Hans Kernen, Ursula Schmid und später Erich Lustig und Lilli Mühlherr von der Kaderschule daran gearbeitet. 1992 erhielt ich zusammen mit Lilli Mühlherr den Auftrag, das Modell für eine erste Veröffentlichung zu beschreiben. Die erste Auflage des FDMP wurde in vielen verschiedenen Gremien und bei Kongressen diskutiert. 2001 wurde der Text überarbeitet. Inzwischen erproben viele Studierende und Lehrpersonen im deutschsprachigen Raum das FDMP.

5.3 Theoretische Grundlagen zum Fachdidaktikmodell Pflege

Unser Verständnis von Fachdidaktik Pflege oder synonym von Pflegedidaktik orientiert sich an Klafki (1976, vgl. Schwarz-Govaers 1993). Er bezeichnet Fachdidaktik als erziehungswissenschaftliche Theoriebildung über Zielsetzungen, Auswahlproblematik, Methoden und Organisationsformen eines Schulfaches oder Lernbereiches und die dabei möglichen Lehr- und Lernvorgänge. Eine Fachdidaktik ist als selbständige Disziplin mit den entsprechenden Fachwissenschaften und der Erziehungswissenschaft eng verbunden und steht in einem Wechselwirkungsverhältnis. Als Integrationswissenschaft befasst sich die Fachdidaktik Pflege „mit der Lehre vom Unterrichten von Pflegeinhalten, welche die Handlungskompetenz der Lernenden in der Berufspraxis zum Ziel hat" (Schwarz-Govaers, Mühlherr 2001, S. 8).

Die Entwicklung und Erforschung einer Fachdidaktik Pflege als Berufsfelddidaktik begann in den 80er-Jahren in Reaktion auf die Etablierung einer eigenen Pflegewissenschaft. Die in diesem Buch vorgestellte Auswahl vermittelt einen Eindruck von der Weiterentwicklung des Fachs, das inzwischen als eigene Disziplin an den Hochschulen Eingang gefunden hat. Das Modell FDMP basiert auf dem phänomenologisch-systemischen Verständnis, das Verbindungen zum Situationsansatz (➤ 5.3.1) aufweist. Konstruktivistisches Gedankengut fließt hier ebenso ein, was vor allem durch die Ergebnisse der Neurodidaktik fasziniert (➤ 5.3.2). Aspekte der Erkenntnis- und Problemorientierung haben längst Eingang in den pädagogischen Alltag gefunden und belegen die Pädagogenweisheiten des 20. Jahrhunderts. Und auch die Prozesse zur Organisationsentwicklung entsprechen diesem Ansatz (➤ 5.3.3). Unter handlungstheoretischer Perspektive lässt die Subjektorientierung einen Blick auf die Alltagswelt und Deutungsmuster von Lernenden und Patienten zu, die als subjektive Theorien gespeichert deren Handeln bestimmen (➤ 5.3.4). Seit den KMK-Empfehlungen kann das FDMP mit dem Lernfeldansatz verknüpft werden (➤ 5.3.5).

5.3.1 Situationsansatz und phänomenologisch-systemisches Verständnis

Schon zu Beginn des 20. Jahrhunderts wurden u. a. durch die Reformpädagogen Dewey und Kerschensteiner Forderungen nach einem *Lernen an realen Alltagssituationen* laut (vgl. Schwarz-Govaers 2003). Der Situationsansatz wird meist mit den Curriculumempfehlungen von Robinsohn in Verbindung gebracht, der 1967 zur Bildungsreform als Revision des Curriculums aufforderte. Die curricularen Inhalte sollten nicht mehr den Unterrichtsfächern, sondern „Situationen und Qualifikationen" zuzuordnen sein. Über Bildungsprozesse soll die Bewältigung von Lebenssituationen geleistet werden (vgl. Oelke, Menke 2002, S. 105). Zimmer (1973, ebd., S. 106) betont mit seinem Situationsansatz den sozialen Kontext und die Lebenswirklichkeit der Lernenden, weniger den Bildungs-, Qualifizierungs- und Verwertungszusammenhang. Bei der Gestaltung der Curricula sollen die Ausbildungs- und Berufsrealität sowie die Probleme und Unsicherheiten der Lernenden berücksichtigt werden. Die Heidelberger Didaktiker Maier und Pfistner (1976) nehmen in ihrem phänomenologisch orientierten Ansatz die Unterrichtssituation als Ausgangspunkt des Lernens. Sie fragen nach dem „Eigentlich-neu-zu-Erlernenden" und prägten mein Verständnis von Unterricht in besonderem Maße.

Die *Phänomenologie* fragt nach den Bedeutungen des Erlebens für den einzelnen Menschen und will zum Wesen und Wesentlichen der Dinge vordringen. Sie möchte zu den Dingen selbst – den Phänomenen – zurückkehren, die sich aus dem Wechselspiel zwischen Person und Umwelt ergeben. Der *Systemansatz* geht von der Grundannahme aus, dass

Organismen gegenüber ihrer Umwelt offen und in ständigem Austausch mit ihr sein müssen, um zu überleben. Gleichzeitig streben sie nach Abgrenzung von der Umwelt und Geschlossenheit, um ihre Form zu wahren (Homöostase). Dabei sind Struktur, Funktion und Verhalten eng miteinander verknüpft und beeinflussen sich gegenseitig (Morgan 1997, S. 58ff,).

> Im FDMP ist die *Situation* Ausgangs- und Endpunkt des Lernens. Auf der *ersten* Ebene soll die konkrete Lebens- und Berufswelt bewusst werden, auf der *dritten* Ebene in konkreten Lern- und Pflegesituationen gehandelt werden. Dem Bildungs- und Qualifikationsanspruch wird die *zweite* Ebene gerecht, indem sie die gegenseitige Abhängigkeit der Haltungsaspekte von Planungs- und Handlungsaspekten deutlich macht. Werden auf der dritten Ebene die realen Probleme der Lernenden in den Blick genommen, dann wird nicht einfach Lehrbuchwissen, sondern vermehrt das „Eigentlich-neu-zu-Erlernende" beachtet.

Das FDMP geht von einem *phänomenologisch-systemischen Verständnis* aus. Dadurch lassen sich Lebenssituationen als Wirklichkeiten erfassen, welche durch das Erleben und Denken der beteiligten Menschen bestimmt sind und sich wechselseitig beeinflussen. Es versucht, über die Mehrperspektivität den Phänomenen in der beschriebenen Situation („den Dingen selbst") auf den Grund zu gehen. Systemisch betrachtet, beeinflussen die verschiedenen Perspektiven sich gegenseitig und verändern die Problemstellungen. Auf der Zielebene wirken Haltungsaspekte auf Planungs- und Handlungsaspekte und umgekehrt. Änderungen einer fachdidaktischen Fragestellung zwingen zur erneuten Überprüfung aller übrigen Entscheidungen. Dies macht deutlich, dass das Ganze stets mehr ist als die Summe seiner Teile.

5.3.2 Konstruktivistischer Ansatz und Neurodidaktik

Nach der Kernannahme des *Konstruktivismus als Erkenntnistheorie* ist die individuelle Wirklichkeit immer eine selbst konstruierte Wirklichkeit. Deshalb ist auch Wissen eine menschliche Konstruktion und kein Abbild der Wirklichkeit. Es gibt nur ein subjektiv konstruiertes Wissen, da jede Information bei jedem Menschen anders in dessen Gehirn verankert wird. Das selbst konstruierte Wissen von Lernenden ist abhängig von ihrem individuellen Vorwissen und ihren Erfahrungen, die sie in vielfältig erlebten Situationen gespeichert haben. Soll neues Wissen langfristig behalten werden – und nicht mehr träge sein –, wird es mit Situationen und Handlungen verknüpft (vgl. Schwarz-Govaers 2005).

Der Vorgang des Wissenserwerbs im Konstruktivismus wird an anderer Stelle vorgestellt (➤ 4.3.4). Hier werden einige besonders erhellende Aspekte aus der Neurodidaktik kurz zusammengefasst (Roth 2006, S. 49ff): Wissen kann nicht übertragen werden und muss im Gehirn eines jeden Lernenden neu geschaffen werden. Wissensaneignung wird durch Faktoren gesteuert, die unbewusst ablaufen und nur schwer beeinflussbar sind. Die unbewussten Prozesse des Gehirn – vor allem die Emotionen – werden durch das limbische System gesteuert, das der eigentliche Kontrolleur des Lernerfolgs ist. In jeder Situation wird vom limbischen System geprüft, ob eine Situation bereits bekannt ist und welche Erfahrungen wir damit gemacht haben. Jeder neue Inhalt wird mit den bereits vorhandenen Inhalten verglichen und mit denjenigen bereits vorhandenen Bedeutungen neu zusammengestellt, die den größten Sinn machen. Kommt das limbische System zu einem positiven Ergebnis, so werden die vorhandenen Wissens-Netzwerke in der Großhirnrinde so umgestaltet, dass neues Wissen entsteht. Je mehr Wissensinhalte einer bestimmten Kategorie bereits vorhanden sind, desto besser ist die Anschlussfähigkeit.

Existieren ein bestimmtes Vorwissen und ein bestimmter Bedeutungskontext nicht im Gehirn, so findet keine Bedeutungskonstruktion statt. Dinge, die für die Lernenden neu sind, d.h. nicht anschlussfähig, fallen durch die Gedächtnisnetze hindurch, weil sie keine Brücken zu vorhandenem Wissen finden. Doch nicht nur die Neurowissenschaft, sondern auch schon die Bibel hebt die Bedeutung des Vorwissens hervor: Denn wer da hat, dem wird gegeben, dass er die Fülle habe; wer aber nicht hat, von dem wird auch genommen, was er hat (Matthäus 13, 12).

Im FDMP wird Wert darauf gelegt, von anschlussfähigen Situationen der Lernenden auszugehen, die vielfältige Assoziationen und Deutungen durch die verschiedenen Optiken zulassen. Unter der Fragestellung des „WAS" wird auf der dritten Ebene des Modells betont, dass nur die selbstständige Aneignung von Wissen zur geforderten umfassenden Handlungskompetenz, dem „WOZU" beiträgt. Das selbst konstruierte Wissen kann mit Situationen und Handlungen verknüpft werden und bleibt somit weniger träge. Durch die Verbindung von Handlung mit Planung und Haltung auf der zweiten Ebene wird gesichert, dass Handeln nicht ohne kognitive Strukturen und emotionale Wertsysteme stattfindet.

5.3.3 Problemorientierter Ansatz und Erkenntnistheorie

Auf der *konstruktivistischen Erkenntnistheorie* basiert auch das Konzept zum problem- und erkenntnisorientierten Unterricht von Landwehr (1994). Er rückt die Frage nach der Wissensgenese in den Vordergrund und damit den individuellen Entstehungsprozess von Wissen. Basierend auf Piaget und Wagenschein geht er von einem Lernen durch eigenes Entdecken und Erfahren aus, so wie es auch Kindern gelingt. Während Lehrbuchwissen von den Lernenden nicht hinterfragt wird und nur Eindeutigkeit und Kenntnis zulässt, gewinnt auf der anderen Seite die Lehrperson durch die stoffliche Auseinandersetzung vielseitige Erkenntnisse. Erlauben wir nun den Lernenden, die Unterrichtsvorbereitung selbst in die Hand zu nehmen, so erfahren sie die Entwicklung des Wissensprozesses selbst und nicht nur das Ergebnis – die Wissensgenese schafft Erkenntnis.

Die Planungsphase für den erkenntnisorientierten Unterricht folgt den Leitfragen (nach Landwehr in: Schwarz-Govaers 2005a, S. 118ff):

1. Welche Problemstellungen sind geeignet, im beabsichtigten Unterricht eine erkenntnisleitende Funktion zu erfüllen? (d.h., die *leitende Problemstellung* bestimmen)
2. Welches sind die wichtigsten Erkenntnisse, die sich im Prozess der problemorientierten Auseinandersetzung gewinnen lassen? (d.h., den *Erkenntnisgewinn* reflektieren)
3. Welches subjektive Wissen der Unterrichtsteilnehmer bildet den Ausgangspunkt des Erkennt-

nisprozesses? Inwiefern soll *dieses Wissen* umgestaltet (akkomodiert) werden?

- Welches ist das „objektive" Wissen, das die Akkomodation des subjektiven Wissens unterstützen kann? (d.h., den *Erkenntnisprozess* analysieren).

Landwehr beschreibt die für den Erkenntnisprozess erforderlichen weiteren Schritte:

- Eine geeignete Form der Problemkonfrontation wählen.
- Die Lernenden aktiv in die Lösungssuche einbeziehen
- Ein Arrangement für die Lösungsevaluation suchen
- Möglichkeiten zur Anwendung der Erkenntnisse schaffen.

Das *problembasierte* Lernen (PBL) geht von einem gemäßigt konstruktivistischen Verständnis aus und integriert auch instruktionale Ansätze. Nach Gruber, Mandl et al. (2000, S. 152) muss eine Balance gefunden werden zwischen notwendigen Konstruktionsprozessen der Lernenden und wohldosierten Instruktionsprozessen auf Seiten der Lehrenden. Dabei ist es günstiger, wenn die Lernenden zuerst eigene Lösungsversuche machen, bevor ihnen Lösungen vermittelt werden (ebd., S. 150) bzw. sie ihre Lösungen anhand von Expertenwissen evaluieren.

Durch problembasiertes Lernen werden fächerübergreifenden und lernzielbezogenen Situationen des Berufsalltags als Lernaufgaben bearbeitet, die einen kognitiven Konflikt auslösen und zur Auseinandersetzung mit eigenen Vorerfahrungen und subjektiven Theorien herausfordern. Im Gegensatz zum *problemorientierten Lernen,* bei dem die Fallbearbeitung im Verlauf oder am Ende eines Unterrichts einbezogen werden kann, steht beim *problembasierten Lernen* das Problem bzw. die *Fallsituation immer am Anfang.* Der problemhaltige Fall wird als exemplarische und möglichst authentische berufsbezogene Situation in Form von Text, Bild oder Video vorgestellt. Schlüsselprobleme in dieser Situation machen betroffen und sind mehrdeutig. Sie schließen an das eigene Vorwissen der Lernenden an und machen ihre subjektiven Theorien bewusst. Denn „die Fähigkeit, die Situation des Patienten deutend zu erfassen, setzt voraus, dass sich Lernende ihres eigenen Vorverständnisses und der Unterschiedlichkeit von Deutungen bewusst sind" (Darmann 2005, S. 332).

Die Lernsituation ist auf im Curriculum festgelegte Zielsetzungen ausgerichtet und verlangt die Konstruktion von neuen handlungsbezogenen Erkenntnissen (Schwarz-Govaers 2006, S. 658). Die gesetzten Ziele bzw. bearbeiteten Lernfragen der Lernenden werden in Gruppen ausgehandelt, verglichen und bewertet. *Die Anwendung und Verdichtung der erworbenen Fach- und Methodenkompetenzen erfolgt durch Übungen und möglichst realitätsbezogenes Probehandeln* in der Lernwerkstatt bzw. durch Simulation im Skillslab. Dabei können nicht nur Kompetenzen im situativ-beurteilenden und reflektierenden Handeln gestärkt werden, sondern auch im aktiv-ethisches Handeln (➤ 4.4.4).

Hier findet auch das „szenische Spiel" als erfahrungsbezogenes Lernen einen Platz, wie bei Oelke (➤ 3.2.1) beschrieben. Besser noch dient es als Ausgangspunkt für den Lernprozess. Problematische Pflegesituationen werden gespielt. Sie machen die eigenen Assoziationen bzw. subjektiven Theorien in der Gruppe bewusst, so dass sich die Lernfragen daran anschließen können. Die Modelle zur Organisations- oder Schulentwicklung beziehen sich ebenfalls auf die Schritte von wissenschaftlichem Handeln und Problemlösungen und lassen sich nach Glasl (vgl. Schwarz-Govaers 2005, S. 124ff, von Rosenstiel 2000) ebenfalls durch drei Prozesse unterscheiden:

1. Diagnoseprozesse: Feststellen des Ist-Zustandes unter aktiver Beteiligung aller Betroffenen
2. Sollentwurfsprozesse: Bestimmung des Soll-Zustandes oder der gemeinsamen Visionen
3. Umsetzungsprozesse: Entwicklung und Durchführung von Lern- und Veränderungsprozessen, Transparenz durch Informationsprozesse und Planung der Managementprozesse.

Das FDMP ist kompatibel mit den beschriebenen Lernprozessen des erkenntnis- und problembasierten Lernens. Ausgangslage ist immer die Konfrontation mit einer problemhaltigen Berufssituation, die, aus verschiedenen Perspektiven (Optiken) betrachtet, vielfältige Deutungsmöglichkeiten und Problemstellungen zulässt. Die erste Ebene kann als Analyseinstrument dienen und gibt damit Hinweise zur methodischen Gestaltung auf der dritten Ebene des Modells. Das Bestimmen der zentralen Problemstellungen stimmt mit der zusammenfassenden Hypothesenbildung im PBL überein. Die daraus zu entwickelnden Lernfragen beziehen sich auf Ziele zu den Haltungs-, Planungs- und Handlungsaspekten. Auf diese Weise wird der genuine Weg der Konstruktion von tief verankerten Erkenntnissen beschritten und dem Auswendiglernen von vorgegebenen Lösungen in Form von im Gedächtnis gespeicherten vorgebeugt. Der Aufbau des FDMP entspricht damit den drei Leitfragen zum erkenntnisorientierten Unterricht von Landwehr.

5.3.4 Subjekttheoretischer Ansatz und Handlungstheorie

Handlungstheoretische Modelle beschreiben das Handeln von Menschen. Die Handlungspsychologen gehen davon aus, dass der Mensch aktiv auf seine Umwelt einwirkt, sich selbst Ziele setzt und Behauptungen über seine Umwelt aufstellt (Schwarz-Govaers 2005a, S. 130ff). Wie handlungspsychologische Lernmodelle und neurodidaktische Ansätze belegen, sind Menschen nur handlungsfähig, weil sie von Geburt an Situationen wahrnehmen und dazu passende Handlungen ausführen und diese bewerten. Die Handlungsphasen werden handlungspsychologisch zumeist als

Situationsauffassung, Situationsorientierung und/ oder Situationseinschätzung,

Handlungsauffassung, *Handlungsorientierung,* Handlungsplanung und -ausführung sowie

Ergebnisauffassung oder *Ergebniseinschätzung* und Handlungsfolgeerwartungen

beschrieben. Durch Wiederholung werden diese Auffassungen oder Erfahrungen immer stärker im Gehirn vernetzt. Dieses biographisch erworbene Wissen können wir als „Subjektive Theorien" bezeichnen, da sie wie „objektive" Theorien der Erklärung, Handhabung und Prognose von Situationen dienen (vgl. Wahl 2006). Wie im subjekttheoretischen Ansatz von Schwarz-Govaers (2005a, 2005b, 2008) beschrieben, *bestimmen die Subjektiven Theorien auch unbewusst unser Handeln und sind nur schwer veränderbar.* Um sie zu verändern, müssen wir sie zuerst bewusst machen. Wenn wir davon ausgehen können, dass Handeln in Form von bedeutungsvollen Situationen individuell unterschiedlich gespeichert ist und neues Wissen damit verbunden wird (➤ 5.3.2), müssen Veränderungs- oder Lernprozesse an diese Situatio-

nen anknüpfen. Situationsbeschreibungen, die scheinbare Paradoxien und Mehrdeutigkeiten aufzeigen (Gruber et al., S. 142) und Assoziationen der Lernenden auslösen, machen subjektive Theorien bewusst und damit bearbeitbar (Wahl 2006). Fragen zur Situations-, Handlungs- und Ergebniseinschätzung wie im „Strukturierten Dialog" (Schwarz-Govaers 2005a, 177ff) sind dabei hilfreich. Jetzt können neue Inhalte mit den bereits vorhandenen neu zusammengestellt werden und die neuen Konstruktionen durch Probehandeln verdichtet bzw. neues Handeln in Gang gesetzt werden (➤ 5.3.2).

Das FDMP beeinflusst das Denken und Handeln von Lehrenden und Lernenden durch den subjekttheoretischen Ansatz. Lehrpersonen vermitteln nicht mehr nur das erforderliche Lehrbuchwissen zu einem Thema, sondern erkunden problemhaltige Lernsituationen dazu. Sie strukturieren den Lerninhalt anhand der analysierten Schlüsselprobleme. Die Lernenden werden anhand von solchen Lernsituationen mit ihren eigenen subjektiven Theorien konfrontiert, wenn diese zu Beginn möglichst individuell oder mit Partnern bzw. in Gruppen bewusst gemacht werden.

5.3.5 Lernfeldansatz und Berufsbildungsforschung

Der gesellschaftliche und technische Wandel im letzten Jahrhundert führte zu veränderten Qualifikationsanforderungen und Arbeitsformen im Beschäftigungssystem. Als Ausdruck des Wandels von Arbeit und individueller Biographie hat sich ein neues Leitbild für die berufliche Bildung herausgebildet: die *„kontinuierliche und kohärente Kompetenzentwicklung"* (= 3 K nach Arnold und Gonon 2006, S. 193). Die Neuorientierung des beruflichen Lernens und Handelns fand ihre Auswirkung in der durch die Lernfeldinitiative der KMK (Kultusministerkonferenz der Länder) im Bereich der beruflichen Bildung. Der Lernfeldansatz entspringt dem jahrzehntelangen Bemühen, die starke fachsystematische Strukturierung der schulischen Berufsausbildung mit den komplexen Arbeitsprozessen in der betrieblichen Ausbildung besser aufeinander abzustimmen (ebd., S. 217). Auswirkungen dieses Bemühens zeigten sich bei der von der KMK 1996 beschlossenen Handreichung für die Erarbeitung von Rahmenlehrplänen für den berufsbezogenen Unterricht nach dem Lernfeldansatz (s. Kultusministerkonferenz 2000): Demnach sind Lernfelder didaktisch begründete, schulisch aufbereitete Handlungsfelder. Sie fassen komplexe Aufgabenstellungen zusammen, deren unterrichtliche Bearbeitung in handlungsorientierten Lernsituationen erfolgt (ebd., S. 14). Denn „eine auf die Veränderungen in den Qualifikationsanforderungen ausgerichtete Pädagogik hat sich stärker an den Prozessen beruflicher Tätigkeiten zu orientieren" (ebd., S. 4).

Im Zentrum des kulturellen Wandels steht die Forderung nach *umfassender Handlungskompetenz,* die durch einen handlungsorientierten Unterricht für eine integrative Förderung fachlicher, methodischer sowie sozialer und emotionaler Kompetenzen erreicht werden soll. Problem-, situations- und erfahrungsorientiertes Lernen sind geeignete Methoden dafür. Dieser Wandel der Lernkultur hin zu selbstorganisiertem und erfahrungsorientiertem Lernen ist durch die vorausgehenden Abschnitte beschrieben. Als „Kränkungen didaktischer Art" durch den Lernfeldansatz zeigen Arnold und Gonon (2006, S. 201) die „Grenzen der Curricularisierbarkeit" und die „Einsicht in die Nicht-Beherrschbarkeit von Lernprozessen" auf. Anstelle von kurzfristigem Behalten von Fachwissen muss eine nachhaltige Methoden- und Sozialkompetenzentwicklung und die Persönlichkeitsbildung treten (ebd., S. 204). Lehr-Lernprozesse können durch situative, prozesshafte Formen nur angeregt, nicht verordnet werden.

Kritik an der „Bildungshaltigkeit von Lernfeldern" wird neben vielen anderen von Darmann und Wittneben (2002) vorgebracht (> Kap. 1, > Kap. 6). Die Gefahr besteht, dass Handlungssituationen nur in ihrem Verwertungszusammenhang gesehen und gelernt werden. Wertbestimmende gesellschaftliche wie subjektive Dimensionen können durch eine reduktionistische Sichtweise der KMK-Empfehlungen zu wenig berücksichtigt werden (Darmann 2002, S. 84). Die Berufsausbildung soll nicht nur „zum Finden neuer Ansatzpunkte für die Lösung beruflicher Situationen", sondern auch „zur kritischen Betrachtung der beruflichen Wirklichkeit einschließlich ihrer restriktiven Bedingungen" befähigen (ebd.).

Das FDMP verhindert eine reduktionistische Sicht auf Handlungssituationen durch das Beachten der ersten und zweiten Ebene. Dazu trägt die Mehrperspektivität durch die verschiedenen Optiken und die von Lehrenden wie Lernenden zu bestimmenden zentralen Problemstellungen oder „Schlüsselprobleme" (ebd., S. 86) bei. Eine fallbezogene Reflexion über die Zusammenhänge von Haltungs-, Planungs- und Handlungsaspekten führt zu einem Verständnis von Praxis, das subjektbezogene wie gesellschaftliche Kritikfähigkeit zulässt. Wie durch die pflegedidaktische Heuristik von Darmann gefordert, trägt das FDMP zu einer inhaltlichen Bestimmung von Pflegekompetenz bei, wenn es wissenschaftliches Begründungswissen mit Fallverstehen und kritischer Reflexion vereinbart (Darmann 2005). Der Lernfeldansatz lässt sich in Verbindung mit dem FDMP für die curriculare Entwicklung von Pflegeausbildungen realisieren > 5.5).

5.4 Kernelemente des Modells

Folgende Prämissen des Modells zeigen Leistungen und Grenzen (Schwarz-Govaers, Mühlherr 2001, 11):
1. Es eignet sich als Planungs- und Auswertungsinstrument von Pflegeunterricht wie zur Curriculumgestaltung.
2. Es kann als Hilfsmittel zur Strukturierung von Inhalten für den Unterricht in Schule wie Praxisfeldern verschiedener Gesundheitsberufe benutzt werden.
3. Je nach Aufgabe und Problemstellung kann das Modell als Ganzes genutzt oder Teile davon zur Bearbeitung herangezogen werden.
4. Es ist kein Pflegemodell. Es eignet sich aber in beschränktem Maße zur Analyse von Pflegemodellen, indem es auf Positionen, Schwerpunkte und Auslassungen aufmerksam macht.
5. Das Modell hilft, Themen in ihrer Komplexität und ihren Verknüpfungen sichtbar zu machen und mögliche Bearbeitungszugänge zu finden. Im konkreten Vollzug zwingt es zu einer bewussten Auswahl und Reduktion, zeigt aber keine eindeutigen Lösungen auf.
6. Das Modell ist auf dem Hintergrund eines phänomenologisch orientierten Situationsansatzes zu verstehen (vgl. Maier, Pfistner 1976), der den Bezug auf die Betroffenen in den Mittelpunkt stellt (Patientinnen- wie Schülerinnenorientierung). Daraus

ergibt sich zum einen die Sensibilisierung für die Mehrperspektivität und Lebensweltbezogenheit jeder Situation und zum anderen gibt es Kriterien zur Auswahl von Inhalten vor durch den Gegenwartsbezug einer Problemstellung für Lernende.

7. Das FDMP ist an der Nahtstelle zwischen Erziehungswissenschaft und Pflegewissenschaft angesiedelt. Die verwendeten Begriffe lassen sehr bewusst Definitionsspielräume zu, die individuell je nach Pflege- wie Didaktiktheorieverständnis gefüllt werden müssen.

Die drei Ebenen des Fachdidaktikmodells Pflege

Die 1. Ebene
Sie beschreibt das „IST" der Pflege: Das pflegerische Unterrichtsthema wird durch eine möglichst reale *Situation* konkretisiert, die aus verschiedenen Perspektiven betrachtet werden kann. Aus diesen „*Optiken*" kann eine „Diagnose" in Form von *Problemstellungen* oder Konzepten erfolgen Diese werden gewichtet und sind Ausgangslage für die 2. Ebene.

Die 2. Ebene
Sie beschreibt den „SOLL"-Entwurf der Pflege. Je nach Problemdefinition oder Diagnose lassen sich entsprechende pflegerische Zielsetzungen beschrei-

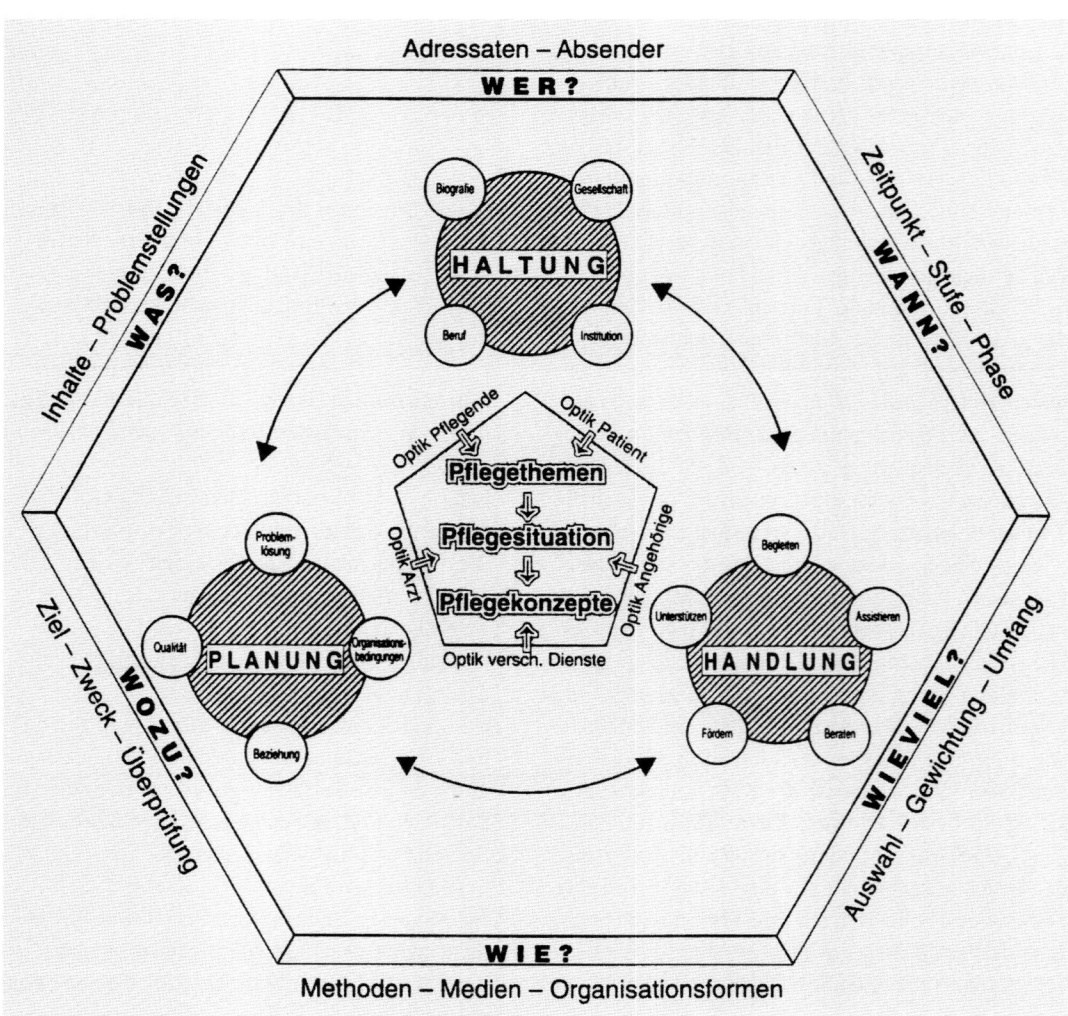

Abb. 5.1 Fachdidaktikmodell Pflege (gesamt)

ben, die sich in der pflegerischen *Handlung* zeigen. Sie integrieren die eigene *Haltung* und *Planung*.

Die 3. Ebene

Auf der 3. Ebene kann der Sollentwurf nun durch eine „Maßnahmenplanung" für das Lehren und Lernen umgesetzt werden.

Während sich die 1. und 2. Ebene mit den pflegefachlichen Aspekten des Lernens befassen, geht es auf der 3. Ebene um die pflegedidaktischen Überlegungen zur konkreten *Unterrichts- und Curriculumgestaltung*. Die sechs *fachdidaktischen Fragestellungen* sind ebenfalls systemisch angelegt und gehören unverzichtbar zusammen. Daraus folgt, dass wenn ein Teil sich ändert, sich auch alle anderen verändern.

Als systemisch angelegtes Strukturmodel (➤ Abb. 5.1) stellt das FDMP eine Verknüpfung theoretischer Überlegungen dar. Wie jedes Modell bildet es keine Wirklichkeit ab, sondern hilft lediglich, die sogenannte Wirklichkeit in seiner Komplexität zu vereinfachen.

Zur 1. Ebene der Situationsbeschreibung oder „Ist-Analyse"

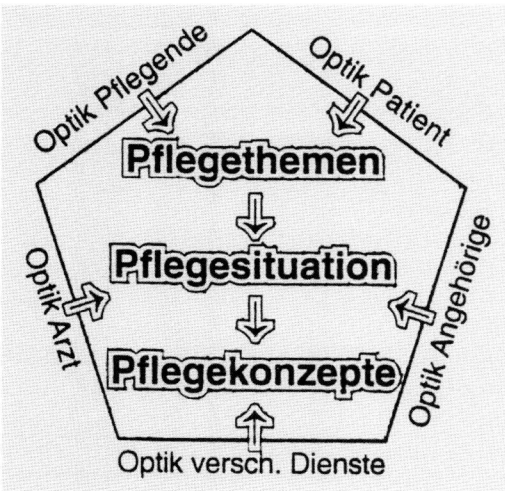

Abb. 5.2 Die 1. Ebene des FDMP

Im deutschsprachigen Raum wird heute die Curriculumentwicklung zumeist nach dem Lernfeldkonzept (z.B. in Deutschland), dem problemorientierten Ansatz (z.B. in der Schweiz) oder dem situations-

orientierten Ansatz nach dem FDMP (neu in Österreich) gearbeitet. Die Lehrpersonen können überall damit rechnen, dass ihr Unterricht im Rahmen eines geplanten Curriculums innerhalb eines Lernbereiches als Lernsituation oder zumindest Lernthema schon beschrieben ist. Dabei finden sich zu einem übergeordneten Thema, dem Lernfeld, eine oder mehrere Lernsituationen, die von pflegerischen Handlungssituationen ausgehen und im Unterricht handlungsorientiert eingesetzt werden können.

Die fünf Optiken

Das FDMP geht von einem phänomenologisch-systemischen Ansatz aus. Die zum Pflegethema passende Pflegesituation wird aus der Sichtweise der „beteiligten" Akteure beurteilt. Die Perspektive der Patientinnen ist dabei sicher eine andere als die der Pflegenden oder der Medizin. Angehörige sind oft nicht weniger betroffen und auch die verschiedenen beteiligten Dienste im Gesundheitswesen mit ihren speziellen beruflichen Aufträgen haben eine andere Hinsicht auf die Situation. Diese Optiken gilt es zu bündeln, Diskrepanzen zu erkennen und als zentrale (Pflege-) Konzepte in den Blick zu nehmen. Sie werden nach ihrer Bedeutung bzw. Häufigkeit gewichtet und die wichtigsten Konzepte als „Hauptproblemstellungen" mit auf die 2. Ebene (➤ Abb. 5.3) genommen.

Entscheiden sich die Lehrpersonen dazu, nicht mehr alles, was zu einem Thema in den (Pflege-) Lehrbüchern zu finden ist, zu vermitteln, sondern anhand einer vorgestellten oder erfragten Pflegesituation eine Inhaltsanalyse unter der Perspektivenvielfalt vorzunehmen, kommen sie möglicherweise auf ganz neue Inhalte, unter denen eine exemplarische Auswahl getroffen werden muss. Obwohl das FDMP keine Unterrichtsmethode vorgibt, eignet sich gerade die erste Ebene zu einer persönlichen und reflektierten Auseinandersetzung der Lernenden mit einer beruflichen Situation. Das Wahrnehmen verschiedener Sichtweisen einer Situation trägt zu einem größeren Verständnis der Komplexität und Deutungsoffenheit bei und beugt einseitigem Regelhandeln vor. Die Lernenden fühlen sich erst einmal in die Gedankenwelt der „Betroffenen" in der beschriebenen Situation ein und notieren sich alle Phänomene, die sie damit assoziieren. Sie analysieren die Erwartungen und Diskrepanzen der verschiedenen Akteure und leiten daraus zentrale Problemstellungen ab, zu denen sie mögliche Lösungsansätze entwickeln können.

Zur 2. Ebene der pflegerischen Zielsetzungen oder „Sollentwurf"

nen Einfluss auf die Art der Unterstützung eines Patienten oder auf das Fördern einer sinnstiftenden Lebensgestaltung eines Heimbewohners? Unter Planungsaspekten verlangen die Problemstellungen *Reflexion und Wissen zur Problemlösung, Beziehungs-*

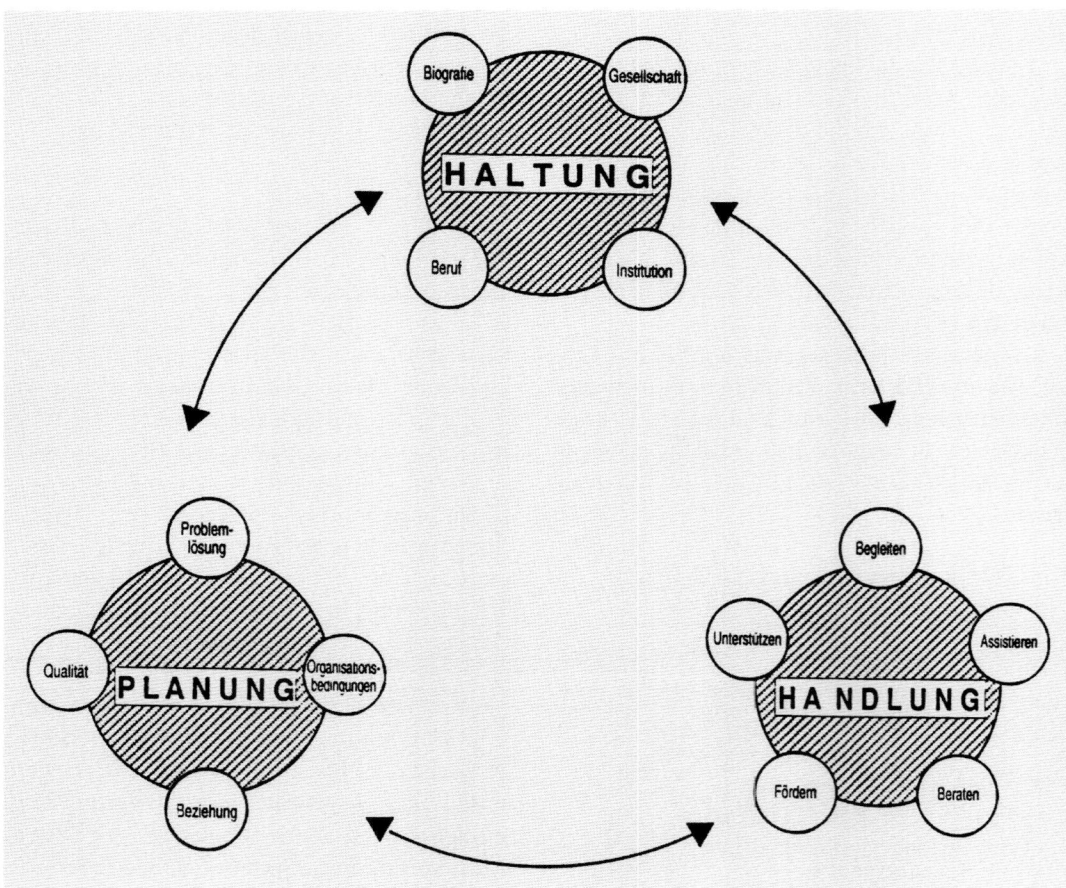

Abb. 5.3 Die 2. Ebene des FDMP

Hier überlegen wir zu jeder Problemstellung, wie darauf pflegerisch reagiert werden sollte und zwar unter den Gesichtspunkten Haltung, Planung und Handlung. Unter Haltungsaspekten können die eigenen Einstellungen und Wertvorstellungen in Beziehung zum geplanten Handeln beleuchtet werden, wie z.B.: Was haben die eigene *Biographie* und das eigene *Berufs- und Pflegeverständnis* oder die *institutionellen und gesellschaftlichen Bedingungen* für ei-

gestaltung, Qualitätssicherung und zu den Organisationsbedingungen. Die Handlungsziele können unter den Aspekten von *Unterstützen, Begleiten, Assistieren, Beraten und Fördern* näher beschrieben werden. Diese Zielsetzungen beeinflussen das pflegerische Handeln ebenso wie die Haltungsaspekte. Sie sind als grundsätzliche Ziele der Pflege zu verstehen, die erst auf der dritten Ebene (> Abb. 5.4) ihre Konkretisierung für Unterricht oder Lehrplan erfahren.

Zur 3. Ebene der fachdidaktischen Fragestellungen oder „Maßnahmenplanung"

das „Fach" bzw. das Berufsfeld Pflege nutzbar gemacht werden:

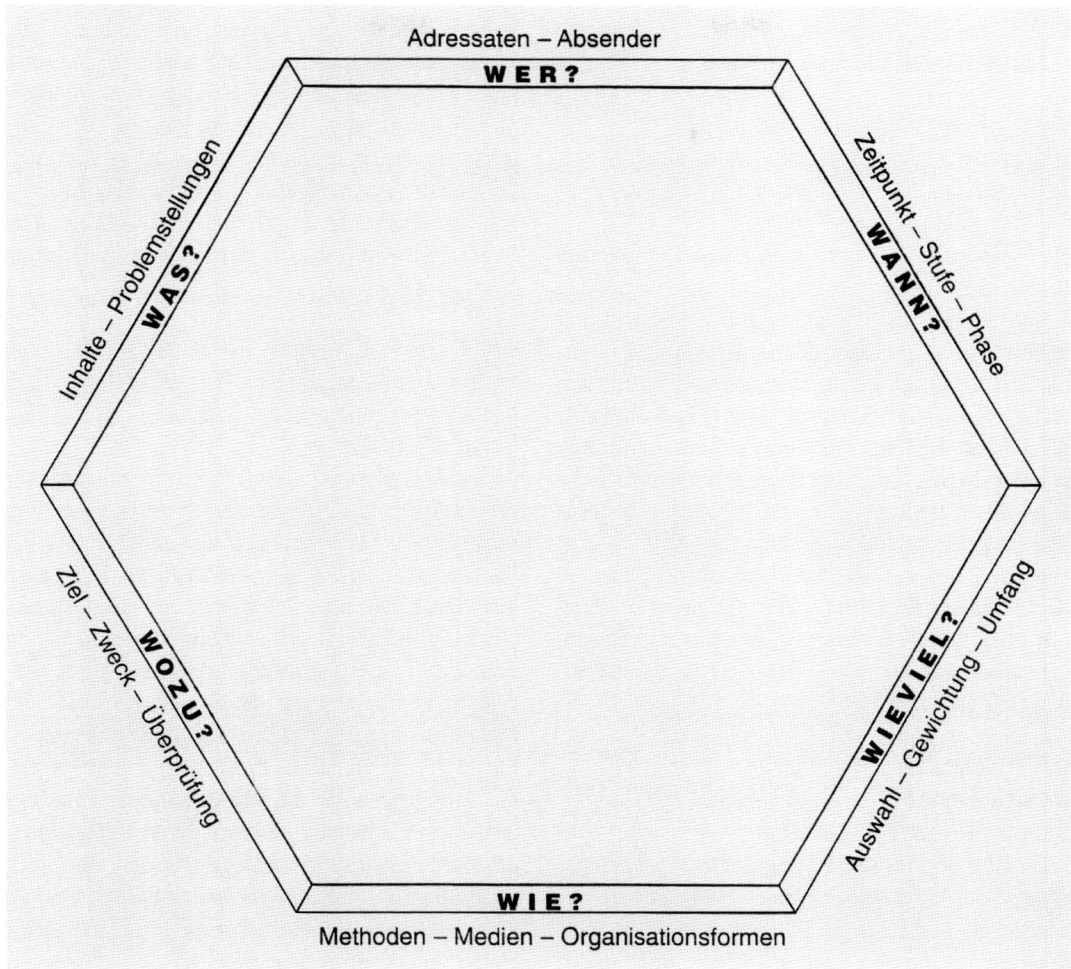

Abb. 5.4 Die 3. Ebene des FDMP

Für die Unterrichts- oder Curriculumplanung können die Ziele in Form von Kompetenzen erst dann präzise formuliert werden, wenn entschieden ist,

zu welchem Zeitpunkt („WANN"),

welche Ziele („WOZU")

unter welchen Fragestellungen („WAS")

bei welcher Lerngruppe und durch welche Lehrpersonen („WER")

mit welchen Schwerpunkten („WIEVIEL") und

mit welchen Methoden an welchen Orten („WIE" und „WO") erreicht werden können.

Die fachdidaktischen Fragestellungen, die für alle Unterrichtsfächer gelten, können hier spezifisch für

WER sind die Lernenden und Lehrenden, die Pflegethemen oder Pflegesituationen bearbeiten (Adressaten und Absender)?

Die Lernenden unterscheiden sich in der Altersstruktur, im schulischen Bildungsniveau, in der kulturellen Entwicklung und dem persönlichen Erfahrungshintergrund. Für viele beginnt die Ausbildung noch zu Beginn der Adoleszenz, wo Themen der Ablösung, Entwicklung und Identitätsfindung im Vordergrund stehen (vgl. Mühlherr 2004). Darüber hinaus vollzieht sich ein Wandel in der Alters- und Bildungsstruktur, sofern die Pflegeausbildung vermehrt an Hochschulen angesiedelt wird. Auch von den Lehrpersonen wird inzwischen ein anderes Kompetenzprofil gefordert. Es werden vermehrt fachwissenschaftliche Kenntnisse, aber auch erweiterte fachdidaktische Fähigkeiten und Fertigkeiten verlangt. Langfristig ist ein akademischer Abschluss vorgesehen.

WAS sind die zentralen Fragen und neu zu erlernenden Handlungen, mit denen Lernende in Bezug auf die Pflegesituation konfrontiert werden (Inhalte und Problemstellungen)?

Hier werden die auf der ersten Ebene formulierten Problemstellungen zusammen mit den Lernenden auf ihre spezifische Situation hin beleuchtet und konkretisiert. Die Fragen der Lernenden sind auf ihre Bedeutung für ihren momentanen beruflichen Alltag ebenso zu eruieren wie auf ihre Bedeutung für die Zukunft der Pflege. Es können nie alle Lerninhalte bearbeitet werden. Darum ist eine exemplarische Auswahl zu treffen (vgl. Klafki 1993), die abhängig ist vom Zeitpunkt der Lernphase („wann") und von der Gewichtung („wieviel") der zu erreichenden Kompetenzen zu Haltung, Planung oder Handlung („wozu"). Da die fachdidaktischen Fragestellungen systemisch vernetzt sind, verändert jede Entscheidung alle andern mit.

WANN sollen die Lernenden die Probleme in Bezug auf eine Pflegesituation bearbeiten (Zeitpunkt – Stufe – Phase)?

Zu Beginn der Ausbildung begegnen wir „Anfängerinnen" der Pflege (nach Benner 1994). Für sie stehen Regeln und einfache Situationsabläufe im Vordergrund, während „fortgeschrittene Anfängerinnen" schon durch Erfahrung bestimmte Aspekte einer Situation wieder erkennen und ihr Handeln durch Prinzipien bestimmen. Diese Phase wird nach Benner erst zum Ende des (amerikanischen) Pflegestudiums erreicht. In Europa spielen aber die Praxisphasen eine viel größere Rolle, denn sie decken mindestens die Hälfte der Ausbildung ab. Deshalb kann die Annahme vertreten werden, dass zum Ende der meist dreijährigen Pflegeausbildung die Lernenden die Stufe der „Kompetent Pflegenden" erreichen. Ihr Handeln ist an Zielen und Plänen ausgerichtet und ermöglicht ein bewusstes und organisiertes Arbeiten. Bei Beachtung dieser Kompetenzstufen sollten die Lernenden zu Beginn der Ausbildung vorwiegend mit einfachen Situationen konfrontiert werden,

um eine erste Orientierung und Überblickswissen (Rauner 1999) zu erlangen. Für fortgeschrittene Anfängerinnen stehen Zusammenhangs-, Detail- und Funktionswissen im Vordergrund, während die kompetent Pflegenden sich auf erfahrungsbasiertes und fachsystematisches Vertiefungswissen in komplexen Arbeitsaufgaben stützen können. Der Zeitpunkt für die Auseinandersetzung mit bestimmten Lerninhalten verlangt also einen Phasenaufbau, der von den Erfahrungen und Vorkenntnissen der Lernenden ausgeht und eine Entwicklung in Richtung Komplexität zulässt.

WOZU und warum sollen die Lernenden die Probleme in Bezug auf eine Pflegesituation bewältigen können (Ziel – Zweck – Überprüfbarkeit)?

Fachwissen allein genügt nicht, um Handlungskompetenz zu erlangen. Die Lernenden sind gefordert, in komplexen Pflegesituationen Beziehungen zu Patienten und anderen Pflegenden zu gestalten und auch ihre eigene Person zu reflektieren und einzubringen. Das kann je nach Pflegethema und Pflegesituation in mündlicher oder schriftlicher Form überprüft werden. In Verbindung mit der Sozial-, Personal- und Methodenkompetenz lassen sich reale Pflegesituationen simulieren und als Prüfungssituationen gestalten. Entscheidend ist die Übereinstimmung von unterrichteten Lernsituationen mit der Prüfungssituation. Wird fächerintegrierend unterrichtet, sollte auch die Prüfungsform nicht auf einzelne Fächer, sondern auf umfassende Handlungskompetenz in möglichst realen Situationen ausgerichtet sein.

WIEVIEL sollen die Lernenden über die Probleme wissen und können in Bezug auf eine Pflegesituation (Auswahl – Gewichtung - Umfang)?

Trotz Fächerintegration und exemplarischer Situationen besteht bei einem lernfeld- und lernsituationsorientierten Curriculum die Gefahr, zu viel Wissensstoff vermitteln zu wollen. Differenzierte Ziel- und Inhaltsangaben verführen zu einer Vollständigkeit, die nur oberflächliches Wissen zulässt. „Träges" Wissen dringt aber nicht zu den eigentlichen Fragen der Lernenden und dem „Eigentlich-neu-zu-Erlernenden" (Maier, Pfistner 1976) vor. Deshalb besteht der Pflegeunterricht für die Lernenden häufig aus

Wiederholungen und Selbstverständlichkeiten. Es soll ja zu jedem Pflegethema eine vollständige Pflegeplanung erfolgen ohne auf die besonderen Schwierigkeiten – sei es unter Haltungs- oder Handlungsaspekten – besonderes Gewicht legen zu können. Das die Lernenden Interessierende und Bedeutungsvolle tritt in den Hintergrund und verhindert eine langfristige Vernetzung in Gehirn (vgl. Herrmann 2006).

WIE, wo und womit können die zentralen Probleme in Bezug auf eine Pflegesituation gelernt werden (Methoden – Medien – Organisationsformen)?

„Im Pflegeunterricht werden Unterrichtsinhalte häufig (in der Klasse oder in Gruppen) dargeboten bzw. erarbeitet, ohne dass die Lernenden themenbezogene Problemstellungen oder Konflikte erkennen. Aktuell scheint, dass die mangelnde inhaltliche Klarheit über das, was Pflege ausmacht, mit einer Methodenvielfalt kompensiert wird." So war es im FDMP formuliert und stimmt heute noch. (Schwarz-Govaers, Mühlherr 2001, S. 23). Als Prinzipien wurden die drei P's empfohlen:
1. Problem- oder situationsorientiert
2. Prozess- oder handlungsorientiert
3. Produkt- oder transferorientiert.
Zu den Empfehlungen der KMK (2000) und den neuen gesetzlichen Bestimmungen für die Kinder-, Erwachsenen- und Altenpflegeausbildungen (2003) bietet das FDMP hilfreiche methodische Vorschläge.

Zu 1. Problem- oder situationsorientiert
Die erste Ebene des FDMP dient nicht nur zur Curriculum- oder Unterrichtsplanung, sondern ebenso als didaktisch-methodisches Instrument zum Erfassen der vielseitigen pflegebezogenen Wirklichkeiten. Die Lernenden betrachten die verschiedenen „Optiken" zu einer vorgegebenen oder selbst berichteten Pflegesituation. In schriftlicher Einzelarbeit werden die eigenen Mustern und Vorerfahrungen bewusst gemacht, die als subjektive Theorien im Gehirn gespeichert sind und unser Handeln bestimmen (Schwarz-Govaers 2005a). Die Konfrontation mit den Ergebnissen der Lerngruppe lässt Unterschiede deutlich werden und schafft Anknüpfungspunkte zu Lernfragen. Die Situationsbeschreibung kann auch Ausgangspunkt für die Auseinandersetzung der verschiedenen Vorstellungen in der Lerngruppe sein, wie es das problembasierte Lernen vorsieht. Ausgangspunkt für den Lernprozess sind immer situationsbezogene Frage- oder Problemstellungen (Schwarz-Govaers 2005b).

Zu 2. Prozess- oder handlungsorientiert
Nach den Empfehlungen der KMK soll durch einen handlungsorientierten Unterricht eine Berufsfähigkeit vermittelt werden, die Handlungskompetenz, d.h. Fachkompetenz mit allgemeinen Fähigkeiten humaner und sozialer Art verbindet. Von den Problemstellungen der Lernenden auszugehen, bedeutet für die Lehrenden, Lernprozesse in Gang zu setzen und zu begleiten, die individuelle Lernerfahrungen und Erkenntnisse ermöglichen. Alle drei Ebenen des FDMP können nicht nur zu einem prozess- und handlungsorientierten Vorgehen im Unterricht, sondern auch zum Planen einer ganzheitlichen Pflege herangezogen werden. Die zentralen Fragestellungen („Was") der Lernenden auf der 3. Ebene beziehen sich dann auf die mit den Patienten auszuhandelnden Problemstellungen und zu erreichenden Ziele.

Zu 3. Produkt- oder transferorientiert
Produkt- und transferorientiertes Lernen ist in einer Berufsausbildung gefordert, die umfassende Handlungskompetenz vermitteln soll. Die Lernenden sollen wissen, was am Ende der Ausbildung von ihnen erwartet wird und zwar nicht nur in mündlichen oder schriftlichen Prüfungen zu einzelnen Themen, sondern im pflegerischen Handeln, sei es durch situationsbezogene, fächerübergreifende Prüfungen in Simulationsform oder im beruflichen Alltag. „Das heißt aber auch, das Neu-zu-Erlernende ist übertragbar und anwendbar in unterschiedlichen, realen Lebens- und Berufssituationen. … Dabei ist zu bedenken, dass sich Transfer nicht von alleine herstellt, sondern als pädagogische Aufgabe von Schule und Berufspraxis gemeinsam wahrgenommen werden muss" (Schwarz-Govaers, Mühlherr 2001, S. 21). Als weiteres „P" möchte ich die *Personen- oder Subjektorientierung* ergänzen. Entsprechend den persönlichen Voraussetzungen und Erfahrungen konstruieren die Lernenden ihr Wissen in unterschiedlicher Form. Deshalb sollten im Unterricht Möglichkeiten geschaffen werden, um die eigenen subjektiven Konstruktionen im Gehirn bewusst zu machen und neue Informationen daran anzuknüpfen (vgl. Schwarz-Govaers 2005a).

5

5.5 Situationsbezug

Beispiele zur Planung von Unterricht in Schule und Praxis mit dem FDMP sind inzwischen mehrfach zu finden (Schwarz-Govaers, Mühlherr 2001, Schwarz-Govaers 1999a; 1999b; 2007). Ein Beispiel zur Curriculumentwicklung aus Österreich wird hier vorgestellt, das ich zwischen 2006 und 2008 begleiten konnte. Das „Projekt Curriculumentwicklung für die Ausbildung in der Kinder- und Jugendlichenpflege" wurde im November 2003 vom BMGF (Bundesministerium für Gesundheit und Frauen) an das ÖBIG (Österreichisches Bundesinstitut für Gesundheitswesen 2006) in Auftrag gegeben. Eine vom ÖBIG zusammengestellte Arbeitsgruppe mit je einer Schul- und einer Praxis-Vertreterin der Kinderkrankenpflege aus den verschiedenen Bundesländern beschloss unter der Leitung von Ingrid Rottenhofer im ersten Jahr den curricularen Rahmen. Es sollte eine fächerintegrierende Ausbildung gestaltet werden, die neue Wege unter Berücksichtigung des Kinderkrankenpflegegesetzes geht. Das von der Arbeitsgruppe erarbeitete Kompetenzprofil legte die Ziele fest, die am Ende der dreijährigen Ausbildung in Kinder- und Jugendlichenpflege erreicht sein sollten. Pflege- und Bildungsverständnis bestimmten als Basisphilosophie den Curriculumprozess (ÖBIG 2006, 5). Die zwölf Gesundheitsverhaltensmuster nach Gordon (2001) sollten als inhaltliches Strukturkonzept dienen. Das Stufenmodell für die Berufsausbildung nach (Rauner 1999) legte die Ausbildungsphasen fest mit Orientierungs- und Qualifikationsphasen 1 – 3. Den pflegedidaktischen Aufbau sollte das Fachdidaktikmodell Pflege von Aarau bilden. Didaktisch-methodische Zielsetzungen gingen in Richtung Situations- und Handlungsorientierung sowie problemorientiertes Lernen (ÖBIG 2006, S. 12). Die Arbeitsgruppe nahm als Ausgangspunkt zur Entwicklung der pflegedidaktischen Fragestellungen die fachlogisch strukturierten Gesundheitsverhaltensmuster. Zu jeder Optik wurden alle denkbaren Inhalte aus Lehrbüchern aufgelistet und nach einer ersten Prioritätensetzung noch viele Seiten mit möglichen Themen aufgezählt. Es fehlte die gezielte Auswahl von Schlüsselthemen.

Da keine der Beteiligten Erfahrung mit dem Fachdidaktikmodell hatte, wurde ich nach den ersten Versuchen zuerst schriftlich (2005) und dann zu den Klausuren um Beratung gebeten. Als erste Korrektur entwickelten wir ein Verständnis für den phänomenologisch-systemischen Ansatz, der sich einer fachlogischen Struktur verschließt. Dann wurden die zentralen Handlungsfelder als Handlungsrahmen für die Kinderkrankenpflege im Diskurs festgelegt. Anschließend musste entschieden werden, welche Gesundheitsverhaltensmuster in welchen Handlungsfeldern als exemplarisch – weil typisch und problemhaltig – bearbeitet werden sollten (> Tab. 5.1). So entstand eine Matrix mit 12 Gesundheitsverhaltensmustern (GMV) und 12 Handlungsfeldern (HF), zu der im Diskurs für jedes Handlungsfeld die drei bedeutendsten Gesundheitsverhaltensmuster bestimmt wurden.

Tab. 5.1 Inhalts- und Handlungsrahmen des Curriculums

Inhaltlicher Rahmen (GMV)	Handlungsrahmen (HF, später Lernfelder)
GMV 1: Wahrnehmung von und Umgang mit eigener Gesundheit	1. Das gesunde Kind pflegen und fördern
GMV 2: Ernährung und Stoffwechsel	2. Das neugeborene Kind pflegen
GMV 3: Ausscheidung	3. Das frühgeborene Kind pflegen
GMV 4: Aktivität und Bewegung	4. Das Kind und sein Bezugssystem pflegen
GMV 5: Schlaf und Ruhe	5. Das akut erkrankte Kind pflegen
GMV 6: Kognition und Perzeption	6. Das chronisch kranke Kind pflegen
GMV 7: Selbstwahrnehmung und Selbstbild	7. Das lebensbedrohlich erkrankte Kind pflegen
GMV 8: Rolle und Beziehung	8. Das infizierte und infektionsgefährdete Kind pflegen
GMV 9: Sexualität und Reproduktion	9. Das behinderte Kind pflegen
GMV 10: Bewältigungsverhalten und Stresstoleranz	10. Das psychisch beeinträchtigte Kind pflegen
GMV 11: Werte und Überzeugungen	11. Das Kind in der Institution/zu Hause pflegen
GMV 12: Andere Belange (Familie, Individuum)	12. Das sterbende Kind pflegen

Vorläufig hatte also jedes Handlungsfeld drei Themenschwerpunkte, z.B. für das HF 1 „Gesundes Kind pflegen" die Gesundheitsverhaltensmuster 1, 6 und 9. Die endgültige Festlegung der Reihenfolge und auch der Erweiterung ergab sich durch die Zuordnung zu den Phasen der Ausbildung (Orientierungs- und Qualifikationsphasen). Das endgültige Curriculum liegt im Herbst 2008 vor. Hier werden nur noch die auf das Fachdidaktikmodell bezogenen weiteren Schritte angeführt. Für den nächsten Schritt waren vor allem die Praktikerinnen gefordert, zu jedem Themenschwerpunkt erlebte Praxissituationen zu schildern. In Untergruppen wurde daraus jeweils eine Lernsituation formuliert, die nun im Hinblick auf die fünf Optiken analysiert wurde. Die daraus als zentral erkennbaren Phänomene konnten als Konzepte zusammengefasst und priorisiert werden. Die drei wichtigsten waren als Hauptproblemstellungen Grundlage für den Entwurf von pflegerischen Zielsetzungen zu Haltungs-, Planungs- und Handlungsaspekten. Da erst auf der dritten Ebene entschieden wurde, zu welchen Lernfeldern (nach den festgelegten Handlungsfeldern) welche Ziele zu welchem Zeitpunkt als Kompetenzen Eingang in das Curriculum finden würden, konnten sich die Zielsetzungen auch wiederholen.

Mitte 2007 wurde mit der Bearbeitung der dritten Ebene begonnen. In einem Raster wurden nun zu jeder Handlungssituation, die im Curriculum didaktisch aufbereitet zur Lernsituation wird, folgende Entscheidungen festgelegt: WANN sollen die Lernenden (WER) unter welchen Problemstellungen (WAS) welche Kompetenzen (WOZU) mit welchen möglichen Inhalten (WIEVIEL) und an welchen Lernorten und mit welchen Mitteln (WIE) erreichen? Die methodischen Entscheidungen sind den Schulen vorbehalten und gelten ebenso als Hinweise wie die „möglichen Inhalte". Als Referenz an die Ausbildungsverordnung mussten außerdem noch die jeweils betroffenen Lehrpersonen und Fächer angegeben werden. Die auf der 2. Ebene formulierten Planungsziele wurden – angepasst an die Ausbildungsphase – zu „Fachkompetenzen" (FK), die Haltungsziele zu „Personalkompetenzen" (PK) und die Handlungsziele zu „Sozial- und Methodenkompetenzen" (SK/MK), da sich diese im Handeln nicht trennen lassen. Ein erstes Curriculumbeispiel zum Lernfeld 2 (HF 1) soll das Ganze veranschaulichen

(Lernfeld 1 heißt jetzt „Pflegeausbildung beginnen"):
* **Curriculumbeispiel:**
* **Lernfeld 2**: Das gesunde Kind pflegen und fördern
* **Lernsituation 1**: Saskia ist ja so gesund!
(GMV 1: Wahrnehmung von und Umgang mit eigener Gesundheit)

„Saskia ist ja so gesund!"

Eine Mutter kommt mit ihrer elf Monate alten Tochter Saskia in die Mütterberatung, um „wieder einmal nachsehen zu lassen". Das Kind sitzt in einem Buggy, nuckelt ständig an einem Fläschchen mit Saft und hält in der anderen Hand einen Schnuller. Die Mutter erzählt der Kinderkrankenschwester, dass das Kind zuhause mit dem Laufwagen schon durch die gesamte Wohnung fährt und so ganz natürlich das Laufen lernt. Die Mutter erklärt auch, dass sie sich über die in wenigen Monaten fällige Masern-Mumps-Röteln-Impfung informieren möchte, da ihr eine Freundin, die sich sehr gut auskennt, erzählt hat, dass gerade die Masernimpfung so gefährlich sei. Und als verantwortungsvolle Mutter will sie ihr Kind keinesfalls irgendeinem Risiko aussetzen (➤ Tab. 5.2).

Insgesamt entstanden für die dreijährige Kinderkrankenpflegeausbildung 60 Lernsituationen. 14 davon gehören zur Orientierungsstufe und 11 davon zur Qualifikationsstufe II (im dritten Ausbildungsjahr) mit komplexen Problemsituationen als Lernfeld „Theoriegeleitetes Analysieren und individuelles Fallverstehen bei der Problemverarbeitung in der Pflege".

Parallel dazu wurde als Bedingung und Anliegen der Praxisvertreterinnen ein Praxiskatalog entwickelt. Er enthält alle festgelegten Themenbereiche und Fertigkeiten, die durch eine Matrix die Verbindung zu den in der Schule unterrichteten Lernfeldern herstellt.

Inzwischen ist das Curriculum zum Druck freigegeben und wurde im Oktober 2008 im Ministerium (BMFG) der Öffentlichkeit vorgestellt. Es soll nun an den Kinderkrankenpflegeschulen erprobt und evaluiert werden.

Tab. 5.2 Lernsituation 2.3: „Saskia" (Auszug aus dem Curriculum Kinder- und Jugendlichenpflege, ÖBIG, 2008, 93)

WER: Anfängerin/Anfänger			WANN: Orientierungsphase	
WAS (Hauptproblemstellungen)	**WOZU** (Handlungskompetenzen) Die/der Lernende ...	**WIEVIEL** (mögliche Zeit und Inhalte): 5 Tage	**WER** (Unterrichtsfach/ Fachkraft)	**WIE + WO** (didaktischer Kommentar)
Impfrisiko	FK: versteht das Impfschema (Vor- und Nachteile, Komplikationen) PK: ist sich der eigenen Haltung zum Impfen bewusst und diskutiert diese vor dem Hintergrund gängiger Standards kritisch. SK/MK: informiert über Impfschema, Vor- und Nachteile sowie Komplikationen von Impfungen	Impfplan/-schema • Impfempfehlungen • Impfrisiken • Risiken bei ungeimpften Kindern • Aktive und passive Immunisierung	Patho GuK	Fähigkeiten und Fertigkeiten in der Lernwerkstatt oder Praxis: Informationsgespräch zu Impfrisiko
Potenzielle Gefahr für Fehlentwicklung	s.d.	s.d.		
Inadäquate Entwicklungsförderung	s.d.	s.d.		

5.6 Resümee

Das Fachdidaktikmodell Pflege (FDMP) erfährt nun eine über 20 Jahre dauernde Erprobung und Weiterentwicklung. Als ein zentrales Element ist hierin der Situationsbezug zu sehen. Pflege vollzieht sich immer in Situationen, dieses für die Pflegeausbildung zu gestalten entwickelten wir bereits in den 80er-Jahren. Heute erfährt der Situationsansatz durch die Gesundheits- und Krankenpflegegesetzgebung eine neue Aktualität.

Das FDMP kann in seinen Kernelementen didaktisch vielfältig verwendet werden. Betrachtet man die einzelnen Ebenen (➤ Abb. 5. 1) so kann über die verschiedenen Optiken der ersten Ebene eine Mehrperspektivität erreicht werden, die einer Pflege in ihrer Komplexität und Mehrdimensionalität gerecht wird. Auch dies ist heute eine sehr aktuelle Forderung innerhalb der Pflegedidaktik. Die zweite Ebene der Haltung, Planung und Handlung ermöglicht eine Fundierung der Pflegeausbildung z. B. in

Bezug zur Reflexion von Pflege- und Berufsverständnis oder von Sinn- und Werteorientierung, Pflege vollzieht sich nicht mehr nur im Ausführen von Handlungen. Handlungsziele fordern weitere Dimensionen des pflegerischen Handelns von z. B. Problem- und Diagnosedefinitionen oder Beziehungs- und Beratungssettings. Der Forderung nach einer umfassenden Handlungskompetenz, die Fachkompetenz (Planung) mit Personalkompetenz (Haltung), Sozial- und Methodenkompetenz (Handlung) verbindet, wird hier Rechnung getragen. Die dritte Ebene enthält die fachdidaktischen Fragestellungen im engeren Sinne, diese ermöglichen gezielte Unterrichtsplanungen, beziehen sich aber in besonderem Maße auf die konkreten Problemstellungen der Lernenden durch die „Was"-Frage.

Jede Lehrkraft kann diese sehr klare und gute Strukturierung für ihre Unterrichtsplanung verwenden. So gibt es viele Erprobungen und Rückmeldungen aus den Pflegeschulen und Weiterbildungsstätten im deutschsprachigen Raum. Auch findet das FDMP Eingang in die Lehrerbildung der Pflegepädagogik in den Hochschulen, z. B. an der Züricher Hochschule für angewandte Wissenschaft (Lilli Mühlherr) an der FH Hannover (Uta Oelke) oder an der KFH Mainz (Christa Olbrich).

Eine Weiterentwicklung erfährt das FDMP zur Zeit durch die Integration in das Projekt zur Curriculumentwicklung für die Ausbildung der Kinderkrankenpflege in Österreich, dies wurde vom Bundesministerium für Gesundheit und Frauen (BMGF) in Auftrag gegeben. Durch die Forschung im Rahmen meiner Dissertation (2005) konnte ich das FDMP theoriegeleitet fundieren, weiterentwickeln und ergänzen. Somit kann das Fachdidaktische Modell heute als in Theorie und Praxis gefestigt betrachtet werden. Damit wird nicht der Anspruch auf Vollständigkeit erhoben, – wie in der Wissenschaft jede Theorie nur als vorläufig betrachtet wird, so ist weitere Reflexion, Erprobung und Kritik angestrebt.

LITERATUR

Arnold, R.; Gonon, P. (2006): Einführung in die Berufspädagogik. Budrich: Opladen.

Benner, P. (1994): Stufen zur Pflegekompetenz – From Novice to Expert. Huber Verlag: Bern.

Darmann, I. (2002): Lernfeldorientierung in den Berufsfeldern Gesundheit und Pflege. In: **Darmann, I., Wittneben, K.** (2002): Gesundheit und Pflege: Bildungshaltigkeit von Lernfeldern. Bertelsmann Verlag: Bielefeld, S. 83-90.

Darmann, I. (2005): Pflegeberufliche Schlüsselprobleme als Ausgangspunkt für die Planung von fächerintegrativen Unterrichtseinheiten und Lernsituationen." PrInternet/PflegePädagogik 7(6): 2005, S. 329-335.

Gesundheit Österreich GmbH, Geschäftsbereich ÖBIG (2008): Curricula Kinder- und Jugendlichenpflege
– Spezielle Ausbildung
– Sonderausbildung
– Praktische Ausbildung, Wien BMGFY.

Gordon, M.; Bartholomeyczik, S. (2001): Pflegediagnosen. Theoretische Grundlagen. Urban und Fischer Verlag: München.

Gruber, H., Mandl, H. et al. (2000): Was lernen wir in Schule und Hochschule: Träges Wissen? In: Mandl, H.; Gerstenmaier, J.: Die Kluft zwischen Wissen und Handeln. Hogrefe: Göttingen, S. 139-156

Herrmann, U. (2006): Gehirngerechtes Lehren und Lernen: Gehirnforschung und Pädagogik auf dem Weg zur Neurodidaktik? In: Herrmann, U.: Neurodidaktik. Beltz Verlag: Weinheim S. 8-15.

Klafki, W. (1993): Neue Studien zur Bildungstheorie und Didaktik. Zeitgemäße Allgemeinbildung und kritisch-konstruktive Didaktik. Deutscher Studienverlag: Weinheim.

Kultusministerkonferenz (Hrsg.) (2000): Handreichungen für die Erarbeitung von Rahmenlehrplänen der KMK für den berufsbezogenen Unterricht in der Berufsschule und ihre Abstimmung mit Ausbildungsordnungen des Bundes für anerkannte Ausbildungsberufe. Bonn.

Landwehr, N. (1994): Neue Wege der Wissensvermittlung: ein praxisorientiertes Handbuch für Lehrpersonen in der schulischen und beruflichen Aus- und Fortbildung. Sauerländer: Aarau.

Maier, H.; Pfistner, H.-J. (1976): Grundlagen der Unterrichtstheorie und Unterrichtspraxis. Quelle & Meyer: Heidelberg.

Morgan, G. (1997): Bilder der Organisation. Klett Verlag: Stuttgart.

Mühlherr, L. (2004): Psychologische und pädagogische Aspekte zu den Adressatinnen und Adressaten im Bildungssystem Gesundheit. In: Weiterbildungszentrum für Gesundheitsberufe: Pflege lehren und lernen. Bern: h.e.p. Verlag, S. 123-136.

Oelke, U.; Menke, M. (2002): Gemeinsame Pflegeausbildung – Modellversuch und Curriculum für die theoretische Ausbildung in der Alten-, Kranken- und Kinderkrankenpflege. Huber Verlag: Bern.

Oelke, U.; Scheller, I. et al. (2000): Tabuthemen als Gegenstand szenischen Lernens in der Pflege. Theorie und Praxis eines neuen pflegedidaktischen Ansatzes. Huber Verlag: Bern.

Österreichisches Bundesinstitut für Gesundheitswesen, ÖBIG (Hrsg)(2006): Curricula. Kinder- und Jugendlichenpflege. Zwischenbericht Projektphase II., Bundesministerium für Gesundheit und Frauen: Wien.

Rauner, F. (1999): Entwicklungslogisch strukturierte berufliche Curricula. Vom Neuling zur reflektierten Meisterschaft. Zeitschrift für Berufs- und Wirtschaftspädagogik(3): 1999, 424-446.

Roth, G. (2006): Warum sind Lehren und Lernen so schwierig! In U. Herrmann: Neurodidaktik. Weinheim: Beltz Verlag, S. 49-59.

Schwarz-Govaers, R. (1983): Von einem krankheitsorientierten zu einem patientenorientierten Krankenpflegeunterricht. Ansätze zu einer Neukonzeption des Unterrichtsfaches Krankenpflege an Krankenpflegeschulen. DKZ 36 (Heft 6 und 7) 1983: Teil 1: 1-15, Teil 2: 1-11.

Schwarz-Govaers, R. (1986): Der situationsorientierte Ansatz in der Lehrerbildung. An der Kaderschule für die Krankenpflege wird ein neues Konzept für die Lehrerausbildung erprobt. Beiträge zur Lehrerbildung 4(3), S. 159-171.

Schwarz-Govaers, R. (1987): Projekt Lehrer-Reform. Projektbericht. WE'G: Aarau.

Schwarz-Govaers, R. (1993): Wege zur Produktion von Erkenntnis in der Pflege – fachdidaktische Entwicklungen. Pflege 6(3), S. 210-220.

Schwarz-Govaers, R. (1999a): Ausgewählte Fragen zum Fachdidaktikmodell Pflege. PrInternet 1(11): 1999a, S. 292-300.

Schwarz-Govaers, R. (1999b): Praxiswissen der Pflege und Fachdidaktik. In: Koch, V.: Bildung und Pflege, 2. Europäisches Osnabrücker Kolloquium. Huber Verlag: Bern 1999 b, 45-68.

Schwarz-Govaers, R. (2003): Problemorientiertes Lernen – neuer Wein in alten Schläuchen oder eher alter Wein in neuen Schläuchen? PrInternet/PflegePädagogik 5(12) 2003, S. 36-45.

Schwarz-Govaers, R. (2005 a): Subjektive Theorien als Basis von Wissen und Handeln. Ansätze zu einem handlungstheoretisch fundierten Pflegedidaktikmodell. Huber Verlag: Bern 2005a.

Schwarz-Govaers, R. (2005b): Subjektive Theorien als Basis für Wissen und Handeln. Pflegedidaktische Folgerungen für einen lernfeld- und problemorientierten Unterricht. PrInternet/PflegePädagogik 7(1) 2005b, 38-49.

Schwarz-Govaers, R. (2006): Lernfeld- und problemorientiert prüfen – Prüfungen in einem lernfeld- und problemorientierten Curriculum. PrInternet/PflegePädagogik 8(12) 2006, S. 655-664.

Schwarz-Govaers, R. (2007).: Zur Entwicklung von pflegerischen Schlüsselqualifikationen – eine Herausforderung für das Krankenhaus-Management. In: Hoefert H.-W.: Führung und Management im Krankenhaus. Hogrefe Verlag: Göttingen, S. 251-267.

Schwarz-Govaers, R. (2008): Problemorientiertes Lernen und Subjektive Theorien – was hat das eine mit dem anderen zu tun? In: Darmann, I. Problemorientiertes Lernen auf dem Prüfstand. Erfahrungen und Ergebnisse aus Modellprojekten. Schlütersche Verlagsanstalt: Hannover, S. 13-24.

Schwarz-Govaers, R., Mühlherr, L. (2001): Fachdidaktikmodell Pflege. Weiterbildungszentrum für Gesundheitsberufe, SRK, Aarau.

Rosenstiel, von L. (2000).: Wissen und Handeln in Organisationen. In: Mandl, H.; Gerstenmaier, J.: Die Kluft zwischen Wissen und Handeln. Hogrefe: Göttingen 2000, 95-138

Wahl, D. (2006) Lernumgebungen erfolgreich gestalten. Vom trägen Wissen zum kompetenten Handeln. Verlag Klinkhardt: Bad Heilbrunn.

Karin Wittneben

Leitlinien einer kritisch-konstruktiven Pflegelernfelddidaktik

6.1 Zur Autorin

Ausbildung zur Krankenschwester in Deutschland und England 1953-1957. Berufliche Weiterbildung zur Unterrichtsschwester (Lehrerin für Pflege) in Heidelberg 1971-1972. Universitätsstudium der Pädagogik, Soziologie und Psychologie in Hannover, der Erziehungs- und Pflegewissenschaft in Madison/USA. Master of Arts mit dem Schwerpunkt Educational Policy Studies 1984. Anschließend Promotion in Hannover. Rigorosum in Pädagogik, Soziologie und Psychologie.

Arbeitsschwerpunkte: Dr. phil. 1991. Lehrbeauftragte an den Universitäten Osnabrück und Hamburg. 1993 Professur für Erziehungswissenschaft unter besonderer Berücksichtigung der Berufs- und Wirtschaftspädagogik mit dem Schwerpunkt der Didaktik des Berufsfeldes Gesundheit an der Universität Hamburg. Seit 2000 entpflichtet. Nach wie vor pflegelernfeldorientierte Curriculumentwicklung; seit 1995 ständige Mitarbeiterin am Biographischen Lexikon zur Pflegegeschichte; seit 2007 Beiträgerin zur Neuen Deutschen Biographie, herausgegeben von der Historischen Kommission bei der Bayerischen Akademie der Wissenschaften.

6.2 Entwicklung des Modells

Mein Nachdenken „Über Voraussetzungen und Perspektiven einer kritisch-konstruktiven Didaktik der Krankenpflege" (Untertitel 1991) hat seinen Ursprung in meiner Dissertation „Zum Begriff der Pflege in der beruflichen Weiterbildung zur Krankenpflegelehrkraft" an der ich von 1984 bis 1989 gearbeitet habe und die 1990 von der Fakultät für Geistes- und Sozialwissenschaften der Universität Hannover (heute Leibniz Universität) angenommen wurde. Die Dissertation erschien 1991 unter dem Titel „Pflegekonzepte in der Weiterbildung zur Pflegelehrkraft". Unter diesem Titel sind bis 1998 vier Auflagen erschienen. Die fünfte Auflage von 2003 trägt den veränderten Titel „Pflegekonzepte in der Weiterbildung für Pflegelehrerinnen und Pflegelehrer – Leitlinien einer kritisch-konstruktiven Pflegelernfelddidaktik". In meinem deutschen Pädagogikstudium hat die von Wolfgang Klafki vorgelegte eindringlich geisteswissenschaftliche Dissertation „Das pädagogische Problem des Elementaren und die Theorie der kategorialen Bildung" (1964, 1. Auflage 1959) einen bleibenden Eindruck hinterlassen.

Die in dieser Dissertation noch einseitig zu Wort kommende geisteswissenschaftliche Didaktik hat Klafki seit Anfang der siebziger Jahre des vorigen Jahrhunderts zu einer „kritisch-konstruktiven Didaktik" transformiert (vgl. Klafki 1985), der ich in meinen pflegebildungstheoretischen und pflegedidaktischen Überlegungen ebenfalls gefolgt bin. Die geisteswissenschaftliche und die kritisch-konstruktive Didaktik sind inhaltsbezogene Didaktiken. In seiner Dissertation ringt Klafki um eine Beantwortung der Frage, was für Inhalte in einem Unterricht durch ihren „Bildungsgehalt" bildend wirken können. Klafkis Überlegungen münden ein in eine „Theorie der kategorialen Bildung". Darunter versteht er eine geistige Verschränkung von Gegenstandserkenntnis und Selbsterkenntnis, die an einem Unterrichtsinhalt mit Bildungsgehalt gewonnen werden kann. Damit ist eine Verschränkung von materialer Bildung, die sich auf die Objektseite bezieht, und formaler Bildung, die auf die Subjektseite gerichtet ist, vollzogen. In Klafkis Worten:

> „Bildung nennen wir jedes Phänomen, an dem wir – im eigenen Erleben oder im Verstehen anderer Menschen – unmittelbar der Einheit eines subjektiven (formalen) und

eines objektiven (materialen) Momentes innewerden. Der Versuch, die erlebte Einheit der Bildung sprachlich auszudrücken, kann nur mit Hilfe verschränkender Formulierungen gelingen: Bildung ist Erschlossensein einer dinglichen und geistigen Wirklichkeit für einen Menschen (objektiver Aspekt), aber das heißt zugleich: Erschlossensein dieses Menschen für diese seine Wirklichkeit (subjektiver Aspekt)" (1964, S. 297).

Auf die Pflege bezogen, soll in der Ausübung und vor allem natürlich der Aus- und Weiterbildung der Pflege die Pflegewirklichkeit für die Pflegende / den Pflegenden erschlossen und zugleich der Pflegende / die Pflegende für diese Wirklichkeit aufgeschlossen werden. Wenn ich von bildenden Denk- und Handlungsprozessen der Pflege spreche, so habe ich zunächst an wissenschaftlich begründbaren Inhalten einer Pflege und Pflegedidaktik, d. h. an der materialen Seite der kategorialen Bildung gearbeitet. Unter dieser Maßgabe ist in meiner Dissertation ein heuristisches Modell „multidimensionaler Patientenorientierung" zur Analyse pflegedidaktischer Texte sowie zur Grundlegung einer Fachdidaktik der Krankenpflege entstanden (Wittneben 1991, S. 150 f.).

Als Universitätsprofessorin in den neunziger Jahren habe ich unter dem Einfluss der in der Berufspädagogik diskutierten Lernfeldorientierung stärker eine Handlungsorientierung in den Blick genommen und mir die Frage gestellt, wie in Lernenden eine pflegeberufliche Handlungskompetenz zur Entfaltung kommen könne. Im Anschluss an Krüger / Lersch (1995, S. 105 ff.) bin ich der Frage nachgegangen, wie sich eine „Persönlichkeitsentwicklung als Prozess des Kompetenzerwerbs" (ebd.) gestalten lässt (Wittneben 2003, S. 237 ff.). Mein Augenmerk war in dieser Entwicklungsphase auf das subjektive (formale) Moment der kategorialen Bildung gerichtet. Wenn ich den Entwicklungsprozess der „Leitlinien einer kritisch-konstruktiven Pflegelernfelddidaktik" rückblickend überschaue, so habe ich eigentlich Schritt für Schritt an Leitlinien einer kategorialen Pflegebildungstheorie gearbeitet. Die Entwicklungsphasen und Elemente einer pflegebildungstheoretisch fundierten kritisch-konstruktiven Pflegelernfelddidaktik werden nachfolgend dargelegt.

6.3 Theoretische Grundlagen

6.3.1 Wissenschaftliche Orientierungen

Wenn ich meinen wissenschaftlichen Denkweg zurückzuverfolgen suche, orientierte sich mein wissenschaftliches Denken anfangs an der von Wilhelm Dilthey gegen die Konzeption der Naturwissenschaft konzipierte Geisteswissenschaft, in der die geisteswissenschaftliche Pädagogik und die geisteswissenschaftliche Didaktik zu verorten sind (vgl. Wittneben 1991, S. 152 ff.). Als Pflege- und Unterrichtspraktikerin faszinierte mich in diesem Wissenschaftsstrang ein Denken, das von der Erziehungs- bzw. Unterrichtswirklichkeit, besonders dem Erleben der Lernenden, zur Theorie gelangen wollte und nicht umgekehrt. Dieser Wandel ist als „existentielle Wendung" bezeichnet worden , in der der/die Lernende im Rahmen der schulischen Bildungsarbeit zu der konkreten Lebenswirklichkeit und ihren objektiven Sinn- und Wirkungszusammenhängen gestellt wird.

In meiner Dissertation bin ich über die als affirmativ angesehene geisteswissenschaftliche Didaktik hinausgelangt und habe die Weiterentwicklung dieser didaktischen Denkrichtung zur „kritisch-konstruktiven Didaktik" (Klafki 1985) rezipiert (Wittneben 1991, S. 280 ff.). Damit war der Denkrahmen der geisteswissenschaftlichen Didaktik aufgerissen und eine Brücke zur kritischen Theorie der Gesellschaft angelegt. In dieser Spur beeinflusste mich die 1981 erschienene zweibändige „Theorie des kommunikativen Handelns" von Jürgen Habermas. Mit der Hinwendung zum kommunikativen Handeln und zur Verständigungsorientierung verschob sich jetzt mein didaktisches Denken im Rahmen der Theorie der kategorialen Bildung von der inhaltsbezogenen, materialen Seite zur formalen bzw. subjektbezogenen Seite. Mein Import von Theoriestücken aus der Theorie des kommunikativen Handelns in mein bildungstheoretisch fundiertes, pflegedidaktisches Denken erlangte mit der Rezeption von Krüger / Lersch (1993), die mit ihrem Buch „Lernen und Erfahrung – Perspektiven einer Theorie schulischen Handelns" eine kritische Theorie schulischen Handelns vorlegten, eine erhebliche Differenzierung. Die beiden kritischen Schultheoretiker stützen sich insbesondere in einem Kapitel, das „Persönlichkeitsentwicklung als Prozess der Kompetenzerwerbs" überschrieben ist, auf den Entwicklungspsychologen Piaget und auf Habermas (vgl. Wittneben 2003, S. 237 ff.).

Das methodologische Grundmuster der geisteswissenschaftlichen Pädagogik und Didaktik ist das Verstehen des Sinnes und der Bedeutung menschlichen Handelns. Mit Hilfe hermeneutischer Verfahren bzw. Sinn verstehender Auslegungen ist das Forschungsziel ein Verstehen von Texten und Dokumenten, aber auch von Situationen und Institutionen, in denen menschliches Leben und Erleben sich vollzieht. Im Zentrum des geisteswissenschaftlichen Interesses steht der Mensch, der sich selbst als einzigartige Persönlichkeit bildet und damit zugleich seine Lebenswelt als Kultur hervorbringt. Zu verstehender Sinn von menschlichen Gegebenheiten ist sehr vielfältig. Hermeneutiker/innen gehen in ihren Auslegungen von einem mehr oder weniger entfalteten subjektiven Vorverständnis aus, um überhaupt verstehen zu können (vgl. Wittneben 1991, S. 154 ff.). Unter dieser wissenschaftstheoretischen Prämisse habe ich in meiner Dissertation pflegeunterrichtsbezogene Texte, die Lehrende an beruflichen Weiterbildungsstätten für Pflegelehrer/innen verfasst hatten, zu verstehen versucht (vgl. Wittneben 1991, S. 152 ff.). Um das in den Texten vermittelte Pflegeverständnis verstehen zu können, habe ich zuvor „meinen" Pflegebegriff zur Grundlegung einer Didaktik der Krankenpflege als ein „heuristisches Modell multidimensionaler Patientenorientierung" (Wittneben 1991, S. 150 ff.) expliziert.

Der Ausgang vom Menschen, seinen Handlungen und Motivationen, vom Leben und Erleben des Menschen, von Situationen und Institutionen erleichterte mir in der zweiten Hälfte der neunziger Jahre des vorigen Jahrhunderts eine Rezeption der in der Berufs- und Wirtschaftspädagogik aufkommenden Lernfeldorientierung, d. h. der Präferierung von Handlungsorientierung gegenüber einer bis dahin üblichen Priorisierung von Wissenschaftsorientierung in der beruflichen Ausbildung. Nunmehr über Voraussetzungen und Perspektiven einer kritisch-konstruktiven Didaktik der Krankenpflege (Wittneben 1991) hinausgehend, habe ich bis heute „Leitlinien einer kritisch-konstruktiven Pflegelernfelddidaktik" (Untertitel bei Wittneben 2003) entwickelt. Nachfolgend stelle ich die einzelnen Schritte und Kernstücke dieses langen Entwicklungsweges vor.

6.4 Kernelemente einer kritisch-konstruktiven Pflegelernfelddidaktik

Im Verständnis geisteswissenschaftlicher Pädagogik und Didaktik wollte ich in einem expliziten Pflegebegriff mein Vorverständnis von Krankenpflege ausdrücken, das ich in einem Prozess des Verstehens an pflegedidaktische Texte herantrug. Im Anschluss an die kritisch-konstruktive Didaktik (Klafki 1985) und, soziologisch beeinflusst, an die „Theorie des kommunikativen Handelns" (Habermas 1982, S. 193) wollte ich nun aber nicht mehr allein Sinnfragen beantworten, sondern auch Geltungsfragen gerade dann aufwerfen, wenn der interpretierte Text nicht dem Vorverständnis der Interpretin entspricht, d. h. sich nicht als vernünftig und begründungsfähig erweist und deshalb auch verworfen werden kann (Wittneben 1991, S. 158 ff.). Außerdem ging es mir um die Entwicklung eines Pflegebegriffs und die Frage, an welchen pflegerischen Inhalten (materialer Aspekt) Pflegenden zu einer Persönlichkeitsentwicklung verholfen werden kann. Ein Durchdenken meines Pflegebegriffs habe ich aufgespannt zwischen den Bezugspunkten „Patientenignorierung" und „Patientenorientierung".

6.4.1 Patientenignorierung

Soweit ich rückblickend zu erkennen vermag, habe ich den Terminus der Patientenignorierung vor dem Hintergrund meiner Pflegepraxiserfahrungen erfunden und als Gegenbegriff zu dem der Patientenorientierung benutzt. Unter Patientenignorierung verstehe ich eine Pflege, in der Patienten / Patientinnen mehr Pflege erhalten, als sie bedürfen und so in ihrem Selbstpflegepotential unterfordert werden, oder auch weniger Pflege erhalten, als sie zum Erhalt ihrer Würde und zu ihrem Wohlbefinden bedürfen. An Beispielen aus Erfahrungs- und Forschungsberichten habe ich die in der Pflegepraxis erlebte Patientenignorierung illustriert und begrifflich zu festigen versucht (vgl. Wittneben 1991, S. 78 ff.).

6.4.2 Multidimensionale Patientenorientierung

Seit Mitte der siebziger Jahre des vorigen Jahrhunderts war in „Schwesternkreisen" der Begriff der Patientenorientierung im Gespräch. In der US-amerikanischen Pflegewissenschaft hatten 1973 vier namhafte Pflegewissenschaftlerinnen, Faye G. Abdellah, Irene L. Belland, Almeda Martin und Ruth Matheney einen Sammelband unter dem Titel „New Directions in Patient-Centered Nursing" herausgegeben. Einhellig bejahen die Verfasserinnen den Vorsatz, dass patientenzentrierte Pflege wissenschaftsorientiert vorzugehen habe und die Pflegeausbildung sich von der Ausbildung an Krankenhauspflegeschulen (hospital nursing schools) mehr und mehr auf die Hochschulebene (schools of nursing) verlagern müsse. Zum Zweck einer patientenzentrierten Pflege schreibt Abdellah (1973, S. 16) einleitend:

„The primary purpose is to provide an environment in which patient and nurse can identify the patient's problems, examine them critically, and together seek solutions to those problems". Den treffenden Begriff der Patientenzentrierung habe ich leider nicht aufgenommen, weil sich hierzulande der Slogan „Von der Krankheitsorientierung zur Patientenorientierung" durchgesetzt hatte, dem ich inhaltlich zwar nicht folgen wollte, aber semantisch dann doch gefolgt bin (ebd., S. 203)

Das heuristische Modell multidimensionaler Patientenorientierung ist in pflegedidaktischer Perspektive unter der Fragestellung entfaltet worden, was für Inhalte als Bildungsinhalte geeignet sind (Klafki 1964, S. 180 ff.). Diese Fragestellung ist für eine bildungstheoretisch fundierte Pflegedidaktik unerlässlich. Dementsprechend ist das heuristische Modell multidimensionaler Patientenorientierung als ein Stufenmodell entstanden. Der verfasste Pflegebegriff, so meine Vorstellung, wird mit jeder nächst höheren Stufe inhaltlich (objektiv) erweitert, d. h. die Patientenorientierung (Patientenzentrierung) nimmt zu und infolgedessen auch der Bildungsgehalt. Meine Behauptung, dass ein patientenorientierter Pflegeprozess und ein schülerorientierter Bildungsprozess sich gegenseitig bedingen, ist Ausdruck dieser Dialektik. Die Stufen des Modells sind wie folgt angelegt.

Zur Dimension der Verrichtungsorientierung

Als Verrichtung verstehe ich jede Handhabung, die Pflegende mit und / oder für Patienten / Patientinnen ausführen. Pflegerische Verrichtungen können mechanisch mit einer starken Tendenz zur Patientenignorierung, aber auch in kommunikativer Zuwendung patientenorientiert ausgeführt werden. Trotzdem schreibe ich pflegerischen Verrichtungen einen geringeren Bildungsgehalt zu, weil damit nur ein enger Ausschnitt der Pflegewirklichkeit für die / den Lernenden erschlossen werden kann als auch der / die Lernende für die Pflegewirklichkeit formal, d. h. in seiner / ihrer Bildungsfähigkeit eher begrenzt aufgeschlossen werden kann.

Zur Dimension der Symptomorientierung

Um über die Stufe der Verrichtungsorientierung, speziell einer instrumentellen Verrichtungsorientierung hinaus zu denken, habe ich die Stufe einer Symptomorientierung in den Blick genommen. Noch in meiner Dissertation (1991, S. 29 ff.) habe ich dabei vor allem an die Wahrnehmung medizinischer Symptome gedacht, zu der Pflegeschüler/innen von Ärzten seit Beginn einer geregelten Krankenpflegeausbildung im 19. Jahrhundert angehalten wurden, ohne allerdings einen Symptomzusammenhang, d.h. ein Krankheitsbild, erkennen zu dürfen. Doch selbst die Wahrnehmung von noch zusammenhangslosen medizinischen Symptomen zwingt im Prozess der Wahrnehmung zu einer strengeren Patientenzentrierung. Schon in den ersten Diskussionen nach der Veröffentlichung des Modells wurde mir klar, dass dieser Denk- und Handlungsebene auch pflegerische Symptome zugeordnet werden müssen. Mit dieser Erweiterung konnte einer Verkürzung der Pflegeaufgabe und der Bildungsaufgabe begegnet werden. Sie brachte mich auf die Idee, dass die Pflege, ähnlich wie die Medizin in ihrer wissenschaftlichen Entwicklung Symptome immer stringenter zu Krankheitsbildern zusammengefügt hat, die heute einen großen Teil ihrer Wissenschaft begründen, auch pflegerische Symptome zu Pflegebildern wissenschaftlich zusammenfügen müsste. Als ein implizites Wissen sind Pflegebilder im Können der praktisch Pflegenden schon vorhanden. Sie müssen in wissenschaftlichen, z. B. mäeutischen Verfahren offen gelegt und fortlaufend differenziert werden (vgl. Wittneben 2005, S. 6 f.).

Zur Dimension der Krankheitsorientierung

Um Lernende und Pflegende über die Stufe der Wahrnehmung von zusammenhangslosen medizinischen Symptomen hinauszuleiten, habe ich in die Patientenorientierung auch eine Dimension „Krankheitsorientierung" hineingedacht. Mir waren aus der US-amerikanischen Pflegeforschung aufschlussreiche Beispiele für das Vorkommen von fruchtbarer Krankheitsorientierung in der Pflegewirklichkeit bekannt. Überzeugende Beispiele lieferte Patricia Benner (1984) in ihrer Studie „From Novice to Expert" zu den Stufen der Pflegekompetenz. Etliche der von den untersuchten Expertinnen der Pflege intuitiv erfassten Phänomene bzw. Erscheinungen sind mit Symptomen und Bildern verwoben, die von der naturwissenschaftlich orientierten Medizin entdeckt und beschrieben worden sind. Wie nun aber der Erkenntnisprozess zwischen medizinischer Objektivation und angeblich pflegerischer Intuition abläuft, kann die Pflegewissenschaftlerin Benner nicht mitteilen. An dieser Stelle müsste pflegedidaktische Forschung unter den Leitgedanken der Theorie der kategorialen Bildung einsetzen, die sowohl die objektive (materiale) Seite als auch die subjektive (formale) Seite des Bildungsprozesses in den Blick nimmt. Die 1991 formulierte Dimension der medizinischen Krankheitsorientierung müsste inzwischen um die Dimension des Krankheitserlebens erweitert werden. Noch verstreut vorliegende, einschlägige Forschungsergebnisse könnten in dieser patientenorientierten Dimension gesammelt und pflegedidaktisch in einem bildungstheoretisch fundierten Unterricht genutzt werden.

Zur Dimension der Verhaltensorientierung

Nach psychologischer Terminologie sind hier mit „Verhalten" beim Menschen zunächst ganz allgemein Lebensäußerungen gemeint. Unterscheiden lassen sich inneres und äußeres Verhalten. Das Erleben, auch das Erleben von Krankheit, wird als inneres Verhalten verstanden und beschrieben. In diese Richtung entwickelten sich z. B. gerade in Deutschland eine verstehende Psychologie oder eine verstehende Soziologie. In Analogie dazu lässt sich inzwischen auch eine „verstehende Pflegewissenschaft" beschreiben. Von einem inneren, versteh- und beschreibbaren Verhalten wird ein äußeres Verhalten unterschieden, das für beobachtbar, messbar und erklärbar gehalten wird. In seiner strengsten Ausprägung findet dieses Wissenschaftsverständnis seinen Ausdruck im Behaviorismus, der Verhaltenspsychologie. Diese Spur habe ich 1991, ausgehend von der medizinischen Krankheitsorientierung, im ersten Entwurf des Modells der multidimensionalen Patientenorientierung aufgenommen. Meine langjährige Beobachtung der medizinischen und pflegerischen Praxis hatte mir gezeigt, dass Patienten unter dem ärztlichen Ethos des Heilens mit großer Selbstverständlichkeit Schmerzen zugefügt wurden, an deren Verursachung Pflegende sich beteiligten und auch selbst Patienten / Patientinnen durch eigene Handlungen nicht unerhebliche Störungen zufügten. Ein pflegerisches Konzept, mit dem diesen und anderen Störungen in der Pflege begegnet werden kann, fand ich in der „cholinergischen Reizpflege" (du Mont 1987). Wie die Bezeichnung schon nahe legt, handelt es sich dabei um ein im modernen Behaviorismus verankertes Reiz-Reaktions-Modell (S-R-Modell). Den „Reiz" dieses Ansatzes sah ich und sehe ich auch weiterhin in der Möglichkeit, Reaktionen, die Patienten / Patientinnen auf gesetzte Reize äußern, neurophysiologisch erklären und begründen zu können (vgl. Wittneben 1991, S. 42 ff.).

Das Konzept der cholinergischen Reizpflege besagt sinngemäß, dass unangenehme Reize, die eine Adrenalin-Ausschüttung bewirken, in der Pflege vermieden und stattdessen eine pflegerische Reizgestaltung bevorzugt werden sollte, die eine Acetylcholin-Ausschüttung bewirkt und Patienten / Patientinnen in eine ruhige Wachheit und nicht, wie so oft geschieht, in Angst und Schrecken versetzt. Ich habe diesen Typus der Pflege als „schonende Pflege" bezeichnet und erkenne darin nach wie vor eine erhöhte Patientenzentrierung und damit die Verwirklichung einer höheren Qualität der Pflege wie auch die Möglichkeit einer bildungstheoretisch fundierten Pflegeausbildung im Sinne der kategorialen Bildung. Beispielhaft lassen

6

sich anführen das Wiegen eines Kindes oder eines Erwachsenen, das Rauschen von Wasser, ruhige Streichbewegungen bei der Ganzkörperwäsche oder bei Einreibungen, gedämpftes Licht, eine sanfte Sprache, eine sorgsame Mundpflege, schließlich eine kreative, schonende Reizgestaltung, die Pflegende theoretisch und vor Ort neurophysiologisch fundiert durchdenken können müssten (ebd., S. 53 ff.). Im Selbstverständnis einer „kritischen Pflegewissenschaft" habe ich allerdings auch damals schon diesen Ansatz als ahistorisch bezeichnet, auf das Fehlen jeglicher Gesellschaftskritik und eines emanzipatorischen Handlungsentwurfs sowie eine Verführung zur adaptiven Verhaltenssteuerung aufmerksam gemacht (ebd., S. 72).

Zur Dimension der Handlungsorientierung

Um die Stufe einer beobachtenden und schonenden, eher passivierenden Pflege zu übersteigen, habe ich die Ebene der Selbstpflege aufgenommen. Gemeint ist hier gezielt eine Orientierung an den Aktionen der Gepflegten, die damit aus der Rolle der zwar aufmerksam und schonend Betreuten, aber letztlich passiven Empfänger/innen von Pflege heraus und in eine würdevolle Selbstverantwortung ihrer Pflege hineingelangen sollen. Sind es auf der Stufe der Verhaltensorientierung noch die Reaktionen, an denen sich Pflege orientieren sollte, so sind es auf dieser Stufe die der Selbstpflege dienenden Aktionen, auf die hin das Ziel der Pflege orientiert ist. Ich kann an dieser Stelle nicht die von mir rezipierten Orem'schen Konzepte wiederholen (vgl. hierzu Wittneben 1991, S. 74 ff; 2003, S. 54 ff.), sondern möchte bei aller Befürwortung dieses Modells auch meine Kritik daran darlegen. Schon in meiner Dissertation habe ich die „Allgemeine umfassende Theorie der Pflege" (Orem) im Selbstverständnis einer kritischen Pflege- und Erziehungswissenschaft als ein zweckrationales Handlungsmodell charakterisiert und damit im Anschluss an Habermas sagen wollen:

> „Zweckrational verhält sich der Handelnde, der aus einem klar artikulierten Werthorizont Zwecke wählt und unter Berücksichtigung alternativer Folgen geeignete Mittel organisiert" (Habermas 1982, Bd. 1, S. 380).

Eine im Rahmen des Orem'schen Modells handelnde Pflegeperson verhält sich insofern zweckrational, als sie in dem klar artikulierten Werthorizont der Selbstpflege Mittel bzw. Pflegemethoden auswählt, die dem Zweck der Selbstpflege dienen. Ich habe seinerzeit schon gewürdigt, dass eine zweckrationale Pflegehandlung einer irrationalen bzw. mechanischen Pflegehandlung vorzuziehen ist (Wittneben 1991, S. 141 ff.). Trotzdem darf nicht übersehen werden, dass zweckrationale Handlungen einseitig erfolgsorientiert und nicht verständigungsorientiert vollzogen werden (vgl. Habermas 1982, Bd. 1, S. 384). Als erfolgreich kann ein Pflegeergebnis bezeichnet werden, wenn der Zweck der Selbstpflege erreicht worden ist und die gepflegte Person zu Selbstpflegeaktionen imstande ist. Über die Merkmale eines Verständigungsprozesses, in dessen Verlauf das Ziel der Selbstpflege erreicht werden soll, gibt das von Orem entfaltete Modell keine Auskunft, so dass es nicht abwegig erscheint, dieses Pflegemodell als ein nicht-kommunikatives Pflegehandlungsmodell einzustufen. Um auch zweckrationale Pflegehandlungen noch zu übersteigen, die nach Orem Patienten / Patientinnen zur Selbstpflege aktivieren sollen, aber gleichzeitig als stumme Gegenspieler/innen objektivieren, habe ich in das heuristische Modell der multidimensionalen Patientenorientierung die Verständigungsorientierung als eine quer liegende Kategorie eingefügt.

Zur quer liegenden Dimension der Verständigungsorientierung

In der Darstellung der Dimensionen von der Verrichtungs- zur Handlungsorientierung konnte die Subjekt- Objekt-Beziehung noch nicht überschritten werden. Als Subjekte treten die Pflegenden auf, als Objekte die Gepflegten, auf die, wenn auch in patientenorientierter Einstellung, der Blick der Subjekte gerichtet ist. Die Verobjektivierung der Gepflegten hat nach meinem heutigen Verständnis seinen Grund in der pflegedidaktischen Suchperspektive nach bildungshaltigen „Gegenständen". Mit dem Rückgriff auf das Paradigma der Verständigung wird der Schritt in die Intersubjektivität ausdrücklich vollzogen. Mein Bekenntnis zum Verständigungsparadigma in der pflegerischen Beziehung resultiert aus der Auffassung, dass Pflegenden eine höhere sprachlich-kommunikative Kompetenz abverlangt werden darf als den zu Pflegenden, die sich eher in einem Schonungsprozess als einem Bildungsprozess befinden (Wittneben 2005, S. 9). In Erweiterung des von Habermas sprachlich akzentuierten Ansatzes müssten zudem in eine pflegerische Verständigung auch nonverbale Expressionen einfließen und geprüft werden (Wittneben 2003, S. 265).

Eine pflegerische Verständigung kann unter Berücksichtigung der Patientenrolle nur eine abgeschwächte Form der von Habermas deklarierten Form von Sprechhandlungen unter gleich befähigten Sprechern bedeuten. Eine Bedingung des Verständigungsprozesses ist eine hoch differenzierte sprachlich-kommunikative Teilkompetenz zumindest auf Seiten der Pflegenden. Diese findet ihren Ausdruck in der Fähigkeit zur „argumentativen Rede" (Habermas 1982, S. 49). Personen können auf dieser Stufe die in bestimmten Aussagen implizierten Geltungsansprüche problematisieren und in Frage stellen. Geltungsansprüche können erhoben werden auf die:

- Wahrheit von Propositionen bzw. Sachaussagen
- Wirksamkeit teleologischer bzw. zielgerichteter Handlungen
- Richtigkeit von Handlungsnormen
- Angemessenheit von Wertstandards
- Wahrhaftigkeit von expressiven Sätzen, die der Äußerung von Erlebnissen dienen
- Verständlichkeit bzw. Wohlgeformtheit symbolischer Konstrukte, z. B. von Texten, Abbildungen.

Mit der quer liegenden Dimension der Verständigungsorientierung gewinnt das heuristische Modell der multidimensionalen Patientenorientierung eine neue, pflegehandlungsleitende und bildungshaltige Qualität insofern, als es als Denk- und Handlungsrahmen zu einer differenzierten Verständigung in allen anderen Dimensionen der Patientenorientierung anzuregen und anzuleiten vermag

Zur theoretischen Einordnung des heuristischen Modells multidimensionaler Patientenorientierung (> Abb. 6.1) ist noch zu ergänzen, dass es sich zwar um ein interdisziplinäres und interparadigmatisches Modell handelt, aber aus dem Grundverständnis einer kritischen Pflege- und Erziehungswissenschaft entwickelt wird, d.h. einem Wissenschaftsverständnis, in dem Widersprüche aufgesucht und aufgedeckt und Widerstandshandlungen zugelassen werden.

6.4.3 Dimensionen der Persönlichkeitsentwicklung als Prozess des Kompetenzerwerbs

Die durch die Verständigungsorientierung bedingte Verlagerung der Perspektiven zur Intersubjektivität und die Prämisse, dass in pflegerischen Verständigungsprozessen den Pflegenden eine höhere Verständigungsfähigkeit zugemutet werden darf, impliziert die Frage nach der Genese von Persönlichkeiten, die diesen Verständigungspart bewältigen können. Und im Rahmen der Theorie des kategorialen Bildung wird damit die Fragestellung von der materialen, objektiven Seite zur formalen, subjektiven Seite verschoben, d.h., wie müssen Pflegepersönlichkeiten beschaffen sein, die die Pflegewelt in unterschiedlichen Dimensionen durch Verständigung über die Wahrheit von Sachverhalten, die Wirksamkeit von zielgerichteten Handlungen, die Richtigkeit von Normen, die Wahrhaftigkeit von Expressionen, die Angemessenheit von Wertstandards und die Verständlichkeit von Texten und Symbolen einerseits erschließen und auf der anderen Seite selbst für diese hoch differenzierte Pflegewelt aufgeschlossen werden.

Das Habermas'sche Identitätskonzept bzw. dessen persönlichkeitstheoretisches Konzept greifen Krüger / Lersch (1993, S. 105 ff.) auf und entwickeln es kritisch weiter. Ihre Überlegungen zur Persönlichkeitsentwicklung als Prozess des Kompetenzerwerbs habe ich zur Ausdifferenzierung der formalen bzw. subjektiven Seite der Theorie der kategorialen Bildung als ein Theoriestück in die Leitlinien einer kritisch-konstruktiven Pflegelernfelddidaktik aufgenommen. Wer sich heute mit dem Ansatz der Lernfeldorientierung befasst, kommt nicht umhin, sich einen Begriff von Kompetenz und Persönlichkeitsbildung zu machen, wenn er nicht auf der Ebene von schlichten Kompetenzbeschreibungen stehen bleiben will. Krüger / Lersch (1993, S. 113) entfalten die Entwicklung einer allgemeinen Handlungskompetenz in den Dimensionen der kognitiven Kompetenz, der sprachlich-kommunikativen Kompetenz und der sozialen Kompetenz unter Einschluss der Entwicklung eines moralischen Bewusstseins. Die Autoren gehen von der Annahme

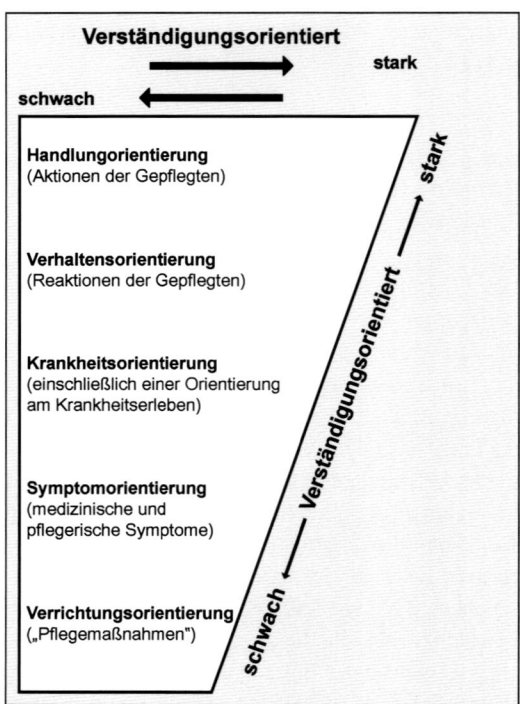

Abb. 6.1 Heuristisches Modell multidimensionaler Patienten-orientierung

aus, dass die Entwicklung aller drei Kompetenzen gebunden ist an den Prozess der sachbezogenen, kommunikativen und sozialen Auseinandersetzung des Subjekts mit den drei großen Regionen der Umwelt, d.h. mit der gegenständlichen, sprachlichen und sozialen Realität. Kompetenzentwicklung verläuft aus Sicht der Autoren als interdependenter Bildungsprozess in unterschiedlichen Handlungsfeldern (ebd., S. 108). Mit dieser Positionierung lässt sich dieses Konzept sowohl als ein persönlichkeitstheoretisches als auch als ein handlungstheoretisches ausweisen und damit gut an die Theorie der kategorialen Bildung bzw. der kritisch-konstruktiven Didaktik (persönlichkeitstheoretisch) und das Konzept der Lernfeldorientierung (handlungstheoretisch) anschließen

Zur Ontogenese der kognitiven Kompetenz

Im Anschluss an Piagets entwicklungslogische Untersuchungen zur Genese der Intelligenz gehen Krüger/Lersch (1993, S. 111 ff.) in der Erfassung der On-

togenese der kognitiven Kompetenz eines Individuums von drei Stufen aus: der Stufe des präoperationalen Denkens (Vorschulalter), der Stufe des konkret-operationalen Denkens (Schulalter ab 7. Lebensjahr) und der Stufe des formal-operativen Denkens (Adoleszenz ab 11./12. Lebensjahr). Noch das Denken des Vorschulkindes ist von einem intellektuellen Egozentrismus geprägt. Das Denken ist an die eigene Perspektive fixiert und jeweils auf nur einen Aspekt einer Situation bezogen (Krüger/Lersch 1993, S. 117). Erst im Schulalter und im Schulalltag, befördert durch die soziale Erfahrung, bildet das Kind die konkret-operative Intelligenz aus und kann nun auch die Perspektive eines anderen Subjekts einnehmen. Das konkret-operationale Denken hat demnach in kommunikativen und sozialen Handlungssituationen seinen Ursprung (ebd., S. 119). Trotzdem bleibt das Denken noch an konkret vorhandene Gegenstände und Probleme gebunden. Die Fähigkeit, sich von der eigenen Position zu lösen, erwirbt der Jugendliche / die Jugendliche beim Eintritt in die Adoleszenz. Nun kann er/sie nicht mehr nur über konkrete Dinge, sondern auch über Gedanken nachdenken. Ein Fortschritt im formalen Denken zeigt sich in der Fähigkeit, das Wirkliche dem Möglichen unterordnen zu können (ebd., S. 121 f.). Klafki (1985, S. 173) spricht u. a. von der „Fähigkeit zur realen Utopie" und meint damit die Fähigkeit zur Vorwegnahme des heute oder in absehbarer Zeit Möglichen (vgl. Wittneben 2003, S. 198).

Zur Ontogenese sprachlich-kommunikativer Kompetenz

In der Ontogenese bzw. der Entwicklung des Individuums zur sprachlich-kommunikativen Kompetenz unterscheiden Krüger/Lersch (1993, S. 123 ff.), hier im Anschluss an und zum Teil auch in Abgrenzung von Habermas, wiederum drei Stadien, und zwar: die Stufe symbolisch vermittelter Interaktion (Stufe 1, Kleinkind- und Vorschulalter), die Stufe des aktiven Sprechaktgebrauchs (Stufe 2, Schulalter), die Stufe der argumentativen Rede (Stufe 3, Frühadoleszenz). Das Kleinkind drückt sich noch durch Gesten und Gebärden aus; erst im Alter von achtzehn Monaten bringt es die ersten Sätze heraus, die aber noch aus einem Wort oder zwei Worten bestehen. Der amerikanische Lerntheoretiker Bruner nennt diese Äußerungen Holophrasen, die aber auch schon in sachbezogene Handlungsprozesse und soziale Interaktionsprozesse eingebunden sind. Der Sprechakt des Kleinkindes enthält einen propositionalen Redebestandteil (Inhaltsaspekt) und ein performatives bzw. illokutives Element (Beziehungsaspekt). Das Kleinkind kann diese Unterscheidung noch nicht vornehmen. Erst mit dem Eintritt ins Schulalter und sich differenzierender Interaktionen wird das Kind sich der Subjektivität des eigenen Standpunktes bewusst.

Die Fähigkeit zum Perspektivenwechsel bezeichnet Piaget als „Dezentrierung" des eigenen Standpunktes. Zugleich entwickelt das Kind immer komplexere grammatische Strukturen, also eine differenzierte Sprachkompetenz, die es befähigt, sich in Diskussionen mit kausalen Erklärungen und logischen Begründungen zu behaupten. Diese Phase wird als die Stufe des aktiven Sprechaktgebrauchs bezeichnet. Der rationale Einsatz von Sprechhandlungen ist auf eine ausdifferenzierte kognitive Kompetenz und eine hoch entwickelte soziale Kompetenz angewiesen. Unter diesen Konstitutionsbedingungen erwirbt der Jugendliche/die Jugendliche in der Frühadoleszenz schließlich die Fähigkeit zur argumentativen Rede, die, wie gesagt und oben beschrieben, in der Dimension der Verständigungsorientierung der multidimensionalen Patientenorientierung eine zumindest auf Seiten der Pflegenden unerlässliche Bedingung darstellt.

Zur Ontogenese sozialer Kompetenz

Auch zur Ontogenese sozialer Kompetenz nehmen die Autoren eine Einteilung in drei Stufen vor: die Stufe des unvollständigen Rollenhandelns (Stufe 1, Vorschulalter), die Stufe des koordinierten Rollenhandelns (Stufe 2, Schulalter) und die Stufe des generalisierten Rollenhandelns (Stufe 3, Frühadoleszenz). Aus Relevanzgründen für eine wissenschaftliche Pflegedidaktik und eine professionelle Pflegepraxis gehe ich vor allem auf die Stufe 3, das generalisierte Rollenhandeln, ein. Immer größere Handlungskreise fordern zu einer immer vielfältigeren Übernahme neuer Rollen heraus. Der Vielfalt der Anforderungen können Jugendliche nur entsprechen, wenn sie zur Rollenübernahme fähig sind

und die eigenen Handlungen und die Handlungen anderer sowie die Bedeutung einer Handlungssituation von unterschiedlichen Standpunkten aus betrachten und bewerten können. Außer der Fähigkeit zur Rollenübernahme bzw. einer Fähigkeit zur kognitiven Empathie sind eine Fähigkeit zur Distanz von der eigenen Rolle (Rollendistanz) sowie eine Ambiguitäts- bzw. Frustrationstoleranz zu erwerben als Merkmale einer sozial kompetenten Persönlichkeit und als Ausdruck einer Ich-Identität bzw. Ich-Stärke. Ambiguität aushalten zu können, heißt Doppeldeutigkeiten und Doppelsinnigkeiten in einer Situation tolerieren und darüber hinaus denkend und handelnd auflösen zu können.

Zur Ontogenese moralischen Bewusstseins

Unter Rückgriff auf die von Kohlberg entwickelte Moralstufentheorie und Piagets Arbeit zum moralischen Urteil beim Kind rekurrieren Krüger / Lersch in ihrem Modell einer allgemeinen Handlungskompetenz auf drei schon von Kohlberg benannte Entwicklungsniveaus: die Ebene des präkonventionellen moralischen Bewusstseins (1), gekoppelt an die Stufe des unvollständigen Rollenhandelns und die Form einer natürlichen Identität, auf der das Kind sich noch ganz von seinem Können und seinen Wünschen ohne Beachtung von Geboten und Verpflichtungen leiten lässt; die Ebene des konventionellen Bewusstseins (2), verknüpft mit der Stufe des koordinierten Rollenhandelns und der Form der Rollenidentität, also die Ebene, auf der das Kind lernt, den Standpunkt und die Absichten eines anderen Subjekts zu verstehen; die Ebene des postkonventionellen moralischen Bewusstseins (3), verschränkt mit der Stufe des generalisierten Rollenhandelns und einer ausgeprägten Form von Ich-Identität bzw. Ich-Stärke, d.h., der/die Jugendliche kann sich immer mehr von institutionalisierten Regeln lösen und in seinem Denken und Handeln an allgemeinen Prinzipien orientieren, die nicht kodifiziert sein müssen und sogar zu bestehenden Gesetzen im Widerspruch stehen können. So eine Handlungskompetenz zu vermitteln und zu erwerben ist ein Kernziel kritisch-konstruktiver Pflegelernfelddidaktik (vgl. Wittneben 2003, S.234 ff; Krüger/Lersch 1993, S. 105 ff.).

Zur Ontogenese von Emotionen

Krüger/Lersch schließen sich Denkrichtungen an, in denen die Affekt- und Emotionsbildung keine eigenständige und unabhängige Entwicklungsdimension darstellt, sondern zur Entwicklung einer allgemeinen Handlungskompetenz komplementär verläuft. Auch Gardner (2002), der voneinander unterscheidbare „Intelligenzen" erforscht, kann sich nicht für die Formulierung eines eigenständigen Konzepts „emotionale Intelligenz" entscheiden, weil Gefühle auch das Erkennen, das Lösen von kognitiven Aufgaben und das Hören von Musik begleiten. Gardner bevorzugt deshalb den Ausdruck „emotionale Sensibilität" (ebd., S. 247). Nun ist aber emotionale Sensibilität doch genau eine jener Kernkompetenzen, die wir in der Pflegeausbildung vermitteln und in der Pflegeausübung beobachten möchten.

Für eine Pflegedidaktik und speziell eine Pflegelernfelddidaktik, die ihren Ausgang von pflegerischen Situationen und pflegerischen Handlungen nimmt, bleibt bisher die Frage offen, über welche Entwicklungsstufen eine emotionale Sensibilität bzw. Kompetenz vermittelbar und erwerbbar ist. Erst eine Beantwortung dieser Frage ermöglicht, genau genommen, eine gezielte Auswahl von passenden Lernsituationen. Sie soll in der Arbeit des Entwicklungspsychologen Holodynski (2006) aufgesucht werden, der über Entwicklung und Regulation von Emotionen forscht. Unter der Prämisse, dass Emotionen kulturell determiniert sind, legt er ein Internalisierungsmodell der Emotionsentwicklung vor. Gestützt auf eigene und fremde Forschungsergebnisse schließt Holodynski, dass Neugeborene bereits von Geburt an über fünf Emotionen verfügen: Distress, Interesse, endogenes Wohlbehagen, Erschrecken / Furcht und Ekel. Emotionen haben eine handlungsregulierende Funktion.

Die Ausdifferenzierung der fünf so genannten Vorläuferemotionen vollzieht sich ontogenetisch in einer interpersonalen Regulation mit feinfühligen und responsiven Bezugspersonen zu funktionstüchtigen Emotionssystemen, wie Wohlbehagen, Freude, Zuneigung und Belustigung; Ärger und Trotz; Furcht und Verlegenheit; Überraschung; Kummer und Traurigkeit. Die intrapersonale Regulation von Emotionen entsteht bereits im Kleinkind- und Vorschulalter. Das Kind lernt, die Befriedigung seiner Motive

selbständig ohne soziale Unterstützung auszuführen. In dieser Entwicklungsphase entstehen selbstbewertende Emotionen wie Stolz, Scham und Schuld. Emotional kompetent handelnde Erwachsene schließlich sind zu einer intrapersonalen Regulation von Emotionen imstande. Es leuchtet ein, dass dieses Internalisierungsmodell der Emotionsentwicklung bildungs- und handlungstheoretisch von hoher Relevanz ist. Eine emotionale Kompetenz der /des Pflegenden müsste ihren Ausdruck in der Selbstkontrolle durch intrapersonale Regulation als Personalkompetenz (Humankompetenz) und in der pflegerischen Beziehung als soziale Kompetenz durch interpersonale Regulation insofern finden, als der/die Pflegende Gepflegte bei der Regulation von Emotionen sozial unterstützt. Das Internalisierungsmodell der Emotionsentwicklung füllt eine Lücke, die in den bisher aufgegriffenen Theorieansätzen von Habermas und Krüger/Lersch offen geblieben war.

Das gilt auch für die Ontogenese einer psychomotorischen Kompetenz bzw. einer körperlich-kinästhetischen Intelligenz. An anderer Stelle habe ich deshalb vorläufig auf die Hierarchiestufen in der psychomotorischen Dimension aus der Lernzieldiskussion zurückgegriffen und den für die bildungstheoretische und pflegedidaktische Diskussion wichtigen Begriff der körperlich-kinästhetischen Intelligenz von Gardner aufgenommen (Wittneben 2003, S. 257f.). Auch diese theoretische Lücke hat die für das allgemein bildende Schulwesen entwickelte kritisch-konstruktive Didaktik (Klafki 1985) hinterlassen.

6.4.4 Elemente der kritisch-konstruktiven Didaktik

Die kritisch-konstruktive Didaktik stellt eine Erweiterung und kritische Aktualisierung der in der geisteswissenschaftlichen Pädagogik verankerten Theorie der kategorialen Bildung dar. Auch die kritisch-konstruktive Didaktik bleibt, wie Klafki wiederholt betont hat, bildungstheoretisch fundiert, d. h. in der dialektischen Korrespondenz von Bildungsinhalten, der materialen Seite des Bildungsprozesses, und Persönlichkeitsentwicklung, der formalen Seite, befestigt. War die geisteswissenschaftliche Didaktik noch affirmativ ausgerichtet, so fasst Klafki nunmehr beide Seiten des Bildungsprozesses kritisch und konstruktiv auf. Da ich mich in der Darstellung der Ontogenese unterschiedlicher Kompetenzen gerade ausführlich mit der formalen Bildung im Subjekt befasst habe, wende ich mich jetzt den Gedanken zu, die Klafki dazu in der kritisch-konstruktiven Didaktik formuliert hat. Diese Gedanken habe ich schon in meiner 1991 veröffentlichten Dissertation aufgenommen und erst später differenzierte persönlichkeitstheoretische Erkenntnisse aufgesucht, weil diese in der kritisch-konstruktiven Didaktik, wie nun gezeigt wird, noch nicht ausgearbeitet waren.

Fähigkeit zur Selbstaufklärung, Selbstbestimmung, Mitbestimmung und Solidarität

Es war und ist auch immer noch das Ziel einer Didaktik im Sinne kritisch-konstruktiver Erziehungswissenschaft, Lernenden zur Aufklärung über ihre historische, ökonomisch-gesellschaftlich-politisch-kulturelle Situation zu verhelfen und deshalb Lernprozesse zu fördern und herauszufordern, welche die Erreichung dieser Zielsetzung ermöglichen (vgl. Wittneben 2003, S. 194). Für eine Befähigung zur Selbstbestimmung, Mitbestimmung und Solidarität, den Hauptzielen der kritisch-konstruktiven Didaktik, nennt Klafki eine Reihe von Bedingungskomponenten, die noch nicht fach- oder inhaltsbezogen formuliert sind, also auch im Bezugsrahmen einer kritisch-konstruktiven Pflegedidaktik inhaltlich immer wieder neu bestimmt werden müssen. Selbstbestimmung, Mitbestimmung und Solidarität begünstigende „Bedingungskomponenten" (Klafki), d. h. in der formalen Bildung einer Person verankerte Fähigkeiten sind: Kritik- und Urteilsfähigkeit; Kommunikationsfähigkeit; Fähigkeit, einen eigenen Standpunkt vertreten und diesen auf Grund besserer Einsicht korrigieren zu können; Empathiefähigkeit; Handlungs- und Verantwortungsfähigkeit; soziale Beziehungs- und Behauptungsfähigkeit; Fähigkeit, sich dynamisch, jedoch kritisch, d. h. nicht opportunistisch, auf neue Situationen und Anforderungen einstellen zu können; Fähigkeit, aus gewohnten Denk- und Einstellungsmustern ausbrechen und neue Lösungen finden zu können, begriffen als Fähigkeit zur Kreativität; Fähigkeit zur Vorwegnahme des heute oder in absehbarer Zeit Möglichen, ver-

standen als Fähigkeit zur „realen Utopie"; Selbstvertrauen, Selbstidentität und Frustrationstoleranz (vgl. Wittneben 2003, S. 198). 1991 habe ich diese aus der Allgemeinbildung stammenden Bildungsziele ergänzt um pflegetypische Bildungsziele wie die Fähigkeit zur optischen, akustischen, olfaktorischen und haptischen bzw. taktilen Wahrnehmung und die Fähigkeit zur Kinästhetik (ebd., S. 327). Diese erweiterte Liste möchte ich heute wiederum ergänzen um die Fähigkeit zur emotionalen, unterstützenden Anteilnahme. Von hoher Relevanz für eine Pflegedidaktik ist folgende Aussage:

> „Als ‚konstruktiv' begreift sich diese Didaktikkonzeption aus einem durchgehend auf die Praxis bezogenen Handlungs-, Gestaltungs- und Veränderungsinteresse. Dieses Verhältnis eines Theorie-Praxis-Verhältnisses beschränkt sich nun nicht mehr, wie noch die Geisteswissenschaftliche Didaktik allein auf die Aufklärung von Bewusstseinsphänomenen, sondern es nimmt theoretische Vorgriffe in seinen Didaktikbegriff auf, die auf eine veränderte Praxis, eine humanere und demokratischere Schule und einen dementsprechenden Unterricht gerichtet sind" (Wittneben 2003, S. 195, paraphrasiert nach Klafki).

Ein praxisbezogenes Handlungs-, Gestaltungs- und Veränderungsinteresse verdeutlicht Klafki durch einen neuen Blick auf die Bildungsinhalte.

Schlüsselprobleme als Bildungsinhalte

Hatte in der geisteswissenschaftlichen Didaktik auf der materialen bzw. objektiven Seite des Bildungsprozesses der Schwerpunkt noch auf dem stofflich Exemplarischen gelegen, so nimmt Klafki in der kritisch-konstruktiven Didaktik Schlüsselprobleme in den Blick zur Erschließung der Welt einerseits und der Persönlichkeit andererseits. Die Themen, so heißt es jetzt, wissenschaftsorientierten Lernens und Lehrens sollten in erheblichem Umfang exemplarisch aus Schlüsselproblemen unserer in weltweite Zusammenhänge verflochtenen Existenz gewonnen werden, die im Horizont der Erfahrungs-, Erkenntnis-, Verarbeitungs- und Handlungsmöglichkeiten der jeweils Lernenden liegen (Klafki 1985, S. 113) Ausdrücklich werden schon hier ein Problem-, Erfahrungs- und Handlungsbezug formuliert. Unter den Schlüsselproblemen, die genannt werden, finden sich bereits solche, die uns heute noch und möglicherweise sogar noch stärker umtreiben wie die Umweltfrage, die Arbeitslosigkeit, soziale Ungleichheit und ökonomisch-gesellschaftliche Ungleichheit, Deutsche und Ausländer in Deutschland, Gesundheit und Krankheit u. a.

Das sind, wie angemerkt wird, nicht nur Probleme der Erwachsenen, sondern sie reichen sehr wohl auch in die Erfahrungswelt von Kindern und Jugendlichen hinein (ebd.). In der unterrichtspraktischen thematischen Behandlung dieser Problemkomplexe wird eine Unterscheidung zwischen potenziell emanzipatorischen und instrumentellen empfohlen. Als instrumentell werden solche Themen bezeichnet, denen man das kritische Potenzial nicht direkt einflößen kann. Sie sollten deshalb unter übergreifenden Fragestellungen und im Zusammenhang mit emanzipatorischen Themen behandelt werden(ebd., S. 207 f.). Das ist eine Empfehlung, die z.B. an die Vermittlung und den Erwerb anatomischer und physiologischer Fakten hohe pflegedidaktische Anforderungen stellt. In ihrer Studie „Kommunikative Kompetenz in der Pflege" hat Ingrid Darmann[-Finck] (2000, S. 222) pflegetypische Schlüsselprobleme ermittelt. In einem von mir am Schulzentrum für Krankenpflegeberufe in Hannover betreuten Projekt „Schulinterne Curriculumentwicklung" (s. unten) haben wir in Narrativen, die die Schüler/innen verfasst hatten, speziell Schülerhandlungsprobleme aufgesucht. Einen weiteren Knotenpunkt auf diesem Weg zu einer Pflegelernfelddidaktik bildeten die vom Sekretariat der Ständigen Konferenz der Kultusminister der Länder in der Bundesrepublik empfohlenen „Handreichungen für die Erarbeitung von Rahmenlehrplänen der Kultusministerkonferenz (KMK) für den berufsbezogenen Unterricht in der Berufsschule und ihre Abstimmung mit Ausbildungsordnungen des Bundes für anerkannte Ausbildungsberufe".

6.4.5 Kernaussagen in den Handreichungen der Konferenz der Kultusminister der Länder

Die „Handreichungen" wurden erstmalig 1996 vorgelegt. Sie waren zu dem Zeitpunkt für mich als aktive Professorin in der Berufsschullehrerausbildung für die Fachrichtung Gesundheit in Lehre und For-

schung von hoher formaler Relevanz. Auch inhaltlich konnte ich mich den Handreichungen anschließen, denn sie enthielten Aussagen zur materialen (objektiven) und formalen (subjektiven) Seite der Didaktik, wie sie gerade in der bildungstheoretisch fundierten Didaktik diskutiert wurden. Ich skizziere mein Textverständnis der Handreichungen auf der Grundlage einer Fassung vom September 2007, der ich mich im Kontext meines theoretischen Vorverständnisses, wie oben dargelegt, nähere.

Handlungskompetenz bzw. formale Bildung durch Handlungsorientierung

Im Unterschied zur Ausbildung in der Gesundheits- und Krankenpflege erfüllen in der dualen Berufsausbildung die Berufsschule und die Ausbildungsbetriebe einen gemeinsamen Bildungsauftrag. Nach einem Beschluss der Kultusministerkonferenz vom 15.03.1991 hat die Berufsschule zum Ziel:

> „Eine Berufsfähigkeit zu vermitteln, die Fachkompetenz mit allgemeinen Fähigkeiten humaner und sozialer Art verbindet; berufliche Flexibilität zur Bewältigung der sich wandelnden Anforderungen in der Arbeitswelt und Gesellschaft auch im Hinblick auf das Zusammenwachsen Europas zu entwickeln, die Bereitschaft zur beruflichen Fort- und Weiterbildung zu wecken; die Fähigkeit und Bereitschaft zu fördern, bei der individuellen Lebensgestaltung und im öffentlichen Leben verantwortungsbewusst zu handeln" (Sekretariat der KMK 2007, S. 9).

Um diese Ziele zu erreichen, soll die Berufsschule den Unterricht an einer spezifischen Pädagogik der Handlungsorientierung ausrichten. Aufgeführt wird eine Reihe von Lehrzielen, die in einem handlungsorientierten Unterricht berücksichtigt werden sollen. Im allgemeinen Unterricht und, soweit möglich, auch im berufsbezogenen Unterricht soll sich die Unterrichtsarbeit auf Kernprobleme unserer Zeit konzentrieren. Genannt werden Arbeit und Arbeitslosigkeit; ein friedliches Zusammenleben von Menschen, Völkern und Kulturen in einer Welt unter Wahrung kultureller Identität; die Erhaltung der natürlichen Lebensgrundlage sowie die Gewährleistung der Menschenrechte (ebd., S. 10). Die Sammlung dieser Kernprobleme erinnert unmittelbar an die schon vor Jahrzehnten von Klafki (1985) in bildungstheoretischer Absicht formulierten Schlüsselprobleme (siehe oben). Die Ziele der Ausbildung und Bildung sind auf die Entwicklung von Handlungskompetenz gerichtet, die sich in den Dimensionen der Fachkompetenz, Humankompetenz und Sozialkompetenz entfaltet. Methodenkompetenz, kommunikative Kompetenz und Lernkompetenz werden als Fähigkeitsanteile jeweils von Fach-, Human- und Sozialkompetenz verstanden (ebd., S. 10f.). Die Kompetenzdimensionen werden knapp erläutert und entsprechen im Wesentlichen dem, was Klafki als Bedingungskomponenten (siehe oben) zur Entwicklung von Selbstbestimmungs-, Mitbestimmungs- und Solidaritätsfähigkeit formuliert hat. Theoretisch bleiben die Aussagen der Kultusministerkonferenz hinter den Ausführungen zurück, die oben in ➤ 6.4.3 zu den Dimensionen der Persönlichkeitsentwicklung als Prozess des Kompetenzerwerbs dargelegt worden sind. Zur materialen bzw. inhaltlichen Seite des Bildungsprozesses enthalten die Handreichungen neue Aussagen.

Materiale Bildung über Inhalte aus beruflichen Handlungen

Inhaltliche Bezugspunkte des Lehrplans sind Situationen, die für die Berufsausübung bedeutsam sind, d. h. den Ausgangspunkt des Lernens bilden Handlungen aus der beruflichen Wirklichkeit. Berufliche Handlungssituationen werden in Lehrerteams auf der Grundlage eines Rahmenlehrplans zu Lernsituationen didaktisch transformiert. Der aus ausformulierten Lernfeldern bestehende Rahmenlehrplan wird in Rahmenlehrplan-Ausschüssen erarbeitet. Der Stundenumfang der einzelnen Lernfelder wird nach Zeitrichtwerten bemessen und jedes einzelne Lernfeld einem Ausbildungsjahr zugeordnet. Lernfelder sind durch Ziele, Inhalte und Zeitrichtwerte (Stundenzahl) beschriebene thematische Einheiten, die an beruflichen Aufgabenstellungen und Handlungsfeldern orientiert sind (ebd., S. 17). Die an formalen und materialen Bildungsprozessen orientierte Struktur der Lehrpläne fordert in der unterrichtspraktischen Umsetzung in den Lernsituationen zur Gestaltung handlungsorientierter Lehr-/Lernarrangements heraus, die im Lehrplan nicht ausformuliert werden. Lernsituationen sind exemplarische curriculare Bausteine, die in ihrer Gesamtheit die Ziele des Lernfeldes abdecken sollen. Wie curriculare und didaktische Richtlinien der Handreichungen in Leitlinien einer kritisch-konstruktiven Pflegelernfelddidaktik transformiert und ansatzweise auch schon krankenpflegeschulintern umgesetzt worden sind, umreiße ich im folgenden Kapitel.

6.5 Situations- und Praxisbezug der kritisch-konstruktiven Pflegelernfelddidaktik

Der Ausgang vom Menschen, seinen Handlungen und Motivationen, vom Leben und Erleben des Menschen, von Situationen und Institutionen, war immer ein zentrales Anliegen der geisteswissenschaftlichen Didaktik, sowie ein Aufschließen bzw. Bilden der Persönlichkeit über Inhalte aus diesen Lebensbereichen. Mit der Verschiebung von der Wissenschaftsorientierung zur Handlungsorientierung erfolgte nun allerdings unvermeidlicherweise auch eine Verschiebung von der pflegetheoretischen / pflegewissenschaftlichen zur bildungstheoretischen / erziehungswissenschaftlichen Betrachtungsweise. Nicht mehr die Fachtheorie war der primäre Ausgangs- und Bezugspunkt, sondern Vorrang erhielten Inhalte aus beruflichen Handlungssituationen, in die hinein fachtheoretische Inhalte, wie in den Handreichungen gesagt, in einen Anwendungszusammenhang gebracht werden müssen. Dieser Schwenk bedeutet eine konsequente Abkehr von dem weit verbreiteten Anwendungsmythos, d. h. Theorien in der Praxis anwenden zu sollen. Am Schulzentrum für Krankenpflegeberufe in Hannover zeigte sich das Kollegium am Ende des Jahres 2000 bereit, in einem Projekt „Schulinterne Curriculumentwicklung" an der Konstruktion, Implementierung und Evaluation von Lernfeldern eine längere, aber nicht vollständige Wegstrecke mitzuarbeiten.

6.5.1 Bildung über Handlungsorientierung auf der Inhaltsebene

In dem von mir begleiteten Projekt war es mein pflegedidaktischer Ehrgeiz, Handlungs- bzw. Bildungsinhalte nicht, wie meistens noch praktiziert, aus den präformierten Vorstellungen der Pflegelehrkräfte, ihren eingelagerten mentalen Repräsentationen, zu sammeln, sondern pflegeberuflich fundierte Erlebnisse der Schüler/innen zu entdecken (vgl. Wittneben 2002). Unter dieser Zielperspektive wurden im Laufe der folgenden Jahre Schüler/innen gebeten, über Erlebnisse und Erfahrungen aus der Pflegepraxis in Narrativen (Erzählungen) zu berichten. Das Abfassen der Narrative erfolgte entlang des nach dem vorhandenen Lehrplan laufenden Unterrichts. Wenn z. B. die Ganzkörperwäsche in einem Kurs an der Reihe war, dann schrieben die Schüler/innen Narrative über diese Pflegehandlung. In der Analyse dieser Narrative machten wir die in der Tat überraschende Entdeckung, dass die Schüler/innen über Ekel-, Scham- und Angstgefühle und selbst über sexuelle Annäherungen berichteten. Die Offenlegung dieser Schülerhandlungsprobleme veranlasste uns zur Formulierung von Lernfeldern und Lernsituationen zu diesen Erlebnisbereichen. Über die Implementierung und Evaluation der Implementierung solcher Lernsituationen haben wir inzwischen berichtet (Wittneben / Windfelder / Walkling-Stehmann 2007, S. 239 ff; Windfelder / Wittneben 2007, S. 387; Grüner-Seeberger / Windfelder / Wittneben 2007, S. 660; Eichholz in Vorbereitung; Lange / Vergin in Vorbereitung).

Mit dem Zugriff auf die Schülerhandlungsprobleme hatte sich der Blickwinkel von der in den siebziger Jahren des vorigen Jahrhunderts geforderten Wissenschaftsorientierung deutlich zur Handlungsorientierung verschoben, was jedoch nicht bedeutet, dass nun eine Wissenschaftsorientierung im Unterricht obsolet ist. Die aufgefundenen Handlungen und Handlungsprobleme sollen theoretisch fundiert werden. So kommt auch wieder das heuristische Modell der multidimensionalen Patientenorientierung in Betracht, indem gefragt wird, und zwar in der Analyse und dann auch wieder in der Implementation, welche Dimensionen der multidimensionalen Patientenorientierung angestrebt werden sollen. Zur Illustration folgt ein Narrativ, das u. a. zur For-

mulierung der Lernsituation „Eine Körperwaschung bewältigen, die durch Gerüche, optische Eindrücke und taktile Reize Ekelempfindungen auslöst" pflegedidaktische Veranlassung gegeben hat:

> **Körperpflege**
>
> Als ich auf einer Station war, kam eine Patientin, die dort schon bekannt war. Eine Schwester und ich haben die Patientin gewaschen und dabei einen dicken, fetten Pilz in allen Hautfalten entdeckt, der sehr unangenehm roch. Die Schwester tat so, als würde es ihr nicht s ausmachen. Wir waren gerade dabei, die Stellen zu reinigen, als ein Pfleger in das Zimmer kam, zur Patientin ging, sich die Stellen ansah und meinte „Boah, wie das stinkt!" und das Fenster aufmachte. Dann sagte er noch: „Nee, ich muss hier raus, ich halte das nicht aus!" (...)" (4. Semester, 03/2003, Narrativ 33).

Die auf der materialen Seite aus Narrativen gewonnenen und zu Lerninhalten didaktisch transformierte Handlungsinhalte versetzten uns in die Lage, die in dieser Lernsituation anzustrebenden Kompetenz- bzw. Bildungsziele für die formale Bildung der Schüler/innen zu formulieren.

6.5.2 Bildung über Handlungsorientierung auf der Ziel- bzw. Kompetenzebene

Allein das wiedergegebene Narrativ zeigt, wie ähnlich und zugleich auch unterschiedlich sich eine Ausgebildete und eine Auszubildende oder ein Ausgebildeter in einer Handlungssituation verhalten und damit Hinweise auf anzustrebende Kompetenzen in unterschiedlichen Dimensionen anbieten. Nachfolgend gebe ich die Kompetenzziele wieder, die wir für diese Lernsituation auf der Grundlage des vorgestellten Narrativs und anderer Narrative formuliert haben.

> „Die Schülerinnen verfügen über eine gut entwickelte kognitive Kompetenz, die sie zur reflexiven Durchdringung somatisch und emotional belastender Pflegesituationen befähigt. Eine differenzierte Personalkompetenz ist gepaart mit einer stabilen Sozialkompetenz, die die Lernende/Lernenden auch mit Patienten/Patientinnen, die in ihrem Erscheinungsbild aus dem Rahmen fallen,

eine empathische Begegnung ermöglicht. Ein der Adoleszenz entsprechendes sprachlich, kommunikatives Niveau befähigt sie zur Problematisierung und Versprachlichung eines pflegerisch unangemessenen verbalen und nonverbalen Verhaltens. Die soziale Kompetenz wiederum wird gestützt durch eine solide Fachkompetenz in der Ganzkörperwäsche, die die Schüler/innen seit Beginn der Ausbildung stufenweise erwerben. Ihre Fähigkeit, die enorme Spannung zwischen Ekel und Empathie rational und emotional aushalten zu können, macht gute Fortschritte. In selbstreflexiver Einstellung überwinden Lernende pflegeberufliche Selbstzweifel bei Kontrollverlusten in Pflegesituationen, in denen ihnen übel wird und demonstrieren eine sich stabilisierende Personalkompetenz ohne Einbußen an emotionaler Sensibilität. Sie beobachten, beschreiben und bewerten eigenes und fremdes Verhalten in Ekel erregenden Pflegesituationen. Ihre pflegebezogenen Beobachtungen, Beschreibungen und Bewertungen finden in den Phasen des Pflegeprozesses einen mündlichen und schriftlichen Niederschlag" (Wittneben/Windfelder/Walkling-Stehmann 2007, S. 249).

Eine Formulierung dieser Kompetenzen fiel den Pflegelehrerinnen / dem Pflegelehrer nicht leicht und wurde deshalb auch überwiegend noch von der wissenschaftlichen Begleiterin geleistet, die in die Formulierung der Ziele ihre vorausgehende pflege- und bildungstheoretische Vorarbeit einfließen ließ. In der schulischen Lernsituation standen die Lehrenden dann aber allein vor der pflegedidaktischen Herausforderung, Lehr- / Lernarrangements zu gestalten, die eine Umsetzung der Bildungsinhalte und Bildungsziele ermöglichten.

6.5.3 Bildung durch Handlungsorientierung in Lernsituationen auf der Vermittlungs- und Aneignungsebene

Die Methodenauswahl und die Methodenentscheidungen waren nicht ausdrücklicher Bestandteil der Curriculumentwicklung. Nichtsdestotrotz war eine anzustrebende Methodenvielfalt in der Gestaltung von Lernsituationen ein ständiges Begleitthema während der Projektphase. Bisher hat vor allem Bärbel Grüner-Seeberger (2007, S. 664 ff.) einen umfassenden Einblick in das Arrangement der von ihr gestalteten Lernsituationen zur Ganzkörperwäsche gegeben. Zwei weitere Veröffentlichungen sind in

Vorbereitung. Im Anschluss an Bärbel Grüner-Seebergers Beitrag habe ich u. a. die pflegedidaktische Reflexionsfrage aufgeworfen (vgl. ebd., S. 576), ob in Zukunft nicht doch noch stärker eine Entscheidung für großteiligere Methoden getroffen werden sollte, wie etwa für die Dilemma-Diskussion, das Utopolis-Rollenspiel oder die Lernform des szenischen Spiels. Eine Evaluation zur Gestaltung von Lernsituationen zur Ganzkörperwäsche, zu Ekelempfindungen sowie zur Regulation von Ekelempfindungen erbrachte bereits Ergebnisse, die eine gelungene Anhebung an formaler Bildung belegen.

6.5.4 Zur Evaluation des Kompetenzerwerbs als Bildungsprozess

Zur Evaluation der Implementation der Lernsituation „Ekelempfindungen" wurden Schüler/innen, eine Pflegelehrerin und Praxisanleiter/innen befragt. Obwohl die Befragung nicht streng am Kompetenzerwerb ausgerichtet war, legen Evaluationsergebnisse nahe, dass auf der Grundlage problematischer Handlungsinhalte aus der Pflegepraxis ein Prozess der formalen Bildung angebahnt werden konnte. Eine ausführliche Beschreibung der Evaluationsergebnisse haben wir inzwischen vorgelegt (Windfelder / Wittneben 2007, S. 391 ff.). Deshalb werden hier nur ausgewählte Beispiele zur Illustration wiedergegeben.

Resümierend darf festgehalten werden, dass sich im Sinne der kategorialen Bildung die Welt der Pflege in einem bisher vernachlässigten problematischen Handlungsbereich hat erschließen lassen und zugleich Schüler/innen in einem formalen Bildungsprozess für einen problematischen Handlungsausschnitt aus der Pflegewelt aufgeschlossen worden sind.

Kritisch-konstruktiv betrachtet, sind die Schüler/innen im Prozess einer recht umfassenden Selbstaufklärung über sich selbst ein gutes Stück weiter geführt worden. In einem kommunikativ-verständigungsorientierten Umgang mit Ekelgefühlen sind Schüler/innen zu einer Selbstvergewisserung gelangt und haben neue Handlungsmuster zur Bewältigung von Ekelerlebnissen erworben.

Dieser Erwerb an Personalkompetenz ist als ein Prozess in formaler Bildung deutbar. Offen geführte Gespräche im Unterricht und in der Pflegepraxis erleichterten den Gedankenaustausch über eigene und fremde Ekelexpressionen und ermöglichten in der Terminologie von Holzkamp eine lernende [Pflege] Weltaneignung bzw. in der Begrifflichkeit der geisteswissenschaftlichen und kritisch-konstruktiven Didaktik eine [Pflege]Welterschließung. Eine höhere Motivation und Konzentration als in einem herkömmlichen Unterricht unterstützte Schüler / innen bei der Entwicklung einer empathischen Grundhaltung und beim Perspektivenwechsel in ekelhaften Pflegesituationen, so dass davon auszugehen ist, dass eine feinere emotionale Sensibilität und Emotionsregulierung angebahnt werden konnte. Trotz zuversichtlich stimmender Evaluationsergebnisse bleibt anzumerken, dass bei einigen Schüler(inne)n die doppelseitige Erschließung, ein Charakteristikum der kategorialen Bildung, noch nicht gelungen ist. Über den didaktisch und curricular akzentuierten materialen (inhaltlichen) und formalen (subjektiven) Zugang zur Pflegewirklichkeit hinaus bedarf es in struktureller Hinsicht in Zukunft noch einer durchgreifenden Organisationsentwicklung im Gesundheits- und Krankenpflegebildungswesen (ebd., S. 369 f.).

6.6 Resümee

Es ist ein weiter theoretischer Bogen geschlagen worden von der geisteswissenschaftlichen Pädagogik und Didaktik über das heuristische Modell multidimensionaler Patientenorientierung, Dimensionen der Persönlichkeitsentwicklung als Prozess des Kompetenzerwerbs, ausgewählte Elemente der kritisch-konstruktiven Didaktik, Kernaussagen in den Handreichungen der Kultusministerkonferenz bis zu einem evaluierten Aufweis des Situations- und Praxisbezugs der hier in Frage stehenden Leitlinien einer kritisch-konstruktiven Pflegelernfelddidaktik. Im Zuge der Entwicklung des Modells verlagerte sich der Fokus vom Prinzip der Wissenschaftsorientierung in den Perspektiven einer kritisch-konstruktiven Didaktik der Krankenpflege zum Prinzip der Handlungsorientierung in den Leitlinien der kritisch-konstruktiven

Pflegelernfelddidaktik. Angesichts des komplexen Theorierahmens ist es nicht verwunderlich, dass noch nicht alle behandelten Theoriestücke zur Unterfütterung von Unterricht herangezogen worden sind. Trotzdem liegen schon jetzt Evaluationsergebnisse vor, die dem Charakteristikum der kategorialen Bildung entsprechen, d. h. der gelungenen Verschränkung von Gegenstands- und Selbsterkenntnis in einem Ausbildungs- und Bildungsprozess. In dem genannten Projekt „Schulinterne Curriculumentwicklung" in Hannover war die Aufmerksamkeit vor allem auf das Aufsuchen von problem- und bildungshaltigen Schülerhandlungen gerichtet, auf deren Grundlage eine möglichst umfassende pflegeberufliche Handlungskompetenz entfaltet werden sollte. Weitere Forschungsvorhaben in diese Richtung müssten an den in unserem Projekt erreichten Forschungsstand anknüpfen und die noch unterentwickelte pflegedidaktische Forschung vorantreiben (vgl. Wittneben 2000, S. 13).

LITERATUR

Abdellah, Faye G. et al. (Eds.) (1973): New Directions in Patient-Centered Care. Macmillan: New York.

Gardner, H. (2002): Intelligenzen. Die Vielfalt des menschlichen Gehirns. Klett-Cotta: Stuttgart.

Grüner-Seeberger, B., Windfelder, K., Wittneben, K. (2007): Schulinterne Curriculumentwicklung nach dem Lernfeldkonzept. Handlungsorientierung in Lernsituationen durch methodisch vielfältig gestaltete Lehr-/Lernarrangements (Teil 3) am Schulzentrum für Krankenpflegeberufe in Hannover. www. PrInterNet.info 9 (2007) 11: 660-676.

Habermas, J. (1982): Theorie des kommunikativen Handelns. Band 1: Handlungsrationalität und gesellschaftliche Rationalisierung. 2. Auflage. Suhrkamp: Frankfurt am Main

Holodynski, M. (2006): Emotionen – Entwicklung und Regulation. Unter Mitarbeit von Wolfgang Friedlmeier. Springer: Heidelberg.

Klafki, W. (1964): Das pädagogische Problem des Elementaren und die Theorie der kategorialen Bildung. 3./4. durchgesehene und ergänzte Auflage. Beltz: Weinheim/ Berlin.

Klafki, W. (1985): Neue Studien zur Bildungstheorie und Didaktik. Beiträge zur kritisch-konstruktiven Didaktik. Beltz: Weinheim/Basel.

Krüger, H.-H.; Lersch, R. (1993).: Lernen und Erfahrung. Perspektiven einer Theorie schulischen Handelns. Leske + Budrich: Opladen.

Mont, Gertraude du (1987): Cholinergische Reizpflege – Entwurf einer neurophysiologischen Krankenpflegetheorie. Deutsche Krankenpflege-Zeitschrift 40 (1987) 3: 138-142.

Remmers, H.: Pflegewissenschaft und Bildung – Die Diakonieschwester 104 (2008) 9:172-174.

Sekretariat der Kultusministerkonferenz – Referat Berufliche Bildung und Weiterbildung (Hrsg.): Handreichungen für die Erarbeitung von Rahmenlehrplänen der Kultusministerkonferenz für den berufsbezogenen Unterricht in der Berufsschule und ihre Abstimmung mit Ausbildungsordnungen des Bundes (Stand: September 2007). http://www.kmk.org. [09.07.2008].

Windfelder, K., Wittneben, K. (2007): Schulinterne Curriculumentwicklung nach dem Lernfeldkonzept. In: Die Zeitschrift für Pflegewissenschaft www.PrInterNet.Info 9 (2007) 6:387-397.

Wittneben, K. (1991): Pflegekonzepte in der Weiterbildung zur Pflegelehrkraft. Über Voraussetzungen und Perspektiven einer kritisch-konstruktiven Didaktik der Krankenpflege. Lang: Frankfurt am Main 1991.

Wittneben, K. (2000): Schulen, Ausbildung, Weiterbildung, Lehrerbildung der Fachrichtungen Gesundheit und Pflege im Umbruch – Eine Einführung in das Tagungsthema. In: Darmann, I., **Wittneben, K.** (Hrsg.): Gesundheit und Pflege: Ausbildung, Weiterbildung und Lehrerbildung im Umbruch. (11. Hochschultage Berufliche Bildung / 2000). Bertelsmann: Bielefeld, S. 7-15.

Wittneben, K. (2002): Entdeckung von beruflichen Handlungsfeldern und didaktische Transformation von Handlungsfeldern zu Lernfeldern. – Ein empirischer Zugriff für Bildungsgänge in der Pflege. In: Darmann, I., Wittneben. K. (Hrsg.): Gesundheit und Pflege: Bildungshaltigkeit von Lernfeldern. (12. Hochschultage Berufliche Bildung 2002). Bertelsmann: Bielfeld 2002, S. 19-36.

Wittneben, K. (2003): Pflegekonzepte in der Weiterbildung für Pflegelehrerinnen und Pflegelehrer. Leitlinien einer kritisch-konstruktiven Pflegelernfelddidaktik. Lang: Franfurt am Main 2003.

Wittneben, K. (2005): Pflege als Bildungsprozess. In: Pflegemagazin 6 (2005) 1:4-19.

Wittneben, K. (2007), **Windfelder, K., Walkling-Stehmann, I.**: Schulinterne Curriculumentwicklung nach dem Lernfeldkonzept. www.PrInterNet.Info 9 (2007) 4: 239-252.

6

7

Christa Olbrich

Kompetenzorientierte Praxisanleitung

Die bisher vorhandene Literatur zur Praxisanleitung weist sich durch vielfältige pragmatische Hinweise zur Praxisanleitung aus (Gnamm, Denzel 2003, Mensdorf 2005, Quernheim 1997). Dies reicht jedoch nicht aus, denn so wie sich für die theoretische Ausbildung der Pflegeberufe in den letzten Jahren eine gute Theoriefundierung der Pflegedidaktik, mit je unterschiedlichen Ansätzen, entwickelt hat, so werden ähnliche Anforderungen nun auch an die praktische Ausbildung gestellt. Lernen im Praxisfeld bedarf einer ebenso differenzierten Lehr- und Lerngestaltung, wie dies im Lernort Schule selbstverständlich ist. Die Schulen haben die Gesamtverantwortung der theoretischen und praktischen Ausbildung, diese erstreckt sich auf die zu vermittelnden Kompetenzen. Die Schulen stellen die Praxisbegleitung der Lernenden in den Einrichtungen der praktischen Ausbildung sicher (KrPflG § 4, 2003). Damit haben die Lehrkräfte der Schulen die Aufgabe, die Lernenden zu betreuen und die für die Praxisanleitung zuständigen Fachkräfte zu beraten. Die Aufgabe der Praxisanleitung ist es, die Lernenden schrittweise an die eigenständige Wahrnehmung der beruflichen Aufgaben heranzuführen (KrPflAPrV § 2, 2003). Damit ist die Definition von Praxisanleitung umfassend im Sinne aller Aufgabenbereiche und nicht nur im Verständnis zur Anleitung einer praktischen Maßnahme zu verstehen. In der Gesetzgebung der Kranken- und Altenpflege haben wir deutlich eine Kompetenzorientierung, eine Wissenschaftsorientierung und einen explizit formulierten Eigenständigkeitsbereich. Hierin liegt die Begründung für eine wissenschaftliche Theoriefundierung der praktischen Ausbildung, insbesondere der Praxisanleitung.

7.1 Theoretische Grundlagen zur Praxisanleitung

Wissen ist die Grundlage jedes Berufes. Unsere Gesellschaft als „Wissensgesellschaft" hat heute ständig anwachsende Bestände an Information und unüberschaubare Quellen zur Wissenserschließung, so dass der einzelne Mensch dies nicht mehr nachvollziehen kann. Auch in der Pflege geht die Entwicklung von Wissen rasant voran. Zu Zeiten meiner eigenen Ausbildung gab es ein Lehrbuch, dieses Wissen konnte noch in seiner Vollständigkeit „gelehrt" und von allen erfasst werden. Was bedeuten diese Veränderungen für die Pflegeausbildung und vor allem für die in der Praxis lernenden und anleitenden Personen.

In den praktischen Einsatzorten können Lernende nur jeweils das spezifische Wissen ihrer Einrichtung erfahren, das immer in einer Begrenzung zu sehen ist. Das bedeutet, dass Lernen immer nur in einem bestimmten Kontext möglich ist, dieses muss bewusst sein und die prinzipielle Offenheit ist Gegenstand des Lernprozesses selbst. Auch wissenschaftlich bereitgestelltes Wissen ist immer nur vorläufiges Wissen. Diese Annahmen erfordern von Lernenden einen flexiblen Umgang mit Wissen, sie reflektieren dies und sind bereit, immer wieder „in Frage zu stellen" und ihr Wissen ständig zu erneuern. Aus einer anderen Perspektive kann man hier von notwendig werdender Selbststeuerung des Lernens sprechen. Dies gilt auch in der Praxis. Wissen und Konzepte des pflegerischen Handelns sind nicht als gegeben hinzunehmen, sondern in einer kontinuierlichen Auseinandersetzung zu aktivieren. Wird dies bereits von Beginn der Ausbildung an eingeübt, so werden hier die Grundsteine des lebenslangen Lernens gelegt. So ist festzuhalten, dass das Wissen selbst, gesellschafts- und kulturbedingt, in seiner Veränderung Konsequenzen auch für die praktische Ausbildung bedingt.

Theoretische Grundlagen hierzu sind vor allem von den sich in den letzten Jahrzehnten entwickelten Neurowissenschaften geliefert worden. Es sind Erkenntnisse über die Funktion des Gehirns in seinen Denk- und Lernstrukturen (vgl. Spitzer 2007) (Olbrich > Kapitel 4, Schwarz-Govaers > Kapitel 5). Von Bedeutung in diesem Zusammenhang ist die Erkenntnistheorie des systemisch – konstruktivistischen Denkens in der Pädagogik. In der Folge daraus sind es die Konzepte des lebenslangen Lernens und der Selbststeuerung des Lernens.

Im **konstruktivistischen Denken** geht man davon aus, dass jeder Mensch die Wirklichkeit je nach seinen kognitiven Bedingungen und seinen individuellen Lebenszusammenhängen „konstruiert". Das heißt, es gibt nicht eine objektive Wahrheit von außen, sondern die subjektive Sicht des Menschen ist seine Wirklichkeit. Diese Grundannahmen führen nun zu einem Lernverständnis, das wie folgt formuliert werden kann: Die lernende Person eignet sich aktiv, subjektiv, individuell, je nach ihren persönlichen und beruflichen Gegebenheiten, Wissen an. Die Aneignung des Wissens knüpft immer an vorhandene Denkstrukturen, Wissensgrundlagen, erlebte Erfahrungen, Motivation und Einstellungen an. Davon wird das Pflege- und Selbstverständnis geprägt und gleichzeitig bedingt es als Voreinstellung wiederum das sich entwickelnde Berufsverständnis. Mit anderen Worten heißt das auch, Lernen kann nur effektiv sein, wenn die Lernenden ihre Lernsituationen reflektieren und sich ihren eigenen konstruierenden Prozessen bewusst werden. Dazu ist seitens der Lernenden eine hohe Selbständigkeit und Verantwortlichkeit notwendig. Andererseits wird dazu der Rahmen des Lernens seitens der anleitenden Personen in der Praxis gekennzeichnet sein von achtsamer Begleitung, Anleitung zu Fragen und zum reflektierenden Nachdenken. Sicherheit wird vermittelt und noch „Nichtwissen" wird als Lernimpuls gewertet. Die Ressourcen von lernenden Personen und pflegeorientierten Situationen werden in den Blick genommen und nicht die Defizite.

Der Praxisanleiterin kommt in ihrer Funktion als Vorbild hohe Bedeutung zu. Das wissen wir aus pädagogischen Konzepten des „Lernens am Modell". Neue Forschungsergebnisse bestätigen dies. Beobachtet eine Person z. B. eine praktische Handlung einer anderen Person, so werden nur durch die Beobachtung in dieser Person genau die gleichen neuronalen Bereiche im Gehirn aktiviert, die für dieses Handeln zuständig sind (Spitzer 2004, Bauer 2005). Diese Neuronen wurden Spiegelneuronen genannt, denn sie bilden eine Wirklichkeit in einer Person ab, die durch Wahrnehmung von einer anderen Person entsteht. Darin liegt das Potenzial von Menschen, Mitgefühl empfinden und sich in andere hineinversetzen zu können. Das sind Lernprozesse, die meist unbewusst laufen und auch zu implizitem Wissen führen. Wir wissen, dass Lernende gerade durch ihre praktischen Erfahrungen ihr Pflegeverständnis entwickeln, beobachtetes Verhalten wird internalisiert und nicht so sehr die pädagogischen Postulate „so muss man das machen".

Auf diesen Grundlagen des **systemisch-konstruktivistischen Pädagogikverständnisses** werden veränderte Anforderungen an Lernen und Anleiten in den Praxiseinrichtungen gestellt. Lernende lernen aktiv, sie gehen nicht davon aus, dass ihnen alles vorgegeben wird, sie sind verantwortlich in der in der Praxis für sie vorhandenen Wissensbestände und sie sind eigenständig in Bezug auf Möglichkeiten des Einübens von praktischen Handlungen und Erfahrungen. Die Praxisanleiterin und die für die Praxis zuständigen Lehrpersonen sind verantwortlich für die Prozesse der Aneignung von Wissen und Können in diesem oben genannten Verständnis. Das heißt, sie selbst müssen sich mit diesem Lehr- und Lernverständnis auseinandergesetzt haben und Lernen vorwiegend als Beratung, Unterstützung und Begleitung verstehen. In der besonderen Situation der deutschen Pflegeausbildung in den praktischen Lernorten sind hier auch die institutionellen Rahmenbedingungen zu berücksichtigen. Diese stehen sicher zum Teil einem systemisch-konstruktivistischen Lernverständnis entgegen. Dieses setzt jedoch nicht die Bedeutung dieser neuen Lernerkenntnisse außer Kraft, im Gegenteil, gerade dieses Wissen kann der Motor der Veränderung sein und damit der Entwicklung der Pflege dienen.

Das Aneignen von Wissen und Können in der Praxis setzt also die Eigenaktivität von Lernenden voraus und selbstverständlich auch einen Rahmen, in dem dies möglich sein kann. Diese inzwischen theoriebegründeten Erkenntnisse führen zum Konzept des **selbstgesteuerten Lernens** (Siebert 2001). Damit verändert sich das traditionelle Pädagogikverständnis von: Wissen wird vorgegeben, Schüler müssen das nur annehmen und das Vorgemachte einüben. Durch Analysen von Lernzielkatalogen kann man dies gut erkennen. In Spalten wird abgehakt: gezeigt, geübt, wiederholt geübt, selbständig ausgeführt. Wird Lernen so reduziert auf Vor- und Nachmachen von praktischen Tätigkeiten, kann weder selbständiges Lernen, noch professionelles Handeln entwickelt werden. Anleiten bewegt sich hier nur in der Dimension von regelgeleitetem Handeln. Selbstverantwortliches, selbstorganisiertes und selbstgesteuertes Lernen, auch wie es im Verständnis der Kultusministerkonferenz (KMK 2000) formuliert wurde, bedarf einer fundierten Auseinandersetzung mit diesen theoretischen Grundlagen.

In unmittelbarer Ableitung kann hier das **lebenslange Lernen** als ein weiteres Konzept des neueren Lernverständnisses angeführt werden (Deutscher Bildungsrat für Pflegeberufe 2007). Dass Menschen ein Leben lang lernen ist nicht neu. Im humanistischen Bildungsverständnis wird der Mensch in seiner Entwicklung, die nie abgeschlossen ist, gesehen. Erst unsere durch Wissenschaft und Technik stark veränderte Gesellschaft hat neue Herausforderungen an berufliches Lernen gestellt. Menschen müssen heutzutage innerhalb ihrer Institutionen flexibel sein, das in der Ausbildung Gelernte reicht nicht mehr aus, ganze Berufszweige lösen sich auf und neue entstehen. Auch Pflege wandelt sich sehr, neue Handlungsfelder entstehen, Strukturen und Inhalte befinden sich in einem ständigen Anpassungsprozess. So sind auch die Bildungsanforderungen in den Pflegeberufen gewachsen. Diese zielen auf die Wissenschaftsorientierung und vor allem auf ein neues Verständnis von Kompetenzorientierung. Eine Ausbildung soll nicht primär nur den Blick auf die Inhalte, das Was und Wie eines Berufes, gerichtet haben, sondern es kommt auf das Endergebnis an. Nicht, was die Menschen lernen, sondern was sie am Ende ihrer Ausbildung können, wird als Leistung anerkannt. Das drückt sich aus in der Forderung: „vom Input zum Outcome". Damit ist eine Verschiebung auf die Lernergebnisse gemeint, dies wird ganz explizit im Europäischen Qualifikationsrahmen (Olbrich, ➤ Kapitel 4) formuliert. Im Zentrum dieser europaweiten Vereinbarungen zu beruflichen Qualifikationen steht das lebenslange Lernen.

> Zusammenfassend kann man sagen: Neue Erkenntnisse über Denk- und Lernprozesse, insbesondere durch die systemisch-konstruktivistische Pädagogik, führen zu einem veränderten Lernverständnis. In diesem Zuge rückt selbstgesteuertes und lebenslanges Lernen in den Vordergrund. Diese theoretischen Grundlagen haben besonders auch in der praktischen Ausbildung eine hohe Bedeutung und können für Praxisanleiterinnen ein interessantes Lehr- und Lernfeld eröffnen.

7.2 Kernelemente der praktischen Anleitung

Die praktische Anleitung richtet ihr Ziel insgesamt auf das pflegerische Handeln. In meiner Studie zur Kompetenz von Pflegefachpersonen in ihrer alltäglichen Praxis konnte ich sehr gut das Handeln in verschiedenen Dimensionen herausstellen. Pflegefachpersonen handeln regelgeleitet, situativ-beurteilend, reflektierend und aktiv-ethisch. Dieses sind nicht Sollwerte einer Pflegetheorie, sondern tatsächlich nachweisbar praktiziertes Handeln. Somit können diese Handlungsdimensionen als Kernelemente einer praktischen Anleitung herangezogen werden. Sie dienen als Struktur und Systematisierung im Prozess der beruflichen Qualifikation. Zuerst erfolgt jeweils eine kurze Darstellung dieser Handlungsdimension (zur Vertiefung Olbrich 1999), danach werden einzelne Aspekte des Anleitens und Lernens, der Lernebenen, der Verantwortung und Selbständigkeit im Sinne der Kompetenz thematisiert. Dies geschieht vorerst eher allgemein und wird im späteren Teil des Situationsbezuges mehr konkretisiert.

7.2.1 Anleitung in der Zieldimension „regelgeleitetes Handeln"

Pflegehandeln, das sich an Regeln, Standards, Normen, Vorgaben orientiert, vollzieht sich hauptsächlich in Maßnahmen. Diese Maßnahmen umfassen pflegerische Handlungen, die auf medizinischen oder pflegerischen Anordnungen (Verordnungspläne) beruhen. Sie sind im Rahmen von Routine und nur auf die Maßnahme selbst gerichtet, ohne reflektierenden Bezug zur Gesamtsituation des Patienten und seines Umfeldes, z. B. der Familie oder Pflegeinstitution.

Dieses regelgeleitete Handeln ist die Grundlage des beruflichen Handelns. Es erfordert Wissen und Können. Da sich jedoch die Umsetzung dieses Wissens und Könnens nur in einem vorgegebenen Rahmen (einer Maßnahme) ohne darüber hinausgehende Reflexionsbezüge vollzieht, kann hier noch nicht von Kompetenz gesprochen werden.

Lernen vollzieht sich hier auf den Ebenen der **deklarativen** und der **prozeduralen** Wissensvermittlung. Deklaratives Lernen heißt, Informationen, Fakten, Wissen auswendig zu lernen. Es ist vorwiegend eine kognitive Leistung der Aufnahme und Speicherung des Gedächtnisses. Dieses Wissen kann sehr gut in Prüfungen wiedergegeben werden.

Prozedurales Lernen bedeutet, **wie** manuell eine Handlung ausgeführt wird. Dieses kann durch Zeigen und Üben praktisch gelernt werden.

Erkenntnisleitende Fragestellung

Das Erlernen von regelgeleitetem Handeln konzentriert sich auf die Fragestellung:
Was brauche ich, um diese Handlung zu können und wie muss ich sie durchführen.
Innerhalb des Lernprozesses würde diese Frage lauten: Was lerne ich und wie lerne ich es.

Anleiten und **Lernen** wird in dieser Dimension auch im Lernort Schule stattfinden.

Hier können Fakten gelernt und Maßnahmen gezeigt werden. Dieses Lernen, das auf regelgeleitetes Handeln ausgerichtet ist, ist in den ersten ein bis zwei Jahren sicher in dieser Form notwendig. Schüler müssen die Grundlagen erlernen, sie lernen quasi in der „Theorie", das heißt, ohne konkrete Situation berücksichtigen zu müssen, denn das können sie noch nicht. Sie sind auf die Durchführung von Handlungsmaßnahmen konzentriert und müssen erst Sicherheit erlernen. Dies wurde von Benner (1994) sehr gut für das Stadium von Anfängern formuliert.

Im Lernort Praxis/Station kann deklaratives und prozedurales Lernen mit Zielrichtung eines regelgeleiteten Handelns ebenfalls gestaltet werden. Das heißt, hier wird Anleitung, zwar in einer „Situation", jedoch nicht unter Berücksichtigung der Bezüge dieser Situation durchgeführt. Schüler lernen eine Maß-

nahme am Patienten, sie üben sie unter Aufsicht, sie reflektieren sie vielleicht im Nachhinein. Diese Reflexion bezieht sich ausschließlich auf die Maßnahme bzw. das Handeln selbst. Anleitung so gestaltet bedeutet, das Erlernen des Grundwissens und der Grundfähigkeiten des Berufes.

Kompetenz und Verantwortung

Kompetenz wird definiert als das Zusammenwirken verschiedener Faktoren, die Person integriert diese in einer Gesamtheit von Person und Situation (Olbrich 1999).

Regelgeleitetes Handeln berücksichtigt nicht die komplexen Faktoren einer Situation, deshalb wird hier noch nicht von Kompetenz ausgegangen. Die Verantwortung liegt in einer gewissenhaften Ausführung von Handlungen. Anleitung in diesem Sinne konzentriert sich auf das Lernen der korrekten Maßnahme. Ob, wann, wo, wie und warum diese Maßnahme zur Anwendung kommt, erfordert Kompetenz und wird in differenzierten Lernprozessen entwickelt.

Anleitung zum regelgeleiteten Handeln kann so auch für Pflegehelferinnen, Hilfskräfte und demnächst auch für Pflegeassistentinnen stattfinden. Diese arbeiten immer unter der Gesamtverantwortung einer examinierten Gesundheits- und Krankenpflegerin. Ihr Aufgabenbereich liegt in der Durchführungsverantwortung (Deutscher Bildungsrat 2007).

7.2.2 Anleitung in der Zieldimension des „situativ-beurteilenden Handelns"

Pflege findet immer in Situationen statt. Deshalb ist pflegerisches Handeln, wenn es den Bereich der Kompetenz umfasst, stets als situativ zu bezeichnen. Situatives Handeln beruht immer auf vorhergehender Beurteilung. Erst aufgrund von vertieftem Wahrnehmen bzw. umfassendem Einschätzen erfolgt eine Entscheidung, welche die Gesamtsituation berücksichtigt.

Im situativ-beurteilenden Handeln kann die Pflegefachperson ihre Maßnahmen in adäquater Form einsetzen und je nach Notwendigkeit verändern.

In dieser Dimension ist Kompetenz erreicht, denn die Pflegefachperson handelt aufgrund eigenständiger Überlegungen. Das Wissen und Können von

Regeln dienen ihr zur Sicherheit und für Entscheidungsoptionen.

Lernen kann hier als **konditionales Lernen** bezeichnet werden. Das heißt, Wissen kommt unter bestimmten Konditionen (Bedingungen) zur Anwendung. Es wird abgewägt, wann und wo das deklarativ und prozedural Gelernte sinnvoll eingesetzt werden kann. Lernen ist hier bereits ein sehr komplexer Vorgang, der nicht mit eindimensionalen Vorgaben bewerkstelligt werden kann. Da verschiedene Bezüge berücksichtigt werden müssen, kommt dem Nachdenken auf unterschiedlichen Ebenen Bedeutung zu.

Es liegt auf der Hand, dass konditionales Lernen nicht mehr im Klassenraum einer Schule ermöglicht werden kann. Im Demonstrationsraum kann zwar in abstrakten Situationen ein Lernprozess initiiert werden, dieser – eine sicher wichtige Lerngestaltung – gewährt jedoch nicht die Anforderung an konditionales Lernen. Auch Fallbesprechungen und Situationsbeispiele aus der Praxis, im Lernort Schule besprochen, sind wichtige Lehr- und Lernformen, reichen jedoch nicht aus, um autonomes Wahrnehmen, Beurteilen und Entscheiden zu lernen. Hier kommt dem Lernen in der Praxis besondere Bedeutung zu.

Erkenntnisleitende Fragestellung
Im Rahmen des adäquaten Umsetzens von Wissen und Können werden die Fragen nach dem Wo und Wann gestellt. Wo und wann ist diese Pflegehandlung angemessen, wo und wann kommt das Gelernte zum Einsatz.

Anleiten und Lernen in der Dimension des situativ-beurteilenden Handelns kann also fast ausschließlich nur in Praxissituationen vollzogen werden. Die Integration von „Arbeit" und Lernen, von Pflegen in Anleitungssituationen und von Lernprozessen im Rahmen von praktischer Pflege bedeutet eine große Herausforderung. Es wird deutlich, dass Anleiten eine hohe Kompetenz von Fachwissen und Pädagogik in einer Person erforderlich macht.

Kompetenz und Verantwortung
Situatives Handeln bedeutet kompetentes Handeln, denn hier werden verschiedene Faktoren der Situation wahrgenommen. Sie werden reflektiert, beurteilt und bilden die Grundlage der Entscheidungen. Autonomes Handeln beinhaltet volle professionelle

Verantwortung. In Anleitung kann dieses Ziel immer nur angestrebt werden. Schülerinnen können nicht vollständig, im Sinne der Kompetenz in der Bedeutung von Recht und Befugnis Autonomie erreichen. Der Verantwortungsbereich, der in der Anleitung berücksichtigt wird, liegt auf der korrekten Durchführung von Pflegehandlungen. Es ist die Durchführungsverantwortung, die Schülerinnen lernen. Die Beurteilung einer Gesamtsituation lernen sie in Rückkoppelung mit Praxisanleiterinnen, Gesundheits- Krankenpflegerinnen und Altenpflegerinnen.

7.2.3 Anleitung in der Zieldimension „des reflektierenden Handelns"

Hier werden, wie auch im situativ-beurteilenden Handeln, reflektierende, also nachdenkende Prozesse wirksam. Nachgedacht werden kann auf unterschiedlichen Ebenen, z. B. ob diese Pflegemaßnahme wirksam war, ob der Patient sich auf dem Weg der Gesundung aufgrund pflegerischer Interventionen befindet, worin die ärztliche Anordnung begründet liegt, inwieweit stationäre Bedingungen die Pflegesituation beeinflussen, usw. Eine besondere Qualität im reflektierenden Handeln liegt in der Reflexion von eigenen Anteilen einer Pflegefachperson. Sie denkt über sich selbst nach. Die Bezüge zum eigenen beruflichem Selbst können ebenfalls sehr differenziert sein. Meistens sind sie verbunden, so die Ergebnisse aus meiner Studie, mit dem pflegerischen Selbstverständnis. Also entspricht mein Handeln auch meinen Vorstellungen im Beruf. Was bedeutet dieses, auch hinsichtlich von Diskrepanzen, für mich als Person.

Lernen in der Dimension des **reflektierenden Handelns** bedeutet, umfassende Möglichkeiten des Nachdenkens geboten zu bekommen. Die Lernprozesse, die hier gestaltet werden, müssen bereits zu Anfang der Ausbildung beginnen. Sie ziehen sich durch die gesamte Ausbildung mit steigenden Anforderungen an Denkleistungen des Reflektierens. Reflektierendes Lernen setzt am Lernprozess selbst an, hier wird nicht nur gefragt, warum lerne ich das, sondern auch, was bedeutet das für mich. Hier kann sehr gut die Selbstbeurteilung entwickelt werden. Denn diese ist die Ausgangslage für kompetente Einschätzung pflegerischen Handelns, sowie jeglichen Handelns der eigenen Person, was immer verbunden ist mit Beurteilung von anderen Personen, z. B. das Selbstpflegevermögen und der professionelle Pflegebedarf eines pflegebedürftigen Menschen.

Erkenntnisleitende Fragestellung

In der reflektierenden Dimension ist die zentrale Frage nach dem Warum. Warum wird diese Handlung ausgeführt? Warum muss dieses gelernt werden und welche Bedeutung hat es?

Anleiten und **Lernen** in der Dimension des reflektierenden Handelns. Reflektieren lernen kann sowohl im Lernort Schule, als auch im Lernort Praxis gestaltet werden. Alle Unterrichtsthemen, Lerninhalte und Praxissituationen lassen sich unter kritischen Aspekten beurteilen. Hier müssen sowohl Lehrpersonen in ihren Unterrichtsplanungen (Gesamtcurriculum und Einzellehrveranstaltung), als auch Praxisanleiterinnen Elemente des sinnvollen und pflegerelevanten Nachdenkens einplanen. Erlebte Praxissituationen können in der Schule, im geschützten Lernklima, besprochen werden. In Falldarstellungen wird das Augenmerk nicht so sehr auf medizinische Fakten, sondern auf subjektives Eigenerleben gerichtet. Zu bedenken wäre, dass Schüler (vor allem aber Lehrende) diese Art von Lernen auch erst entwickeln müssen.

Ein großer Bereich des Einübens von reflektierendem Lernen kann in Prüfungs- und Beurteilungsverfahren gesetzt werden. Allerdings bedarf es hier tiefer gehender Umdenkungsprozesse. Das Vertrauen auf Eigenverantwortlichkeit von Lernenden, beruhend auf einem humanistischen und konstruktivistischen Menschenbild, ist eine Voraussetzung, um Prüfungsverfahren als Selbstevaluation durchzuführen.

Kompetenz und Verantwortung

Sollen Lernende am Ende ihrer Ausbildung zum autonomen Handeln befähigt sein, so bedeutet dieses, dass sie Verantwortung aus ihrer Person heraus entwickeln. Sie müssen bereit sein, über ihr Handeln nachzudenken und entsprechend Konsequenzen zu ziehen. In Anleitungssituationen liegt die Aufgabe in der Hinführung, nicht nur zur manuellen Selbständigkeit, sondern auch zum eigenverantwortlichen Denken.

7.2.4 Anleitung in der Zieldimension des „aktiv-ethischen Handelns"

Aktiv-ethisches Handeln bedeutet, den Wertehintergrund der Pflege, der immer in fast allen Situationen vorhanden ist, zu erkennen. Dem Erkennen folgt eine reflektierende Auseinandersetzung bei Verletzungen von ethischen Grundwerten. Pflegefachpersonen handeln dann aktiv, in dem Sinne, dass sie Patienten unterstützen, wenn dies notwendig ist. Pflegefachpersonen treten für die Rechte von Patienten ein, z. B. wenn die Würde oder der Wille nicht geachtet wurde, wenn es um friedliches Sterben geht. Dieses über die übliche Norm hinausgehende Eintreten für einen anderen Menschen setzt eine starke Reflexion der eigenen Werte, verbunden mit dem eigenem Selbstverständnis der Person, voraus. Hier ist Kompetenz in Form von personaler Stärke mit einer sicheren Identität zu erkennen. **Lernen** in dieser Dimension heißt, die eigene Person in ihren Einstellungen und Haltungen zu hinterfragen und bereit zur Weiterentwicklung zu sein. Verhalten zu reflektieren beinhaltet immer den sehr individuellen Bereich der beruflichen Identität. So kann Lernen hier als eine **identitätsfördernde Entwicklung** bezeichnet werden. Sie bedeutet eine Auseinandersetzung mit eigenen Wertvorstellungen und kann im Zusammenhang mit der Ausbildung eines beruflichen Selbstverständnisses gesehen werden.

Erkenntnisleitende Fragestellung

Hier wird die Frage nach der eigenen Person gestellt. Welche Bedeutung hat dieses Handeln für mich? Innerhalb des Lernprozesses können die Fragen lauten: Warum lerne ich dieses? Welche Bedeutung haben diese Lerninhalte/Lernformen für mich?

Anleiten und **Lernen** in der Dimension des aktiv-ethischen Handelns. Lernprozesse, die diese Zieldimension anstreben, können im Rahmen von vielfältigen Themen aufgegriffen werden. Sicher sind Ethik-Themen oder ein Ethik-Seminar sinnvoll, es kann Wissen und Sensibilität entwickelt werden. Die Grundlage für eine Kompetenz im aktiv-ethischem Handeln liegt jedoch in der immer wiederkehrenden Reflexion des alltäglichen Handelns in der Praxis. Es ist die Wahrnehmung in einer Pflegehandlung, die den Hinweis für eine notwendige Beachtung der Würde eines kranken Menschen ausmacht.

Es ist die Sensibilität einer anleitenden Person, aufgrund der in einer Gesamtsituation eingeschätzt und entschieden wird. Hier lernen Schülerinnen im direkten Kontakt mit ihren Lehrenden im pflegerischen Vollzug. So kann jede Pflegesituation auch Lernsituation in der Dimension des ethischen Bereiches sein. Eine Pflegesituation kann bewusst auf ihren ethischen Hintergrund befragt werden, dieser kann strukturell in die Anleitung integriert werden. Ebenso ist es notwendig, spontane Ereignisse aufzugreifen und sie als auslösende Momente des Lernens zu nützen.

Kompetenz und Verantwortung

Verantwortung in einem umfassenden ethischen Kontext zu übernehmen ist im Alltagsvollzug der Pflege noch nicht selbstverständlich. Aktiv-ethisches Handeln auf der Grundlage autonomer, evtl. den stationsüblichen Normen widersprechender Entscheidungen, setzt eine Persönlichkeit mit sicherer Identität voraus. Sollen die Pflegeberufe sich im Sinne einer Profession weiterentwickeln, so muss bereits in der Ausbildung, vor allem in der praktischen Anleitung die Übernahme von Verantwortung systematisch gelernt werden. Dies bedeutet das Erkennen und Aufarbeiten der ethischen Grundlagen, die dem Beruf innewohnen. Denn hier liegt ein gesellschaftlich großer, auch zukünftiger Bereich, für den Pflege Kompetenz hat und Verantwortung übernehmen kann.

7.3 Struktur der Anleitung

Die Struktur dient der Anleiterin zur Planung einer Anleitung, des weiteren kann sie im Rahmen eines gesamten Praxiseinsatzes zur Übersicht der insgesamt zu planenden Anleitungen verwendet werden. Ebenfalls findet sie Anwendung zur Vorbereitung einer einzelnen Anleitungseinheit. Sie kann als Grundlage zur Besprechung mit der Schülerin herangezogen werden, oder zur genaueren Festlegungen eines Elementes aus der Gesamtplanung des praktischen Einsatzes.

Der Schülerin soll ebenfalls diese Planungsstruktur bekannt sein. In einem gemeinsamen Gespräch sollen beide die Anleitung planen und in einer Vereinbarung die Eckpunkte festlegen.

Im Rahmen von Anleitung kommen verschiedene Elemente zum Tragen: die Bedingungsfaktoren werden erkannt, das Anleitungssetting wird festgelegt und Strukturelemente werden herangezogen.

7.3.1 Bedingungsfaktoren

- Die zu pflegende Person in ihrer Situation
Pflegebedarf
- Die lernende Person in ihren Lernbedingungen
Lernbedarf
- Die anleitende Person in ihrem fachlichen Kontext
Beruflich-pädagogischer Auftrag
- Die Rahmenbedingungen der Institution
Gesellschaftlicher (gesetzlicher) **Auftrag der Ausbildung** ($\succ$ Abb. 7.1)

Diese Faktoren sind in einer Vernetzung zu denken, sie bedingen sich gegenseitig. In verschiedenen Sequenzen von Anleitung werden unterschiedliche Schwerpunkte von Bedeutung sein. Planungselemente werden im Einzelnen gestaltet, jedoch sind immer die gegenseitigen Aspekte, sowie die Gesamtsicht im Bewusstsein. Das zentrale Element dazu ist das Kontraktgespräch (Punkt 8 in: $\succ$ 7.3.3). Es sind die Gespräche zu Vereinbarungen von Einzelplanungen von Anleitungssequenzen und auch die gesamte praktische Ausbildung betreffend.

7.3.2 Anleitungssetting

1. Besprechung oder Einübung einer konkreten Maßnahme im Vorfeld (z. B. Stationszimmer), kann mündlich, schriftlich oder praktisch sein
2. .Konkrete Anleitung einer Maßnahme am Patienten
3. Aufgabenstellung einer konkreten Versorgung eines Patienten oder mehrer Patienten in einem Zimmer, unter Mitarbeit oder Kontrolle der AnleiterIn oder in Eigenverantwortung der SchülerIn
4. Aufgabenstellung zur theoretischen Vorbereitung einer Maßnahme oder der Gesamtversorgung innerhalb des begrenzten Kontextes (z. B. was muss

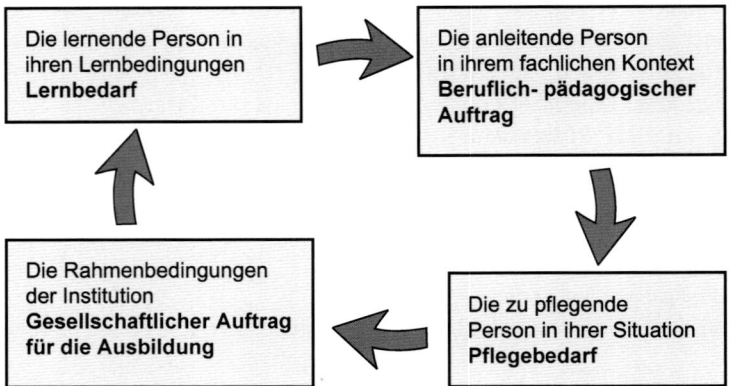

Abb. 7.1 Bedingungsfaktoren der Anleitung

die Schülerin wissen, (deklarativ), was muss sie können (prozedural), welche Aspekte soll sie reflektieren (z. B. bei dem Patienten Herrn X, der nach einer Beinamputation das erste Mal aufstehen darf).

5. Aufgabenstellung zur fachlichen Nachbesprechung einer bestimmten Pflegesituation.
6. Aufgabenstellung zur Reflexion eines ethischen Aspektes, die Station, (Normen) die Mitarbeiter (Konflikte) oder einen Patienten (Pflegeverständnis) betreffend.
7. Aufgabenstellung zur Lernberatung
Die Aufgabenstellungen sollen hier nur exemplarisch sein, sie sind in der Praxis vielfältig und können von der Praxisanleiterin, einer Lehrkraft aus der Schule, einer Vorgesetzten oder der Schülerin selbst eingefordert und festgelegt werden.

7.3.3 Strukturelemente

Diese Strukturelemente sind ebenfalls exemplarisch zu verwenden. Manchmal wird ein Aspekt von größerer Bedeutung sein und vertieft geplant werden müssen, ein anderes Mal können sie als Checkliste zum „Abarbeiten" herangezogen werden. Einige Aspekte werden grundsätzlich zu beachten sein.

1. **Festlegung des Rahmens der Anleitungsziele,** Vorbedingungen, Zeit, Situation, Lernort....
2. **Formulierung der Lernfrage (des Problems)**
Ist die Frage pflegerelevant, knüpft sie an vorhergehendes Wissen an, in welchem Kontext steht sie, welche Teilfragen müssen berücksichtigt werden, ist

sie lernrelevant, zielt sie auf Wissen, Verstehen oder Auseinandersetzen, ...?

3. **Handlungsbezug**
Welche Handlungsdimension (regelgeleitet, situativ, reflektierend, aktiv-ethisch) steht im Vordergrund, welche weiteren müssen ggf. berücksichtigt werden?

4. **Lernebenen**
Welche Lernebene hat primär Bedeutung, welche weiteren müssen berücksichtigt werden, welche Formen (selbst zeigen, sich vormachen lassen, üben, lesen, diskutieren...) des Lernens werden geplant, welche Lernsituation oder welcher Lernort ist sinnvoll?

5. **Bedingungen seitens der Lehrenden/Anleitenden**
Wie wird die Anleitung legitimiert? Fachliche Voraussetzungen, Planung der eigenen Situation (Vorbereitung, Zeit, Absprachen...), Vorbedingungen, Absprachen mit Schule, Schüler, Team, ...?

6. **Bedingungen seitens des Lernenden**
Welche Fragen stehen im Vordergrund, Kontext der Ausbildung, Vorgaben z. B. Lernziele, Tätigkeitsnachweis, persönliche Bedingungen, an was – Erfahrungen, Wissen – kann angeknüpft werden, was muss die Schülerin an Vorleistung erbringen, ...?

7. **Evaluation**
Wie, wann, wo, warum soll das Gelernte überprüft werden, in welcher Form (als Selbst- Fremdbeurteilung oder Reflexionsgespräch)?

8. **Kontraktgespräch zwischen AnleiterIn und SchülerIn**
Vereinbarungen: Hier kommen alle relevanten Aspekte der Anleitung zur Sprache. Zum Beispiel: Welches Anleitungssetting ist entsprechend der Aufga-

benstellung am geeignetesten? Welche Punkte aus den Strukturelementen werden besonders berücksichtigt? Das Kontraktgespräch geht über die traditionell praktizierten Vor-, Zwischen- und Nachgespräche der Anleitung hinaus. Diese beziehen sich in der Regel nur auf die zu übende oder ausgeführte Pflegemaßnahme. In diesem Rahmen wird Anleitung in der Pflege reduziert auf Tätigkeiten und Handlungsaufträge.

Nachdem nun der Rahmen von Anleitung in Form von Bedingungsfaktoren, Anleitungssetting und Strukturelementen aufgezeigt wurde, erfolgt nun die Zentrierung auf eine Pflegesituation.

7.4 Situationsbezug

Pflege findet immer in einmaligen, komplexen Situationen statt. So sind die daraus abgeleiteten Lernsituationen ebenso vielfältig und komplex. Bezieht man sich hier auf den theoretischen Hintergrund des systemisch-konstruktivistischen Denkens, so wird Wirklichkeit in jedem Augenblick neu konstruiert. Jede Pflege- und Lernsituation ist einzigartig. Wie kann nun Lernen in dieser Komplexität stattfinden? Wir müssen die Dinge analytisch, das heißt in ihren Einzelelementen betrachten. Dazu dienen Theorien und Konzepte. So werden auch hier im Thema Praxisanleitung einzelne Bausteine, Struktur- und Anleitungselemente vorgestellt. Diese sind wie ein „Handwerkszeug" zu sehen und zu handhaben. Sie ermöglichen uns die Komplexität von Lernsituationen zu gestalten. Wichtig dabei ist das Bewusstsein der Gesamtsicht, wir können immer nur in einzelnen Systemen denken, jedoch ist das Ganze mehr als die Summe der Teile. Ein Grundsatz aus der Systemtheorie. Lernen in einem System „Pflegesituation" knüpft mit viel Nähe zu den alltäglichen pflegerischen Erfahrungen von Lernenden an und gleichzeitig erfüllt es den Auftrag, Ausbildung in pflegerischen Handlungsbezügen zu erlernen.

So sollen nachfolgend anhand einer exemplarischen Pflegesituation von Frau Alster einige Elemente von Anleitung besprochen werden. Die gleiche Pflegesituation wurde auch im ➤ Kapitel 4 unter anderen didaktischen Gesichtspunkten vorgestellt.

7.4.1 Situationsbeispiel

> Frau Aster, 70 Jahre, seit 5 Jahren verwitwet, wohnt in einer 2 Zi. Wohnung im 2. Stock, und ist bisher in allen alltäglichen Aktivitäten selbständig. Sie ist auf dem Teppich gestürzt und hat sich die rechte Schulter stark geprellt, der gesamte Arm wurde mit einer Schiene ruhig gestellt. Sie klagt zeitweise über Schmerzen. Sie ist seit 6 Tagen in der Klinik und soll demnächst, nach Klärung von häuslichen und rehabilitativen Bedingungen entlassen werden.
> In der Pflegeanamnese äußert Frau Aster ihre Angst vor Schmerzen, ihre unvollständige Körperpflege, sowie Schwierigkeiten beim Essen. Etwas verschämt berichtet sie von zunehmenden Problemen beim „Wasserhalten". Sie berichtet von einem normalen Kontakt mit der Tochter, dass sie sich jedoch wünscht, diese würde sie öfters besuchen. Sie weiß nicht, wie es zuhause weiter gehen soll und wirkt eher hilflos und traurig.

Zum Lernen anhand dieses Beispieles werden zuerst die vier Bedingungsfaktoren (➤ 7.3.1) festgelegt, danach das Anleitungssetting (➤ 7.3.2), anschließend folgen die relevanten Elemente der Anleitungsstruktur (➤ 7.3.3).

In der Realität werden diese zwischen Praxisanleiterin und Schülerin im so genannten Kontraktgespräch festgelegt. Hier erfolgt von meiner Seite eine exemplarische Darstellung, diese ist nicht umfassend gedacht, sondern in Einzelaspekten aufgegriffen.

Zu den Bedingungsfaktoren:

Pflegebedarf: Die zu pflegende Person in ihrer Situation. Frau Alster ist in der Beweglichkeit des rechten Armes eingeschränkt und braucht Unterstützung bei der täglichen Körperpflege.

Lernbedarf: Die lernende Person in ihrer Lernbedingungen. Die Schülerin ist im 1. Ausbildungsjahr, sie kennt und kann den Standard von Körperpflege ausführen, sie soll hier eine situative Anwendung ihres Wissens und Könnens vertiefen, sichern und selbst bewerten.

Beruflich-pädagogischer Auftrag: Die anleitende Person in ihrem fachlichen Kontext. Die für die Pflege und die Praxisanleitung verantwortliche Pflegefachkraft hat die gute Versorgung von Frau Alster im Auftrag und das Ziel, die Schülerin zu einer punktuellen Selbständigkeit zu führen. Sie verbindet damit die Einschätzung des Pflegebedarfs, die als Entscheidungshilfe für eine Entlassung nach Hause notwendig ist. Die Schülerin wird damit einbezogen.

Gesellschaftlicher Auftrag: Die Rahmenbedingungen der Institution. Das Krankenhaus hat den Entlassungstermin festgesetzt, Frau Alster ist zwar medizinisch soweit versorgt, ist jedoch in ihren täglichen Aktivitäten noch nicht selbständig.

Zum Anleitungssetting: Das Anleitungssetting wird festgelegt auf: (Punkt 3) Aufgabe der Körperpflege in einer situativen Anwendung, in Selbstverantwortung.

Zu den Strukturelementen:

- **Zu 1:** Die Schülerin kann die bedarfsgerechte Körperpflege sicher und selbständig ausführen, sie kann den nach der Entlassung notwendigen Pflegebedarf einschätzen. Sie kann ihre eigene Leistung beurteilen. Als Vorbedingung wird festgelegt: eine fundierte Darstellung aller der die Maßnahme betreffenden Aspekte, im Zeitrahmen von 15 Min. im Besprechungszimmer mit der Anleiterin. Danach führt sie die Körperpflege bei Frau Alster selbständig durch. Es erfolgt mit gesondertem Termin ein Bericht (20 Min.) über Durchführung, Gespräch mit Frau Alster, Einschätzung des weiteren Pflegebedarfs, Einschätzung der Eigenleistung.
- **Zu 2:** Die Schülerin formuliert ihre Lernfrage: Sie ist unsicher, wenn in Situationen Patienten ihre Vorstellung äußern und sie dies nicht vereinbaren kann mit den beruflich gelernten Sollvorstellungen. (Frau Alster sagt, sie könne sich im Intimbereich selbst waschen, die Schülerin erkennt jedoch, dass dies nicht ausreichend sein wird.) Sie stellt die Frage: Wie gehe ich mit dieser Diskrepanz um?
- **Zu 3:** Die Handlungsdimension, die hier im Vordergrund steht, ist das situativ-beurteilende Handeln. Hier müssen Schüler ihr Wissen und Können, das sie standardmäßig gelernt haben, in einer Situation unter bestimmten Bedingungen adäquat anwenden.
- **Zu 4:** Die Lernebene ist die konditionale, das heißt, Wissen kommt nicht in einer direkten Weise zur Anwendung, sondern muss übertragen werden. Hier haben wir eine höhere Anforderung, denn dazu ist umfassende Wahrnehmung, Einschätzung und Entscheidung notwendig. Die Schülerin lernt, dass sie bei Frau Alster unter Umständen die Körperpflege anders machen muss, als sie das gelernt hat. Um hier dann auch sicher zu sein, bedarf es der Rückkoppelung mit der Praxisanleiterin und damit haben wir die reflektierende Lernebene.

- **Zu 5:** Bedingungen seitens der Anleiterin
- Die Anleiterin ist den Schulvorgaben verpflichtet, die Sicherheit der Schülerin zu bestätigen. Soll sie jedoch auf die Eigenständigkeit und Selbsteinschätzung der Schülerin vertrauen, so kann sie nicht in dieser Situation kontrollieren. Wie kann sie in einem reflektierenden Gespräch ihre eigene Sicherheit festigen oder bleibt für sie eine Offenheit, die sie gut oder weniger gut aushalten kann?
- **Zu 6:** Der Schülerin fällt diese Aufgabe leicht, denn sie knüpft an Wissen und Erfahrung von anderen Praxiseinsätzen an. Neu ist für sie, dass sie ihre eigene Leistung selbst einschätzen soll. Hierzu meldet sie einen zusätzlichen Gesprächstermin mit ihrer Klassenleiterin an.
- **Zu 7:** Evaluation. Die Auswertung der geplanten und durchgeführten Aufgabenstellung ist in der direkten Durchführung mit Nachgespräch und Eigenreflexion abgeleistet. Als Gesamtauswertung könnte noch ein Lehr-Lernaustausch bezüglich der Erfahrungen mit anderen ähnlichen Aufgabenstellungen vorgenommen werden.
- **Zu 8:** Das Kontraktgespräch findet als Vereinbarungen am Anfang zu Planungen zu einzelnen Anleitungssettings statt, auch im Rahmen von Evaluation, von Konflikt oder Zwischengesprächen oder als Gespräch, das die gesamte Zeitspanne der praktischen Ausbildung einbezieht. Im Situationsbeispiel von Frau Alster wäre dann die nächste Aufgabenstellung entsprechend dem Pflegebedarf, der noch sehr spezifisch zu anderen Themen der Inkontinenz, der Schmerzproblematik, der Angst oder Unsicherheit vor zuhause, vorhanden ist. Auch weiterführende Themen der Sturzprophylaxe, des Entlassungsmanagements oder der ambulanten Versorgung wären noch zu thematisieren.

7.4.2 Situationsbeispiel Fortführung

Während die Schülerin Frau Alster beim Essen unterstützt, kommt die Tochter zu Besuch. Die Schülerin spricht diese an und erkundigt sich nach den häuslichen Gegebenheiten. Die Tochter meint, zuerst müsse doch hier im Krankenhaus die Blasenschwäche noch behandelt werden. „Denn immer wenn ich meine Mutter besuche, muffelt es in der ganzen Wohnung, so dass ich am liebsten gleich wieder gehen möchte". Frau Alster antwortet: „So schlimm ist es ja nicht!"

Im Stationszimmer berichtet die Schülerin von diesem Gespräch. Sie meint, Frau Alster wäre ganz rot im Gesicht gewesen und hätte sich sehr bloßgestellt gefühlt. Ihr wäre das auch unangenehm gewesen und sie hätte nicht gewusst, was sie sagen soll.

Darauf hin vereinbart die Praxisanleiterin in einem erneuten Kontraktgespräch eine Lernsequenz zur Reflexion eines ethischen Themas. (Anleitungssetting (➤ 7.3.2, P. 6) Sie fordert die Schülerin auf, dies vorzubereiten und ihre Lernfrage zu formulieren.

Zu den Strukturelementen:
- **Zu 1**: Das Gespräch wird mit Termin, Ort und Zeit (20 Min.) vereinbart.
- **Zu 2**: Die Lernfrage der Schülerin lautet: Wie kann ich in einem Konflikt, in dem ich wahrnehme, dass ein Patient in seiner Würde verletzt wird, professionell reagieren?
- **Zu 3**: Der Handlungsbezug ist aktiv-ethisch. Dies bedeutet, dass zuerst einmal der Wertehintergrund, nämlich die Achtung und Würde eines Menschen, der verletzt wurde, erkannt wird. Im zweiten Schritt muss eine aktive Handlung erfolgen. Hier übergeht das die Schülerin nicht, sondern sie wendet sich an ihre Praxisanleiterin, mit der Absicht, etwas zu verändern.
- **Zu 4**: Wird dieses Dilemma besprochen, so haben wir die reflektierende Lernebene. Denn es wird auf verschiedenen Ebenen (kognitiv, emotional, geistig und pragmatisch) mehrperspektivisch nachgedacht. Auch die identitätsfördernde Lernebene ist vorhanden, denn die Schülerin denkt über ihre eigene Wertvorstellung nach, sie erweitert damit ihre personalen Potentiale und entwickelt ihr Pflege- und Berufsverständnis weiter.
- **Zu 5**: Bedingungen der Anleiterin. In ihrem Berufsverständnis hat das Wohlbefinden und damit die persönliche Wertschätzung ihrer Patienten eine hohe Priorität, somit ist sie auch bereit, das Anliegen der Schülerin aufzugreifen. Der institutionelle Rahmen ermöglicht das auch, denn sie hat ein bestimmtes Kontingent an Zeit zur Verfügung.
- **Zu 6**: Die Schülerin erlebt ähnliche Situationen, in denen Patienten nicht ernst genommen, zu Untersuchungen überredet oder in ihren Äußerungen abgewertet werden. In der Schule sind diese Dinge im Rahmen des Ethikunterrichts besprochen worden, jedoch sehr allgemein. Und die Pra-

xis sähe anders aus, wie sie meint. Nun bietet sich hier eine aktuelle und aktive Lernmöglichkeit an.
- **Zu 7**: Eine Evaluation findet hier in Form der Eigenreflexion statt. Die Praxisanleiterin würdigt die gute Wahrnehmung und die Eigeninitiative der Schülerin. Sie stellt sehr sensibel einen Gesprächsrahmen zu Verfügung.
- **Zu 8**: Ein erneutes Kontraktgespräch wird anberaumt, hier soll ein Gespräch der Praxisanleiterin mit Frau Alster und ihrer Tochter geplant werden. Inhalt soll die weitere häusliche Pflege sein. In diesem Rahmen wird sie das Thema auch auf die Problematik der Inkontinenz richten, auch dahingehend, das die Tochter mehr Verständnis für ihre Mutter aufbringen kann. Die Schülerin wird anwesend sein und im Sinne des „Lernens am Modell" ihr Wissen und Können erweitern.

Zusammenfassende Betrachtung

Beurteilt man nun den Lehr- und Lernprozess im Rahmen von Anleitung im Praxisfeld, so sind folgende Prinzipien zu erkennen.

Die Schülerin zeigt **Eigeninitiative**, sie formuliert Lernfragen, sie initiiert Gespräche mit der Patientin und ihrer Tochter, sie geht aktiv auf ihre Praxisanleiterin zu, um ihre Wahrnehmung und ihren Lernbedarf zu artikulieren. Daraus lässt sich ableiten, dass sie ihren Lernprozess sehr aktiv selbst in die Hand nimmt. Sie praktiziert **selbstgesteuertes Lernen** und übernimmt damit Verantwortung. In der Reflexion ist es ihr möglich, Sensibilität zu zeigen und ihre Wahrnehmung in ethischen Fragen zu festigen. In fachlichen Aktivitäten kann sie Sicherheit gewinnen, diese wird bestärkt und über **Eigenreflexion** weiter entwickelt zur Fähigkeit der **Selbstbewertung**.

Aus Sicht der Praxisanleiterin stellt diese einen Rahmen bereit, in dem sowohl fachliche, als auch persönlichkeitsfördernde Lerninhalte möglich werden. Sie nimmt die Lernfragen der Schülerin an und führt sie in einem Prozess des Lernens weiter. Sie vermittelt Sicherheit und bestätigt die Initiative der Schülerin. Sie gibt Anregungen zur Selbstdurchführung der Aufgaben und sie steht als Vorbild und „Lernmodell" selbst zu Verfügung. Sie gestaltet Reflexionsgespräche und fördert damit das eigenständige Nachdenken auf verschiedenen Ebenen von Sachaspekten, ethischen Grundlagen und personaler Kompetenz. In ihrer Rolle ist sie **beratend**, begleitend, **initiierend**, bestärkend, bestätigend, korrigierend, und **wertschätzend**; sie ermöglicht somit einen ressourcenorientierten Lernprozess. In dessen Folge, so kann man annehmen, die Bausteine eines **lebenslangen Lernens** gelegt werden.

Wird Lernen so gestaltet, so kann autonomes Handeln und ein ethikfundiertes Pflege- bzw. Berufsverständnis entwickelt werden. Kompetenz als adäquates Handeln bedingt sich durch die Prozesse von Wahrnehmen, Bewerten und Entscheiden auf der Grundlage von Wissen und Können. Darin liegt die große Bedeutung des Lernens in der Praxis und damit der Praxisanleitung, denn Selbständigkeit und Verantwortung kann nur in unmittelbarer Erfahrung praktiziert und damit gelernt werden

7.5 Resümee

Praxisanleitung wird, entsprechend der gesetzlichen Vorgabe (KrPflG) als „…die Lernenden schrittweise an die eigenständige Wahrnehmung der beruflichen Aufgaben heranzuführen" definiert. In diesem Verständnis kommt der Praxisanleitung eine hohe Bedeutung im Sinne einer umfassenden Lehr- und Lerngestaltung zu. Wird Praxisanleitung als Einweisung in Handlungspläne und praktische Pflegemaßnahmen verstanden, so ist das eine reduzierte Sicht, die allenfalls zu regelgeleitetem Handeln führt. Die Wissenschaftsorientierung in der Ausbildung der Pflegeberufe fordert eine Theoriefundierung insbesondere auch der Praxisanleitung in den praktischen Einsatzorten. Somit dienen hier theoretische Grundlagen von Kompetenz in Ableitung aus den „pflegerischen Handlungsdimensionen" als Fundament einer kompetenzorientierten Praxisanleitung. Da Pflege immer in komplexen, vernetzten und sich gegenseitig bedingenden Faktoren zu sehen ist, kann die Systemtheorie, sowie der Konstruktivismus wichtige Beiträge zu Erklärungsansätzen für die Pflege leisten. Die systemisch-konstruktivistische Pädagogik, als eine neue und andere Art zu Denken, ermöglicht, Lehren und Lernen so zu gestalten, dass Entwicklungen von Personen möglich werden. Die darin innewohnenden Prinzipien von Eigeninitiative, Reflexion und Selbstbewertung des Lernprozesses basieren auf dem Konzept des selbstgesteuerten Lernens, das zu lebenslangen Lernen führen soll, so die Empfehlung im Europäischen Qualifikationsrahmen.

Die Ausbildung soll auf berufliche Handlungssituationen gerichtet sein. Die Praxis bietet hier ausschließlich reale Pflegesituationen, ein Lernangebot kann damit nicht optimaler sein. Vorausgesetzt, diese Situationen werden didaktisch als Lernsituationen verstanden. So werden in diesem Konzept die Strukturen von Anleitung aus einer (in der Praxis gedachten) Situation entwickelt. Alle Elemente führen zu einer Gesamtheit von „eigenständigem Wahrnehmen von beruflichen Aufgaben". Dies geschieht in einer Weise, in der Anleiterinnen ihr Wissen und Können beratend und begleitend zur Verfügung stellen. Lernende entwickeln ihre Potentiale hin zu kompetenten, autonomen, ethisch reflektierten und verantwortungsvollen Gesundheit-/Krankenpflegerinnen und Altenpflegerinnen.

LITERATUR:

Bauer, J. (2005): Warum ich fühle, was Du fühlst. Hofmann und Campe Verlag: Hamburg.

Gnamm, E.; Denzel, S. (2003): Praxisanleitung für Pflegeberufe. Thieme Verlag: Stuttgart.

KMK (Kultusministerkonferenz): Selbstgesteuertes Lernen in der Weiterbildung. Beschluss von April 2000.

Mensdorf, B. (2005): Schüleranleitung in der Pflegepraxis. Kohlhammer Verlag: Stuttgart.

Siebert, H. (2001): Selbstgesteuertes Lernen und Lernberatung. Luchterhand Verlag: Neuwied.

Spitzer, M. (2004): Selbstbestimmen. Spektrum akademischer Verlag: Heidelberg.

Spitzer, M. (2007): Lernen. Springer Verlag: Berlin.

Quernheim, G. (1997): Spielend anleiten. Urban/Schwarzenberg Verlag: München.

Sachregister